Beck'sche Reihe

BsR 1137

BsR

Kinder haben oft Angst, und häufig wissen die Eltern nicht, woher diese Angst kommt, die den Kindern manch qualvolle Stunde bereitet. Die Erscheinungsformen kindlicher Angst lassen sich durch alle Entwicklungsphasen verfolgen: Schreianfälle und Fremdeln beim Säugling, Trennungsangst und Schlafstörungen beim Kleinkind, Angst vor erlittener und eigener Aggression, Angst vor Schmerzen, Angst in der Schule, in der Pubertät. Woher rühren diese Ängste? Was ist überhaupt Angst? Wie entsteht sie? Ist das Kind ängstlich geboren oder übertragen die Eltern ihre eigene Angst auf das Kind? Wie schließlich können Eltern helfen, daß das Kind lernt mit Angstgefühlen umzugehen, sich nicht von ihnen überwältigen zu lassen?

Reinmar du Bois, geb. 1948, Prof. Dr. med., ist leitender Arzt der Abteilung Kinder- und Jugendpsychiatrie am Olgahospital Stuttgart. Er hat zahlreiche Publikationen zum Thema Pädagogik und Kinderpsychiatrie veröffentlicht, u.a. „Junge Schizophrene in der Klinik“ (1995).

Inhalt

Einleitung

Auf dem Spielplatz stürmt ein zweijähriges Kind davon und versucht sich am Klettergerüst. Die am Rande stehenden Eltern sind bereit einzugreifen. Sie freuen sich über den Mut und die Neugier ihres Kindes. In der Freude liegt auch ein Anflug von Unbehagen darüber, wie weit sich das Kind schon allein von ihnen wegbewegt. Beim Klettern hält das Kind nun inne und ruft nach den Eltern. Hat es deren Unbehagen bemerkt? Auf jeden Fall hat es Angst vor der Höhe und will sich vergewissern, ob die Eltern notfalls eingreifen. Die Mutter kommt und tut es. Das Kind will aber nun allein weiterklettern. Angst und Mut halten sich schön die Waage. Alles geht gut. „Was aber, wenn das Kind abrutscht und stürzt? Welche Verletzungen kann es davontragen? Welche körperlichen und seelischen Schmerzen wird es aushalten müssen? Wie lange wird es Angst vor dem Spielplatz haben?" – Nichts dergleichen passiert. Die Angst war – für dieses Mal – nur im Kopf der Eltern und nur wenige Sekunden lang. Heute kann die Angst die Freude der Eltern über das Kind nicht trüben.

Was ist überhaupt Angst, wie entsteht sie, wie äußert sie sich, worin versteckt sie sich?

Wie schützen Eltern ihr Kind davor, daß es von Erregungen überwältigt wird?

Wie bringen die Eltern ihr Kind ohne Angst nach allen Abenteuern des Tages zur Ruhe?

Wie helfen die Eltern dem Kind, daß es sich ohne Angst von ihnen entfernen kann?

Wie erreichen die Eltern, daß das Kind an sie gebunden ist, nicht jedem gleiches Vertrauen schenkt, aber auch neuen fremden Menschen Interesse und Wohlwollen entgegenbringt?

Wie ermutigen die Eltern ihr Kind, daß es sich nicht nur bei ihnen wohlfühlt, sondern sich auch außerhalb der Familie einen Lebensraum aufbaut?

Wird es dem Kind gelingen, in der Schule lustvoll und nicht angstvoll mitzuarbeiten und etwas zu leisten, mit dem es zufrieden ist?

Wird sich das Kind in sozialen Gruppen zu behaupten lernen?

Wird es verkraften, wenn sich die Eltern trennen?

Werden die Eltern ihrem Kind gut beistehen, wenn es krank wird und in Schmerzen ist? Wie sollen Eltern mit ihrem Kind über dessen Ängste sprechen?

Wieviel Gewalt muß das Kind von verschiedenen Seiten ertragen, nicht zuletzt aus den Medien? Wieviel Gewalt verträgt die Erziehung und welchen Schaden richtet sie an?

Wie sollen die Eltern mit ihrem Kind über die Gewalt in der Welt sprechen, ohne seine Ängste zu verschlimmern?

An wen können sich die Eltern wenden, wenn sie Hilfe suchen? Was widerfährt dem Kind und seinen Eltern in einer „Therapie“ und welche ist die richtige?

Mit diesen Fragen wird sich mein Buch beschäftigen. Ich vertraue auf meine Erfahrung, daß es tatsächlich die Fragen sind, welche die Eltern beschäftigen. Aber kindliche Ängste sind ein delikates Thema, weil es die Eltern unmittelbar mitbetrifft. Wie kann ich darüber sprechen, ohne verletzend zu sein, wie kann ich die Eltern informieren, ohne sie zu belehren? Wie kann ich es schaffen, daß die Eltern beim Lesen ihre eigenen Gedanken und Erfahrungen hervorholen, so daß sie und ich zu Gesprächspartnern werden und gemeinsam an den schwierigen Antworten zu arbeiten beginnen? Im unmittelbaren Gespräch wäre alles einfacher. Ich habe versucht, mir beim Schreiben die wirklichen Beratungsgespräche, die ich führe, vorzustellen. Es bleibt zu hoffen, daß die Atmosphäre eines wirklichen lebendigen Austausches beim Lesen zurückkehrt.

Vorbemerkung

Die persönlichen Schicksale meiner Patienten und ihrer Eltern sind unbedingt schutzbedürftig und dürfen nicht einem Publikum preisgegeben werden. Daher sind die Fälle in meinem Buch erfunden. Ähnlichkeiten mit wirklichen Personen sind nicht beabsichtigt. Sie sind aber trotzdem nicht zu vermeiden: Jeden Tag könnten die Eltern, die in meinem Buch zu Wort kommen, wirklich in meiner Sprechstunde auftauchen und etwas Ähnliches sagen! Alles, worüber ich berichte, habe ich in anderen Zusammenhängen erlebt. Die Klagen, Formulierungen, Einstellungen, Behauptungen, Sorgen und Redewendungen klingen mir in den Ohren. Es wäre also kein Wunder, wenn Sie Ihren Fall irgendwo verblüfft wiedererkennen, obwohl wir uns nie begegnet sind. So wird es aber auch vielen anderen ergehen. Über andere Fälle werden Sie vielleicht befremdet sein. Gibt es so etwas wirklich? Ist das nicht etwas übertrieben? Sie müssen aber wissen, daß das Buch nur über Häufiges und nicht über Seltenes berichtet und keine Extremfälle darstellt. Alle Berichte beruhen auf typischen Erfahrungen aus meiner fachärztlichen Tätigkeit. Daß die menschlichen Probleme nach wiederkehrenden Mustern verlaufen, mag für manche von Ihnen beunruhigend sein, für andere tröstlich, weil Sie merken, daß Sie nicht allein sind. Für mich als Arzt ist das Wiedererkennen von Mustern eine notwendige Voraussetzung, um helfen zu können.

Reinmar du Bois

Die Natur der Angst

Einführung

Der zehnjährige Georg soll bei der Schulweihnachtsfeier ein Gedicht aufsagen. Aber er bringt auf der Bühne kein Wort heraus.

Der zwölfjährige Jonas steigt mit starrem kalkweißem Gesicht und weichen Knien aus der Achterbahn. „Na, wie war's", fragt der Vater erwartungsvoll. „Wahnsinn", flüstert Jonas und versucht munter auszusehen.

Corinna, eben 8 Jahre alt, hat der Mutter hoch und heilig versprochen, diesmal beim Zahnarzt den Mund aufzumachen. Auf dem Behandlungsstuhl krampft sie ihre kleinen Hände um ihre Puppe, daß die Knöchel weiß werden. Sie zittert am ganzen Körper. „So geht es nicht", sagt der Zahnarzt resigniert.

Angst ist ein Ereignis körperlicher Natur und berührt unsere Kreatürlichkeit. Unsere Augen sind aufgerissen, die Pupillen geweitet, die Nackenhaare sträuben sich, wir bekommen Gänsehaut, Schweiß bricht aus, der Puls rast, der Blutdruck steigt, die Muskeln spannen sich, wir zittern, unser Mund ist trocken, wir haben keinen Hunger mehr. Dieser Erregungszustand des autonomen Nervensystems betrifft alle Säugetiere einschließlich des Menschen, wenn sie in Angst geraten. Angst wird in einem stammesgeschichtlich sehr alten Hirnbezirk gelenkt, dem „Riechhirn". Es ist bei Säugetieren hochentwickelt, arbeitet beim Menschen freilich mehr im Hintergrund und wird vom Großhirn überlagert. Der gemeinsame Ursprung der Angst bei Tier und Mensch ist offenkundig.

Angst ereignet sich bei Tieren als Reaktion auf bestimmte Gefahrensignale, z.B. Geräusche, einen in bedrohlicher Gestik aufgerichteten Tierkörper, der bestimmte Laute von sich gibt, auch als Reaktion auf bestimmte Bewegungen in einer kritischen Entfernung. Diese Signale bewirken nicht nur die oben beschriebene vegetative Umstellung, sondern lösen ein Handlungsmuster aus: das Tier rollt sich ein, stellt sich tot, flieht, sondert einen Duftstoff ab, ändert seine Farbe. Diese Reaktion ist je nach Tierart vorgegeben. Der „Instinkt" verpflichtet das Tier zur Ausführung der Angst-Handlung. Die Angst-Instinkte stehen übrigens in enger Wechselbeziehung zur Aggression. Die gleiche Gefahrenlage kann einen Angriff auslösen, wenn sich die Akzente gering verschieben, etwa die Entfernung oder die kritische Größe des Angreifers. In der Aggression ist die gleiche Erregung wirksam wie in der Angst.

Es ist nicht ohne Reiz, die Beobachtungen bei Tieren auf den Menschen zu übertragen. Ist es nicht frappierend zu erfahren, daß Säuglinge auf eine neuartige Kopfbedeckung oder Frisur vertrauter Personen mit Angst reagieren, wenn hierdurch die Silhouette des Kopfes nach oben verlängert wird? Und ist es nicht verführerisch, über die Bedeutung der Mähne bei Tieren, und über verschiedene den Kopf erhöhende Gebilde bei menschlichen Machthabern, Krone, Tiara und Pelzmütze, zu spekulieren? Manche Droh- und Demutsgebärden bei Raufereien von Kindern haben eine auffällige Ähnlichkeit mit der Kampfsprache von Tieren. Ein angreifendes Kind kann die ängstliche Mimik seines Gegners intuitiv erfassen und hält inne. Es fühlt sich gehemmt, das andere Kind weiter anzugreifen. Vielleicht wird der Angreifer, wenn er die Angst des anderen bemerkt, sogar zu einem fürsorglichen Verhalten und zum schlechten Gewissen angeregt? Wenn dies doch nur immer so wäre!

Ohne sich je aus ihrer Natur zu lösen, hat sich die Angst beim Menschen aber doch so entscheidend weiterentwickelt, daß die Erforschung des Tierverhaltens zu ihrem Verständnis nicht mehr ausreicht, ja sogar zu Mißverständnissen führen kann. Die Angst ist beim Menschen zu einem Merkmal ganz eigener Art geworden, das neu beschrieben werden muß und andere Fragen aufwirft als die Angst der Tiere.

Formen der menschlichen Angst

„Mein Sohn Patrick ist ein richtiger Draufgänger. Keine Mauer ist ihm hoch genug, kein Loch zu tief, aber wenn er abends in der Badewanne eine winzige Spinne erblickt, dann kreischt er und macht alle verrückt. Ich kriege ihn nicht in die Wanne rein. Schließlich wäscht er sich an der Küchenspüle."

„Mir fällt es schwer darüber zu reden. Aber Simone steigt in kein Auto ein. Wir fahren mit dem Bus, wir fahren mit der Bahn, oder wir bleiben zuhause. Simone ist absolut stur. Die Familie muß auf vieles verzichten. Mein Mann sagt, er macht es nicht mehr mit, er läßt Simone allein zuhause. Es ist ein richtiger Machtkampf zwischen uns und dem Kind geworden. Simone hat nun einmal ihren Kopf und wir müssen gehorchen."

„Unsere vierjährige Eva kann eine ihrer Babysitterinnen, eine nette Frau von 40 Jahren aus der Nachbarschaft, nicht ausstehen. Ist es ihr Aussehen, ihr Geruch, ihre Stimme ...? Nichts jedenfalls, was uns auffallen würde. Evas Angst ist uns ein Rätsel."

Vater eines Sechzehnjährigen: „Mein Sohn Klaus im Originalton: ‚Ich habe gestern einen ‚geilen' Film gesehen. Saurier haben einen Menschen zertrampelt. Man hat alles genau gesehen.' Ich frage ihn, ob er wirklich ‚geil' meint. Geil ist ja heute vieles, aber ... ‚Es war natürlich schrecklich anzusehen, vielleicht habe ich auch Angst gehabt', sagt er, ‚aber gerade deshalb war es auch geil'."

Der Mensch ist weder an bestimmte Auslöser seiner Angst noch an bestimmte Reaktionsmuster gebunden. Die Instinktbindung ist also weitgehend verlorengegangen. In manchen Formen der Angst wird sogar die vegetative Erregung umgangen: Aus „Angst vor der Angst" werden alle erdenklichen Auslöser vermieden. Die „Angst" zeigt sich nur noch darin, daß sich der Ängstliche kaum noch frei zu bewegen und zu entscheiden wagt und hiermit sich und andere einengt. Wir nennen diese Ängste „phobisch".

Das, was die Menschen von Fall zu Fall ängstigt, ist schwer zu klassifizieren. Es reicht weit über Schmerzen und drohende Gefahren hinaus zu sehr persönlichen Gründen, die sich aus der Lebensgeschichte ergeben, und bis zu philosophischen

Ursprüngen. Menschliche Angst ist nicht mehr nur ein vegetativer Zustand verbunden mit einem fixierten Handlungsmuster, sondern zugleich – und manchmal ausschließlich – eine innere Vorstellung, ein Gefühl und ein seelisches Befinden. Diese seelische Seite der Angst, also das bewußte Erleben von Angst und das bewußte Angstgefühl macht wesentlich ihre Menschlichkeit aus und verleiht ihr die volle Bedeutung. Darum ist es auch so verwirrend und rätselhaft, wenn sich die Angst beim Menschen hinter einem Körpersymptom versteckt: einem Kloßgefühl im Hals (Schluckbeschwerden), einem Bauchschmerz, einem Druck in der Brust, Herzstichen, Bettnässen, Appetitlosigkeit, oder – besonders dramatisch – einem Gefühl der Luftnot mit vertiefter Atmung mit der Folge kalter, pelziger Hände und Bewußtseinstrübungen, oder Lähmungsgefühlen in den Armen (Schreibarm) oder in den Beinen, oder einer vorübergehenden Unfähigkeit zu laufen, zu sehen, zu hören.

Bei diesen Angst-Ersatzsymptomen konzentriert sich das Kind vollkommen auf den Körper und das, was der Körper da macht, oder das, was mit dem Körper nicht stimmt. Die Angst kann seelisch nicht mehr verspürt werden. Die Eltern wenden sich möglicherweise an einen Arzt, um die körperliche Störung untersuchen zu lassen. Niemandem ist mehr bewußt, daß sie durch Angst hervorgerufen und selbst Ausdruck der Angst ist. Erst recht ist der Ursprung der Angst in Vergessenheit geraten. Daran kann sich niemand mehr „erinnern". Das Erleben der Angst gründet aber stets auf Erfahrungen und Erinnerungen oder auf Phantasien, die daraufhin entstanden sind. Angst ist stark geprägt durch Erlebnisse aus dem zwischenmenschlichen Bereich. Die Angst kann unterschiedlich „gefärbt" und sogar in Richtung auf lustvolles und sexuelles Erleben umgepolt sein. So wird dem Erleben der Angst je nach Kultur und persönlicher Eigenart eine sehr unterschiedliche Bewertung zuteil: als Ausdruck einer Störung, einer Schwäche, eines Versagens oder als notwendiger Reifeschritt, zum Beispiel bei Mutproben; als Ausdruck von Feigheit oder aber als Beweis für Vorsicht, Mitgefühl, Gefühlstiefe, Menschlichkeit und sittliche Reife.

Damit nicht genug. Menschen sind mehr oder weniger ängstlich. Woran liegt es? Ist das Kind so ängstlich geboren oder haben es die Eltern so ängstlich gemacht? Beides trifft zu, und beides wirkt in der Regel zusammen. Und welche „Ängstlichkeit“ ist überhaupt gemeint? Die Ängstlichkeit eines erregbaren Säuglings und Kleinkindes, die Ängstlichkeit eines Kindes, das sich nicht von der Mutter trennen und nicht mit anderen spielen will oder die Ängstlichkeit eines älteren Kindes, das beim Autofahren, bei Spinnen und Gewitter in Panik gerät? Die Angst eines Kindes, das stottert, die Angst eines Kindes, das wieder begonnen hat, sein Bett naßzumachen oder die Angst eines Kindes, das sich beim dritten Mal „verzählt“, als es die Treppenstufen hinaufgegangen ist. Diese Arten der Angst sind nicht nicht zwingend miteinander verbunden.

Angst in frühen Beziehungen

(Mutter eines 6 Wochen alten Säuglings) „Wenn ich meinen David nach dem Baden nackt auf den Wickeltisch lege und mit dem Frotteetuch abreibe, dann geht es mir durch und durch. Ich weiß nicht, ob das ein angenehmes oder unangenehmes Gefühl ist. Vielleicht ist mir die ganze Sache auch irgendwie peinlich. Ich versuche schnell fertigzuwerden damit. Ich frage mich, ob ich ihm mit dem Tuch wehtue, ob ich zu zart oder zu grob bin. Er stößt Laute aus dabei. Ich frage mich, ob es mir recht wäre, wenn ich wüßte, daß es ihm gefällt.“

(Mutter eines zweijährigen Sohnes) „Abends sage ich meinem Oliver ‚gute Nacht‘ und gehe raus. Ich weiß schon, was dann kommt. Er ruft mich, ich gehe wieder hin. Manchmal komme ich nicht sofort, will es auch gar nicht. Dann ruft er schon lauter und macht in seinem Bettchen ordentlich Krach. Er kann sich gut bemerkbar machen. Manchmal lacht er schelmisch, er bildet sich ein, er kann über mich bestimmen. ‚Du Schlingel‘, sage ich dann. Manchmal schaut er ängstlich drein. Dann bleibe ich etwas länger und rede mit ihm und gebe ihm sein Stofftier in die Hand. An Tagen, wo wir noch fortgehen wollen, hat er fast einen siebenten Sinn. Er merkt, daß etwas nicht in Ordnung ist und läßt uns das spüren. Den ganzen Abend haben wir dann ein dummes Gefühl im Magen, weil wir nicht zuhause sind, und fragen uns, ob er wohl seelischen Schaden nimmt ...“

Es ist unübersehbar, wie verschieden die Kinder schon bei der Geburt sind: in ihrer Reizerregbarkeit, ihrem Schlaf-Wachverhalten, ihrem Eßverhalten, ihrer Verdauung, ihrem Körperbau, ihrem Bewegungsverhalten und Entwicklungstempo. Weitere Unterschiede kommen hinzu. Sie entziehen sich zwar der bewußten Wahrnehmung, könnten aber für die Entwicklung der Ängstlichkeit eines Kindes noch entscheidender sein: Wie sicher kann der Säugling alles, was er riecht, schmeckt, spürt, sieht und hört, einordnen und „verstehen". Wie gut „versteht" er seine Pflegepersonen und kann sich mit seinen Bedürfnissen verständlich machen und den Umgang mit der Pflegeperson dazu nutzen, sich gut zu fühlen, geborgen und getröstet? Wie rasch und zuverlässig kann der Säugling die Gefühlslage, zum Beispiel die Ängstlichkeit der Pflegeperson erfassen und sich darauf einstellen, sich notfalls davor schützen? Wie gut kann sich umgekehrt die Pflegeperson auf das Temperament des Kindes einstellen, kurzum: wie gut passen Mutter und Kind zusammen?

Die Güte des Einvernehmens zwischen der Mutter oder Pflegeperson und dem Kind ist also das Entscheidende. Mutter und Kind müssen nicht jeder für sich ideale Bedingungen erfüllen. Sie müssen nur irgendwie zusammenpassen: nicht im Sinne einer perfekten Paßform, nur im Sinne eines guten Zusammenwirkens. Es muß nicht immer alles gelingen. Es kommt nur darauf an, daß nicht ein Mißverständnis dem anderen folgt und daß sich nicht Serien von Katastrophen ereignen.

Ein in der Pflege gut versorgtes und getröstetes Kind wird seine Angst regulieren können. Die enge Zwiesprache hat aber zunächst zur Folge, daß das Kind die Ängste seiner Pflegepersonen unwillkürlich mitaufnehmen und verarbeiten muß. Es ist eine Illusion zu glauben, man könne die eigenen Ängste vom Kind fernhalten und dem Kind dennoch ausreichend emotionale Nähe anbieten. So verstanden, gehört die Erfahrung von Angst zu den Grundtatsachen des menschlichen Lebens und deren Bewältigung zu seinen Grundanforderungen. Nur so wird das Kind Intuition und Verständnis für die Gefühle und das Leid anderer Menschen erwerben. Nach und nach wird das Kind den wichtigsten „Grundängsten“ begegnen, die den Umfang der Angst bei allen Menschen ausmachen: der Angst vor Isolation und Alleinsein, vor allzugroßer Offenheit und Vielfalt, vor Enge und Erstarrung und vor Veränderung und Fremdheit, und der Angst vor dem Nichts: Jedem Sein steht ein großes Nicht-Sein gegenüber, das jederzeit hereinbrechen kann. Eine angstfreie Welt ist aus dieser Sicht utopisch und kann dem Kind auch nicht angeboten werden.

Die Eltern werden bei ihren Kindern frühzeitig einer bestimmten angstauslösenden Situation begegnen, die sich wie ein roter Faden durch die gesamte kindliche Entwicklung hindurchzieht. Gemeint sind Trennungen. Hier wird die Angst in den Dienst einer Aufgabe gestellt, die darin besteht, daß das Kind Bindungen eingehen und mit deren Hilfe selbständig werden soll. Selbständigkeit erfordert jedoch die Fähigkeit, die eingegangenen Bindungen wieder zu lösen und umzugestalten.

Direkte Beobachtung von Müttern und Kindern bei Trennungen hat gezeigt, daß Kinder, die ihre Trennungsangst deutlich und lebhaft zum Ausdruck bringen, es den Müttern leichter machen, sich passend darauf einzustellen. Den Kindern gelingt auf diese Weise eine „sichere“ Bindung, auf deren Basis sie sich besser von der Mutter lösen können. Hier wird noch einmal deutlich, daß Angst die seelische Entwicklung auch begünstigen kann und nicht immer nur hinderlich ist.

Zumutbarkeit von Ängsten

„Meine beiden Söhne (8 und 10 Jahre alt) hassen und lieben sich. Ich schätze, das ist normal. Vor allem der ältere hat seine Probleme damit. Er steht wie unter innerem Zwang, seinem Bruder etwas anzutun, ihn zu demütigen und zu quälen. Er weiß genau, wie verdammenswert das ist. Er weiß, daß er die moralische Verantwortung trägt, daß kein Unheil passiert. Bisweilen zuckt er unter dieser Verantwortung förmlich zusammen. Der jüngere geht mit seinen Gefühlen viel hemmungsloser um. Er schreit und schlägt um sich. – Neulich waren wir alle auf dem Fernsehturm. Der Ältere war in panischer Angst, sobald der jüngere an die Brüstung trat. Der Ältere war ständig um ihn herum, und hat ihm Vorschriften gemacht. Er konnte den Ausblick überhaupt nicht genießen, er war außer sich vor Angst und zugleich vor Wut. Er rief, der Bruder würde ihm durch seine Unvernunft den ganzen Fernsehturm vermiesen."

Mutter eines sechsjährigen Mädchens mit einem bösartigen Knochentumor: „Ich habe immer alles getan, um meiner Anne Angst zu ersparen. Ich habe immer geglaubt, das geht. Schlimme Dinge erfährt mein Kind noch früh genug. Soweit und solange ich kann, wollte ich meine Anne beschützen. Das war meine Devise. Je weniger Angst sie erleben müßte, desto mehr seelische Kraft würde sie sammeln. Ich wollte nichts von ihr verlangen, solange sie nicht selbst ganz ohne Zwang zu einer Sache bereit war und sich etwas zutraute. Ich selbst bin in meinem Leben zu allem gezwungen worden. Es war schrecklich. Ich würde meinem Kind so etwas nicht wieder antun. Andere Leute behaupten, sie wären durch ihre Angst stark geworden. Ich halte das für eine Lebenslüge. – Ich habe mich wirklich bemüht, der Anne meine eigenen Ängste nicht zu zeigen. Ich glaube, mir ist das auch gelungen. Ich habe sie vor meinen Eltern bewahrt, damit sie ihr nicht das gleiche antun wie mir. Ich habe die besten Berufsangebote ausgeschlagen, um bei ihr bleiben zu können. Wenn sie nicht in den Kindergarten wollte, konnte sie zu mir kommen, ich war ja zuhause. Nun hat sie ständig Schmerzen und schreit vor Angst und ich weiß nicht, wie ich ihr noch helfen soll. Drei Wochen war ich Tag und Nacht bei ihr im Krankenhaus. Ich bin am Ende meiner Kraft."

Die Tiefenpsychologie hat vorgeschlagen, die Angst als Ausdruck eines Konfliktes zwischen bewußten Strebungen und unbewußten Trieben zu verstehen. Die Angst ist der versteckte Ausdruck des Bemühens, die aggressiven und sexuellen Triebwünsche zu verdrängen und das Notsignal, wenn die Verdrängung nicht vollständig gelingt. Die Angst dient als Ersatz für die Triebäußerung. Tatsächlich kommt in der Angst die gleiche triebhafte Erregung zum Vorschein. In dieser Theorie wird der naturgeschichtliche Zusammenhang zwischen Angst und Aggression berücksichtigt. Die Bedeutung dieser tiefenpsychologischen Erklärung zum Verständnis von Angst und Aggression kann gar nicht hoch genug eingeschätzt werden. In dieser Theorie erscheint die Angst wiederum als kreative psychische Leistung, nicht als Reflex oder reine Instinkthandlung. Die Angst hilft dabei mit, spezifisch menschliche Fähigkeiten, nämlich den Triebverzicht, abzusichern und menschliche Bindungen zu befestigen.

Nach allem Gesagten über die grundlegende Bedeutung der Angst werden die Eltern nicht mehr danach streben, ihren Kindern jede Angst zu ersparen oder ihre eigene Angst um jeden Preis vor ihnen zu verbergen. Die Kinder würden nur mißtrauisch und um so ängstlicher. Sie müßten Phantasien darüber entwickeln, welche ungeheuren Bedrohungen jenseits der Insel der scheinbar so seligen Kindheit lauern. Früher oder später würde sich das Kind einer unbekannten bedrohlichen Welt schutzlos ausgeliefert fühlen.

Aber wann ist das Kind alt genug, um Angst verkraften zu können? Es ist aus einer solchen Sicht stets zu früh dazu. Wenn man versucht hat, dem Kind „alles“ zu ersparen und irgendwann damit aufhört, mag dies wie ein ungeheurer Entschluß erscheinen. Schließlich ist es zu keiner Zeit sittlich vertretbar, dem Kind mutwillig Angst einzujagen. Daher ist es besser zu akzeptieren, daß auch schon ein junges, noch fast schutzloses Kind unweigerlich mit kleinen Ereignissen konfrontiert wird, kürzeren Trennungen, Schmerzen, Zeiten ohne Trost, Zeiten der Ungewißheit, elterlichen Krisen und Gefühlsausbrüchen, die möglicherweise Angst auslösen. Das Kind wird allein und gemeinsam mit den Eltern nach Möglichkeiten suchen, seinem wachsenden Verständnis angepaßt, wie es Trost finden und seine Angst überwinden kann. Der Schutz, den die Eltern ihrem Kind anbieten können, ist nicht mehr als ein hinhaltender Widerstand oder eine halb durchlässige Membran gegen viele eindringende Gefahren.

Angst und Unerschrockenheit

Der Erstklässler Olaf ist seiner Lehrerin noch ein Rätsel. Er begreift alles gut, aber er ist kaum einmal auf seinem Platz. Er liegt auf dem Boden und kramt in seinem Hosentascheninhalt herum, er rennt zum Fenster und winkt wildfremden Leuten zu, kleidet sich im Unterricht an und aus und lacht mit, wenn die anderen über ihn lachen. Neulich bekam er von hinten eine Papierkugel ab. Er ging zu einem Jungen in der letzten Bank und schlug ihn mit der Faust wuchtig mitten ins Gesicht. Keiner spielt mit ihm. Er scheint es kaum zu merken, er ist mitten unter den anderen und gibt sich unbekümmert. – Die Eltern werden in die Schule zitiert. Ach, wie sind sie es leid, sich Klagen von Leuten anzuhören, die nicht mit ihrem Olaf fertigwerden! Keiner glaubt ihnen, daß er zuhause inzwischen viel besser zu führen ist. „Man muß eben lernen, mit ihm umzugehen." Beispiel: Mit vier Jahren warf er nacheinander die Blumentöpfe aus dem Wohnzimmerfenster auf die Straße, wo jeder Topf mit Gejohle von den Nachbarskindern begrüßt wurde. „Strafpredigten verstand er nicht." Er durfte daraufhin das Wohnzimmer nicht mehr allein betreten. Viele Dinge zuhause sind einfach tabu. „Er muß immer erst die Grenzen ausprobieren, danach geht es besser."

Die größte Sorge der Kinderpsychiater richtet sich auf Kinder, die zu wenig Angst empfinden, die also Irritationen und Beunruhigungen nicht an sich heranlassen und somit auch nicht lernen, was sie bedeuten und wie sie bewältigt werden können. Wenn sie sich wehtun, lachen sie und stürmen auf und davon und erwarten keinen Trost oder Begleitschutz. Sie schätzen nicht gut ein, ob es jemand gut oder böse mit ihnen meint. Sie merken auch bei sich selbst nicht genau, ob sie gerade gut oder böse sind. Sie bemerken zu spät, wann sie zu weit gegangen und anderen Leid zugefügt haben. Gefahren nehmen sie nicht rechtzeitig wahr und ignorieren Warnungen. Ihre mangelhafte Erfahrung mit dem Angst-Erleben zeigt sich auch darin, daß sie bei geringfügigen Anlässen grundlos in Panik geraten können. Ein Beispiel ist die Märchenfigur des Jungen, der „auszog, das Fürchten zu lernen". Nichts konnte ihn erschüttern, aber am Schluß geriet er in Panik, als ihm kalte Fische ins Bett geschüttet wurden.

Die Eltern eines solchen Kindes bemerken meist schon in der Zeit des Kindergartens, daß sein Draufgängertum für sein Fortkommen nicht förderlich, sondern hinderlich ist. Sie müssen sich mit der Frage herumplagen, ob sie in der Erziehung etwas falsch gemacht haben. Hoffentlich haben diese Eltern noch weitere Kinder und können erleichtert erleben, daß unter ihrer Obhut auch andere Kinder aufwachsen, die sensibler und behutsamer sind. Der Unterschied muß also in der Natur des Kindes anlegt sein.

Die besondere Natur der unerschrockenen Kinder führt

aber unweigerlich dazu, daß sich die Erzieher auch anders verhalten. Sie erziehen strenger und rigider. Dies ist wohl auch notwendig, damit diese Kinder trotz ihrer schwächeren „Antennen“ die notwendigen Informationen erhalten und sich orientieren können. Bedenklich wird es nur, wenn sich einzelne Eltern wegen der „Unempfindlichkeit“ ihres Kindes nicht anders als mit drastischen Strafaktionen zu helfen wissen - in der Vorstellung, daß sie auf diese Weise zum Kind durchdringen und bei ihm jene Angst, d.h. jene nachhaltige psychische Wirkung und Verarbeitung, hervorrufen können, die sie immer vermissen. Die Gefahr solcher Übergriffe ist offensichtlich: das Kind versteht erst recht nicht, was mit ihm geschieht. Die menschliche Beziehung, die ja vor Angst schützen soll, gerät selbst zur Bedrohung. Dieser Vorgang geht so sehr an die Substanz des Vertrauens, daß es das Kind vorzieht, die Bestrafung schnell zu vergessen oder sich gegen seelische Schmerzen abzustumpfen. Damit bleibt die gewünschte innere Auseinandersetzung aus. Außerdem ist das Kind nicht zum letzten Mal bestraft worden. Erzieher und Kind treten in einen Zirkel ein, der eine Steigerung der Gewalt verspricht, welche die Kinder im ungünstigsten Fall später auch selbst ausüben.

Angst und Depression

Elterngespräch: Vater: „Sie werden es nicht glauben, aber ich war ein ängstliches Kind. Vor jedem Hund bin ich weggelaufen, auch wenn es nur ein Dackel war. Ich wollte abends nicht allein zuhause bleiben. Ich habe es nicht geschafft, im 4. Stock aus dem Fenster zu schauen. Bei fremden Besuchern meiner Eltern habe ich mich verdrückt. Wenn mich ein Lehrer ein bißchen streng angeguckt hat, habe ich gleich mit den Mundwinkeln gezuckt. Mein Vater hielt mich für einen klar hoffnungslosen Fall. Er hat mir nichts zugetraut. Ich habe mich ganz klein hinter meiner Mutter versteckt, wenn er jemanden gesucht hat, der abends noch Koks aus dem Keller holt. Ich wäre unten im Keller gestorben vor Angst. Ich wollte nie alleine verreisen, als meine jüngeren Geschwister schon längst mit Jugendgruppen unterwegs waren.“ – Mutter: „Ja, und jetzt scheuchst du deine Angestellten herum und verlangst von ihnen Sachen, die du selbst als Kind nie gekonnt hättest.

(Zu mir:) Er ist ein Fanatiker und ein Perfektionist." Vater: „Immerhin verlange ich nichts von meinen Leuten, was ich nicht selbst auch ausprobiert habe. Heute macht mir das nichts mehr aus. Ich fliege dreimal in der Woche zwischen hier und P. hin und her. Da gebe ich meiner Frau recht, solche Veränderungen hätte ich als Kind nicht verkraftet. – Meine Frau ist die Ängstliche zuhause, nicht ich. Sie muß zweimal zurückgehen und prüfen, ob die Tür abgeschlossen ist. Wenn unsere Tochter auf Klassenreise ist, kann sie nächtelang nicht schlafen." Mutter: „Früher war ich mutiger als die Jungen, ich bin auf die höchsten Bäume geklettert. Außerdem hat mein Mann auch seine Krisen: Da jammert er mir die Ohren voll, es wird ihm alles zu viel und er hätte nie eine so große Firma aufbauen sollen, und es wird kein gutes Ende nehmen, und irgendwann ist er tot, und dann stehe ich alleine da. Also so stabil ist mein Mann nun auch nicht, wie er immer tut."

Depressivität ist in der Natur des menschlichen Befindens vorgesehen. Sie entspricht, wie alles Erleben, einer bestimmten Stoffwechsellage im Gehirn. Diese Tatsache ist banal und hat noch nichts mit Krankheit zu tun. Allerdings gibt es depressive Zustände in jeder Ausprägung. In schwerer Ausprägung ist an der „Krankhaftigkeit" kein Zweifel. Wer depressiv ist, fühlt sich gefühllos, trostlos, zeitlos, sinnlos, freudlos und leer. Er hat weniger Antrieb, schläft schlecht und leidet bisweilen unter quälenden Angstgefühlen. Er hat keinen Appetit, eine träge Verdauung, ein Druckgefühl auf der Brust. Nicht alle diese Erscheinungen sind immer ausgeprägt. Bei schwer depressiven Erwachsenen, kaum bei Kindern, kommen unangenehme Gedanken in den Kopf, die grüblerisch hin- und hergewendet und im Kreis bewegt werden, Gedanken an ein drohendes Verhängnis und die eigene Schuld daran.

Depressive Verfassungen stellen sich aufgrund belastender Erlebnisse ein: Veränderungen, Verluste, Erschöpfung, Krankheit, Vereinsamung, Mangel an Anregung und Zuwendung. Wenn diese Erlebnisse einem sehr jungen Kind passieren, kann eine depressive Reaktionsbereitschaft lebenslang bestehen bleiben. Aber dies ist nicht der einzige Grund für die Entstehung von Depressionen. Sie ereignen sich auch spontan von innen heraus. Es gibt natürliche Schwankungen der inneren

Stimmungs- und Antriebslage, bei manchen verstärken sich diese Schwankungen durch Witterung, Jahreszeit, Licht und Dunkel und anderes. Wer zu solchen Schwankungen neigt, ist entsprechend anfälliger für weitere seelische Belastungen.

Bei Kindern ist eine körperliche Veranlagung zur Depression nicht so offensichtlich wie bei den Erwachsenen. Aber diese Veranlagung kann nicht in Abrede gestellt werden. Sie wirkt ein auf das, was wir mit aller Vorsicht als „Temperament" bezeichnen. Das Temperament einer Person besteht natürlich aus viel mehr und nicht nur aus der Ab- oder Anwesenheit von Depressionen! Immerhin hilft uns die Annahme einer depressiven Veranlagung, um besser zu verstehen, warum es ängstliche Kinder gibt, bei denen keine sonderlich belastenden Erfahrungen zu erkennen sind, welche die Angst erklären könnten.

Kinder, depressiv oder nicht, sind immer stark durch ihre Erfahrungen beeindruckbar. Fast alle Kinder können nach einem kurzen Gefühlstief wieder aufgemuntert werden und sind alsbald wieder emotional erreichbar und anrührbar und schwingungsfähig. Die depressiv veranlagten Kinder sind genauso, nur daß sie leichter zwischendurch in ein Loch fallen, leichter psychosomatische Beschwerden entwickeln, sich leichter durch unschöne Erlebnisse erschüttern lassen. Kein Fachmann wird aber aufgrund dieser Anfälligkeit voraussagen können, ob ein Kind zu denjenigen Menschen gehört, die als Erwachsene mit wirklich ernsten Depressionen zu kämpfen haben! In geringerem Maße ist die Depression ja ohnehin ein fester Bestandteil unseres Erlebens. Ein statistisches Risiko würde sich höchstens aus der Tatsache errechnen lassen, daß eine größere Zahl enger Verwandter des Kindes unter schweren Depressionen leiden oder gelitten haben.

Es gibt daher eine Kontroverse unter den Kinderpsychiatern, ob man die depressiv veranlagten, überängstlichen, leicht weinenden, beeindruckbaren Kinder als „depressiv" in einem medizinischen Sinne klassifizieren sollte oder nicht. Aus der Diagnose würde sich die Forderung ergeben, solchen Kindern in größerer Zahl antidepressiv wirksame Medikamente zu verabreichen. Darüber, ob dies ein sinnvoller Weg der Behandlung wäre, der die zukünftige seelische Entwicklung erleichtern und begünstigen würde, ist man sich in meinem Fachgebiet nicht einig. Die meisten meiner Kollegen stehen der Verabreichung von antidepressiven Medikamenten im Kindesalter äußerst zurückhaltend gegenüber. Sie argumentieren, daß diese Kinder allein mit psychotherapeutischen Mitteln und ohne Begleitmedikation gut erreicht und unterstützt werden können.

Angst und Bettnässen

„Elvira ist 6 und kommt bald in die Schule. Ihre kleine Schwester ist schon längst trocken. Elvira macht jede Woche bestimmt zweimal das Bett naß. Was sollen wir unternehmen? Mein Mann sagt immer, bei ihm hat es mindestens so lange gedauert, bis er trocken war."

„Als wir merkten, daß wir uns trennen müssen, hat Ralph jede Nacht eingenäßt. Damals war er fünf. Jetzt leben wir allein, und das Bettnässen ist schon monatelang nicht mehr aufgetreten. Neulich hatte ich am Wochende Besuch von meinem neuen Freund. Er ist auch geschieden und hat eine Tochter im Alter von Ralph. Sie haben am Wochenende beide bei uns übernachtet. Es war ein schönes Wochenende. Wir haben eine Wanderung und ein Picknick gemacht. Mir ging es lange nicht mehr so gut. Von Sonntag auf Montag hatte Ralph das Bett wieder naß, und so geht es nun schon die ganze Woche, Nacht für Nacht. Das war doch wirklich lange nicht mehr vorgekommen. Es macht mich wirklich fertig. Was ist los mit ihm. Warum sagt er mir nichts? Vielleicht mochte Ralph den Freund von mir nicht leiden. Mit dem Mädchen hat er jedenfalls nett gespielt. Er hat sich absolut nichts anmerken lassen. Er war ganz zufrieden. Auch jetzt fällt mir psychisch nichts an ihm auf. Er geht ganz normal in seinen Kindergarten und zeigt keine Angst."

Vor dem Ende des vierten Lebensjahres sollte man nicht von Bettnässen reden, sondern von einer noch nicht abgeschlossenen Sauberkeitsentwicklung. Die Kontrolle der Harnblase und ihrer Verschlußvorrichtungen ist an Reifungsprozesse des Nervensystems gebunden. Sie vollziehen sich nicht bei allen Kindern gleich rasch und glatt. Die Veranlagung spielt wieder einmal eine wichtige Rolle. Hinzu kommen Abweichungen im

Bau der ableitenden Harnwege, die der Kinderarzt als Ursache erkennen oder ausschließen muß.

In Zwiesprache mit der unwillkürlichen nervösen Steuerung wirken seelische Faktoren auf die Harnkontrolle ein: eine unbewußte innere Bereitschaft des Kindes, trocken bleiben zu wollen, kann der Funktion einer „schwachen" Blase auf die Beine helfen. So etwas wie eine „zu kleine" oder „schwache" Blase gibt es nach Überzeugung meines Faches nicht, genauer: es gibt sie nicht als Ursache für das Bettnässen.

Zunächst ist die Funktion der Harnkontrolle („Kontinenz") noch störanfällig, und es kann zu kleinen Rückfällen kommen. Dann bilden sich feste Regelkreise heraus. Das Nervensystem übt diese Funktion regelrecht ein und macht sie automatisch. Hier setzen die erfolgreichen Übungsprogramme (Wecken, Klingelmatraze) ein. So manches Kind hätte aber das gleiche Ziel auch ohne „Üben" erreicht. Man sollte nicht zu früh, d.h. nicht vor dem 7. oder 8. Lebensjahr mit solchen Programmen beginnen, damit das Kind auch wirklich versteht, was es tut, und selbst dazu motiviert ist. Die meisten Bettnässer befinden sich also aufgrund einer umschriebenen Unreife des Nervensystems noch in einer Phase, wo der Regelkreis der Harnkontrolle leicht durcheinander kommen und durch vielfältige seelische Reize gekippt werden kann.

Der Schlaf ist für sich genommen schon ein solcher Auslöser, der den Regelkreis bedroht, vor allem in den Tiefschlafphasen. Bei Kindern, wo diese Schlafphasen besonders „bleiern" sind, kommt es leichter zum Bettnässen. Es hat sich bewährt, diese Kinder noch einmal wachzumachen, bevor die Eltern ins Bett gehen. Auf die Wachheit kommt es an. Es genügt nicht, die Kinder im Halbschlaf auf die Toilette zu schikken. Sie machen das Bett trotzdem naß, es fließt nur nicht ganz soviel Urin heraus.

Viele Reize, die den Regelkreis der Harnkontrolle erschüttern, stammen aus dem Tag und nicht aus der Nacht. Angeschuldigt werden Gefühle wie Angst, Wut, Trauer (Depression) und der Wunsch, noch einmal ein Baby zu sein. Jeder mag sich aussuchen, was zu seinem Kind besonders gut paßt.

„Die Blase weint“, lautet eine weitere vielsagende Behauptung. Ich glaube nicht, daß die Blase immer „weint“, wenn ein Kind nachts das Bett naß macht. Aber ich weiß aus ärztlicher Erfahrung, daß eine Mutter irgendwann vor Frust und Ärger (beinahe) weint, wenn das Bett zum hundertsten Mal überschwemmt ist und die Matraze nicht mehr zu retten ist.

Bettnässende Kinder mit langer Leidensgeschichte wirken mürrisch, abweisend, gleichgültig ihrem Problem gegenüber. „Was soll's, es hat ja sowieso alles keinen Sinn.“ In der Tat sind Mutlosigkeit und Resignation die schlimmsten Feinde jeder Behandlung von Bettnässern, und Hoffnung und Motivation sind die Zauberworte. Wer es als Therapeut schafft, einem Kind und seinen Eltern neuen Mut zu geben, es noch einmal mit einem neuen Anlauf zu versuchen, hat schon halb gewonnen, unabhängig von der Methode, weil Eltern und Kind allein durch die Hoffnung wieder gut zueinander werden und zusammenfinden.

Nach der klinischen Erfahrung ist es nicht von der Hand zu weisen, daß seelische Belastungen das Bettnässen begünstigen, aber es handelt sich nicht um dramatische Krisen, sondern um feine, leise und verborgene Spannungen und Risse im Gefüge der Familie, die sich ins Unterbewußtsein einschleichen, ohne für das Kind greifbar zu werden:

Ein Vater, der heimlich trinkt und dadurch seinen Arbeitsplatz und seine Ehe gefährdet.

Ein Elternpaar, das schon einmal getrennt und fast geschieden worden ist und sich nur „wegen der Kinder“ wieder zusammengetan hat und sich nun gegenseitig belauert.

Eine Mutter, die an Brustkrebs erkrankt ist und nur mühsam ihre Lebensangst unter der Decke halten kann.

Ein gespanntes Zusammenleben mehrerer Generationen im Haus, wo es immer wieder knistert.

Ein Kind, das Schulprobleme hat und weiß, daß es zuhause auf kein Verständnis stößt, weil der Vater noch mehr erwartet als die Lehrerin.

Dies wären Belastungen, die in ihrer Art alltäglich genug sind, als daß sie ganze Wohnquartiere einer Stadt nachts mit

Urin überschwemmen müßten, wenn jedes Kind zu dieser Störung veranlagt wäre! Dennoch kann den wenigen Betroffenen gezielt geholfen werden, wenn diese Belastungen aufgeklärt und ein wenig erleichtert werden.

Vor allem bei jüngeren Kindern sind noch weitaus geringere seelische Belastungen ausreichend, um einen Rückfall in der nächtlichen Sauberkeit auszulösen: die Geburt eines Geschwisterkindes oder die bevorstehende Einschulung. Die Wirkungsweise ist immer die gleiche: Das Kind wird in eine höhere ängstlich gefärbte Anspannung versetzt. Diese Anspannung „entlädt" sich nachts. Wie dies zustandekommt, ist besonders gut nachvollziehbar, wenn man kleine Kinder beobachtet, die tagsüber normalerweise schon trocken sind, jedoch beim erregten Spiel einen Harndrang bekommen. Sie schaffen es nicht schnell genug zur Toilette, vor allem deshalb nicht, weil sie andererseits durch das Spiel gefesselt sind, also im Zwiespalt zwischen Innehalten und Aktion, Loslassen und Kontrolle steckenbleiben.

Zuletzt eine Warnung: Bisher war nur vom nächtlichen Einnässen die Rede. Das Naßmachen während des Tages, also im Wachzustand, ist ein Problem anderen Kalibers. Vor allem bei Kindern jenseits des fünften Lebensjahres handelt es sich hier um ein Warnzeichen, das auf ein schweres seelisches Unglück hinweist. Bei Nachforschungen ist dieses Unglück in der Regel mit Händen zu greifen. In jedem Fall ist eine kinderpsychiatrische Untersuchung und psychotherapeutische Behandlung angezeigt. Das Kind bringt hier eine erhebliche innere Wut, Angst und Aufgewühltheit zum Ausdruck, wiederum freilich, wie bei allen psychosomatischen Krisen, in einer Form, wo die Gefühlsregung nicht offen gezeigt wird, sondern erraten werden muß.

Angst und Stottern

„Unser Christian ist 5 Jahre alt und spricht sehr überhastet. Die Erzieherin im Kindergarten sagt, sie versteht ihn manchmal gar nicht. Sie sagt, er stottert wie ein Weltmeister. Das macht mir natürlich Sorgen. Mir fällt es zuhause nicht so auf, aber da geht es ja auch ruhiger zu. Die Erzieherin hat mir auch erzählt, daß eine Logopädin im Kindergarten Frühförderung für Kinder mit Sprachstörungen abhält. Denken Sie auch, daß er Therapie braucht? Ich möchte ja nichts versäumen. Nachher stottert er immer weiter und wird es nicht mehr los."

Beim Spracherwerb durchlaufen viele Kinder zwischen drei und fünf Jahren eine Phase, in der sie überhastet sprechen, Silben verschlucken und wiederholen. Die Eltern sagen dabei: „Noch, einmal langsam!" Nach freundlichen Hilfen dieser Art gelingt der Satz dann meistens besser. Die Kinder nehmen es den Eltern nicht krumm, daß sie verbessert werden. Sie haben so viel zu sagen, und es sind so viele Worte in ihrem Kopf vorhanden. Aber der rhythmische und geordnete Ablauf der Bewegungen der Lippen und der Zunge, des harten und weichen Gaumens, des Mundhohlraums, der Stimmbänder, des Atmens und Luftgebens ist noch zu schwer. Dieses Problem bezeichnen wir als „Poltern" oder „Entwicklungsstottern". Die Kinder empfinden dabei keine Angst, falls die Eltern keine Angst empfinden, daß hier ein künftiger Stotterer spricht.

Das Sprechen ist an so viele komplizierte zentralnervöse Steuerungen gebunden, daß es nicht verwunderlich ist, warum diese Funktionen mehr oder weniger gut ausgebildet werden oder verzögert ausreifen können. Manche Menschen sind noch als Erwachsene mit ihren Sprechwerkzeugen behender als andere. Erbanlagen sind wichtig, natürlich auch die Übung in einer Umwelt, welche die Sprache und das Sprechen fördert. Durch eine Umwelt, die falsch oder schlecht spricht, wird das Kind ein falsches „Programm" erlernen. So mancher kennt die Erfahrung, daß er in Gegenwart eines Stotterers auch zu stottern beginnt.

Bei Kindern mit Sprachentwicklungsverzögerungen (keine Sprache im dritten Lebensjahr) und mit erheblichen Aussprachefehlern kann eine frühe logopädische Übungsbehandlung hilfreich sein. Im Normalfall verschafft sich jedes Kind in seiner Umwelt ausreichende Übungsmöglichkeiten, um mindestens so gut sprechen zu lernen, wie seine sprechende Umgebung. Bei Stotterern sollten Eltern, Ärzte und Logopäden erst ab dem sechsten oder siebenten Lebensjahr eine Diagnose wagen und mit einer gezielten Behandlung beginnen. Warum so spät, wenn die Sprachentwicklung doch sonst auf Üben und frühes Lernen angelegt ist? Beim Stottern kommen zwei Faktoren zusammen: 1. Eine Unsicherheit beim Erwerb der Funktionen des Sprechen. Dies ist der Anlagefaktor. 2. Eine überhöhte Erwartungs- und Anspruchshaltung. Sie liegt im Kind und bei den Eltern. Es ist unmöglich zu klären, auf welcher Seite das Problem des Stotterns begonnen hat und wo sein Kern liegt. Frühzeitig gerät das stotternde Kind jedoch an den Punkt, wo die seelischen Probleme gegenüber den Sprachsteuerungsproblemen die Überhand gewinnen, vor allem bei jenen Stotterern, die „anstoßen" und „pressen". Diesen Stotterern sitzt ständig die Angst im Nacken, daß sie beim Sprechen scheitern könnten. Sie leiden unter „Sprechangst". Diese ist das Scharnier, an welchem die weitere Persönlichkeitsentwicklung des Stotterers hängt. Daher muß auch jede Psychotherapie des Stotterns hier ansetzen. Aus diesem Grund rate ich von jedem verfrühten und über-ehrgeizigen Behandlungsplan ab. Die Eltern sollten die Hilfen sehr behutsam und nachsichtig einführen und jeden unnötigen Leistungsdruck vermeiden. Jedem sollte die zukünftige Charakterentwicklung eines schweren Stotterers vor Augen stehen: Die Erwachsenen sind über-ernst, achtungsheischend, mit einem ungewöhnlich druckvollen Auftreten. Beim Sprechen legen sie lange Pausen zur Sammlung ein. Sie verbitten sich Zwischenbemerkungen und Störungen, sind unnachgiebig mit sich und anderen. Sie wirken wenig spontan und bringen andere in manche unnötige Verlegenheit.

Angst und Zwang

Mutter eines dreizehnjährigen Jungen mit langjähriger Zwangsneurose, nachts um 02.00 Uhr: „Wir wenden uns an Sie, weil wir absolut nicht mehr weiter wissen. Noch vor einer Woche hatte er einen Austauschschüler aus Italien. Er hat ihm unsere Stadt gezeigt. Er hat so getan, als wäre nichts mit ihm. Das hat ihn wohl so sehr erschöpft, daß es jetzt zur Krise kam. Wir sind am Ende. Ich kann gar nicht sagen, wie. Wir schlafen seit Tagen nicht mehr. Michael schafft es überhaupt nicht mehr bis in sein Bett. Er rumort überall herum. Er putzt jeden Fußtritt auf, den ich mache. Er hat auch einen ungeheuren Haß auf meinen Mann. Gestern war er nach mehreren Stunden im Badezimmer vollkommen erschöpft. Er hat geschrien, während er sich wusch. Er hat auf meinen Mann und mich eingeschlagen. Wir haben dann die Nacht mit ihm auf dem Sofa im Wohnzimmer zugebracht. Mein Mann hat ihn festgehalten. Plötzlich ist er aufgesprungen und hat alle Tische leergefegt und die Bücher aus den Regalen gerissen. Bitte helfen Sie uns, ich glaube, Michael ist jetzt verrückt geworden."

(Am folgenden Morgen ist klar, daß Michael nicht bereit ist, zu einem ambulanten Nottermin zu mir zu kommen, die Eltern kommen allein. Ein stationäre Aufnahme wird für übermorgen vorbereitet) – Zwei Tage später: „Es tut uns leid, wir möchten den Aufnahmetermin absagen. Es hat sich etwas gebessert. Und wir denken, daß wir uns alle wohler damit fühlen, wenn wir jetzt nichts weiter unternehmen."

Zwang ist ein Grundmuster kindlichen Verhaltens und menschlichen Verhaltens überhaupt. Zwang ist in jedem kindlichen Spiel enthalten, wenn bestimmte Spielzüge noch und noch wiederholt werden. Mit Zwang versucht das Kind, Kontrolle über seine Gefühle zu erlangen und eine aufsteigende Erregung niederzukämpfen. Es will aber zugleich die Kontrolle über seine Umwelt erringen und will der Umwelt ein Muster aufzwingen, nach dem sie für das Kind verstehbar wird: Die Puppe *darf* nur so und so sitzen und in *diese* Richtung schauen. Die Mama *darf* jetzt nicht hinschauen, sonst ist alles verdorben. Jetzt *muß* die Mama hinschauen, sonst ist wiederum alles verloren. Das Kleid muß an einer ganz bestimmten Stelle im Schrank hängen usw.

Daß der Zwang, wie auch die Wiederholung, wie auch das Ritual der Abwehr von Angst dienen, können die Eltern von

Kleinkindern jeden Abend beim Gutenachtsagen eindrucksvoll erleben. Und daß der Zwang sich nicht nur auf die Beherrschung der Angst, sondern auch auf die Beherrschung der Aggression richtet, können Eltern am eigenen Leibe erfahren, wenn sie irgendwelche vom Kind aufgestellten Regeln nicht beachten und daraufhin angeherrscht werden oder wenn das Kind einen Trotzanfall bekommt.

Ängstliche Kinder sind meist auch zwanghafte Kinder. Wenn sie sich einer äußeren vorgegebenen Ordnung anpassen und anvertrauen können, zum Beispiel dem Ablauf des Schulvormittages oder dem Ablauf eines Gesellschaftsspiels, können sie ungezwungen, fröhlich und zufrieden sein. Sobald sie für den Ablauf einer Handlung selbst zuständig werden, geraten sie in Konflikt mit ihren Gefühlen. Die Angst und der Zwang schnappen ein. Sie fragen zehnmal das gleiche, bis der/die Gefragte ungeduldig wird. Sie nörgeln und stellen Bedingungen. Sie machen alles viel zu umständlich. Wenn ihnen daher eine Aufgabe nicht gelingt, explodieren sie in Wut oder brechen zusammen wie ein Kleinkind.

Niemand, der sich ein ängstliches Kind vorstellt, ohne es genauer zu kennen, darf vergessen, daß es auch zwanghaft sein könnte, aber diese Seite seines Verhalten zu tarnen versucht. In ihrer Zwanghaftigkeit können ängstliche Kinder willensstark, beharrlich und bockig sein. Später, wenn sie erwachsen geworden sind, ist die Ängstlichkeit scheinbar weg. Diese Erwachsenen haben ihre Angst nach vielen schmerzhaften Kämpfen gut im Griff. Beharrlichkeit, Unerschütterlichkeit und Beständigkeit sind nun ihre Tugenden. Typischerweise führen sie den Satz im Mund: „Keiner glaubt, daß ich ein ängstliches Kind war". Wer durchschaut, daß Angst, Aggression und zwanghafte Selbstkontrolle eng zusammenhängen, kann diese Wandlung vom Kind zum Erwachsenen sehr wohl nachvollziehen. Es ist die Angst, die nunmehr getarnt wird oder nicht mehr bewußt abläuft.

Im Grundschulalter wird das zwanghafte Verhalten der Kinder allgemein deutlicher. Es ist ablesbar an den Regelspielen auf dem Schulhof und daran, wie die Kinder auf dem

Nachhauseweg bummeln, über Steinplatten hüpfen oder Stufen zählen. Die meisten Kinder dieses Alters fühlen sich bei diesen zwänglerischen Spielen recht wohl. Sie spielen diese Spiele auch gemeinsam und teilen ihre Erfahrungen.

Ein kleiner Teil der Kinder entwickelt gegen Ende dieser Zeit, also zwischen neun und zehn Jahren, ernste neurotische Schwierigkeiten, die sich in den folgenden Jahren auf die Pubertät hin dramatisch steigern können. Diese Kinder verbringen große Teile des Tages mit ganz bestimmten Gedanken und Tätigkeiten, die komplizierten Regeln unterworfen sind. Dies spielt sich im Verborgenen ab. Es wird mit keinem anderen Kind geteilt. Die Zwänge beginnen mit scheinbar vernünftigen Gründen: „... Damit die Hände sauber sind, bevor ich etwas esse ...“ – „Damit ich nicht durch Bakterien erkranke.“ – „Damit keine Zugluft eindringen kann ...“ – „Damit kein Einbrecher hineinkommt.“ Die Zwänge enden so, daß dem Kind kein Gedanke mehr gelingt, der außerhalb dieser Begründungen liegt. Die Kinder steigern sich mit wachsender Anspannung und Verzweiflung in ihre Aufgaben, bei denen etwas geprüft, gezählt oder wiederholt werden muß. Dabei finden Zwangshandlungen statt, die schließlich die Form von Kasteiungen und Bestrafungen annehmen. Ein klassisches Beispiel ist das Händewaschen oder Duschen bis zur Zerstörung der Haut. Der kleinste Fehler bei der Durchführung der Aufgabe zwingt das Kind, den Vorgang von vorne zu beginnen.

Falls ihm die Wiederholung nicht gelingt oder es daran gehindert wird, überfällt es eine panische Angst mit Herzklopfen und Schweißausbruch oder ein Wutanfall gegen die Eltern, wenn diese ihm Einhalt gebieten wollten. Kennzeichnend für die Zwangsneurose in voller Ausprägung ist es, daß sich das Kind der Sinnlosigkeit seines Verhaltens selbst bewußt ist und darunter leidet. Das Kind hat selbst den Wunsch davon freizukommen, hat aber zugleich die größte Angst davor. Denn es fühlt sich unter dem Zwang weitermachen zu müssen und ist wütend über jeden, der es verhindern will.

Die Eltern sind mit einem solchen Kind in einer verzweifelten Lage. Auch ihre Lage ist eine Zwangslage. Sie dürfen zum

Beispiel auf Geheiß ihres Kindes niemandem etwas über die Zwänge verraten. Gerade im Elternhaus sind die Zwänge besonders ausgeprägt. Während des Schulmorgens kann es dem Kind längere Zeit noch gelingen, sich unauffällig zu verhalten. Die Klassenkameraden oder die Lehrer bekommen nichts mit. Nachmittags wüten dann die Zwänge um so schlimmer. Zwangsneurosen dieses Ausmaßes bieten einen zwingenden Anlaß zur stationärer psychotherapeutischer Behandlung in einer Klinik für Kinder- und Jugendpsychiatrie. Den Eltern fällt die Entscheidung nicht leicht. Sie müssen ihre Notlage bekennen, aber tun dies nur unter äußerstem Druck. Der Verlauf kann wechselhaft sein. Bei leichter Besserung wird der Wunsch nach Hilfe wieder zurückgezogen, kann nach kurzer Zeit aber wieder zurückkehren. Auch angstlösende und antidepressive Psychopharmaka können in einer derart angespannten und verzweifelten Lage eine echte Hilfe bedeuten.

Die Diskussion ist im Verlaufe dieses Kapitels an die Grenze dessen gelangt, was sich an der Angst des Kindes noch als „Natur" des Menschen begreifen läßt. Die Grenze liegt dort, wo die „Natur" des Menschen immer schon etwas anderes und mehr ist als die „Natur" der Tiere, d.h. immer schon in menschliche Kultur übergegangen und in menschliche Erfahrungen und Beziehungen eingebettet ist. Am Beispiel der Kinder mit mangelnder Angst-Empfindlichkeit, ebenso wie bei der Depression, bei den Zwängen, dem Stottern und dem Bettnässen ist schmerzlich zu sehen, wie die „Natur", also die Veranlagung, dieser Kinder schon frühzeitig zum Beziehungsschicksal zwischen Eltern und Kind wird und eine Kettenreaktion negativer Erfahrungen auslösen kann.

Die Natur der Angst in aller Kürze

Worin liegt die Natur der Angst?

- Sie hat ihren Ursprung einem stammesgeschichtlich alten Teil des Nervensystems, das der Mensch mit den Säugetieren gemeinsam hat.

- Dort werden Verhaltensmuster und Gefühlsregungen für Angriff und Verteidigung gesteuert.

Wie entwickelt sich diese Natur beim Menschen weiter?

- Der Mensch ist bei Angst nicht mehr, wie das Tier, an feste instinktive Verhaltensmuster gebunden.
- Die Angst nimmt im menschlichen Zusammenleben sehr unterschiedliche und neuartige Bedeutungen an.
- Die Angst wird zum unverzichtbaren Bestandteil menschlichen Erlebens.

Welche Formen kann eine Angst beim Kind annehmen?

- Ausweichendes, vermeidendes Verhalten gegenüber bestimmten Situationen
- Gezielte Ablehnung von/Angst vor Objekten, Spinnen, Schlangen, Aufzügen
- Zwanghaftes, tyrannisches und forderndes Verhalten
- Qualvolle Zwangshandlungen und Zwangsgedanken
- Einschlafstörungen (Kleinkinder)
- (Depressive) Schlafstörungen
- Anklammerndes Verhalten und Protest bei Trennungen
- körperliche Funktionsstörungen: Bauchschmerzen, Druckgefühl auf der Brust, Herzstiche, Kloßgefühl im Hals, Gefühl der Atemnot (mit Überatmen), Gefühl der Bewegungsunfähigkeit in den Armen oder Beinen.
- Bettnässen
- Stottern

Welche Denkanstöße ergeben sich?

- Die Angst ist allgegenwärtig, auch im Leben der Eltern.
- Ängste wirken über die Eltern auf das Kind ein.
- Ängste können Kindern nicht grundsätzlich erspart bleiben.
- Kinder sind schon sehr früh unterschiedlich empfindlich für Ängste.

– Verdrängte aggressive Regungen können Angst auslösen.
– Auch zu geringe Angst kann ein Problem bei der Erziehung sein.

Was können Eltern bei „unerschrockenen“ Kindern tun?

– Klare, unzweideutige Anweisungen und Regeln für den Alltag ausgeben.
– Drohungen und Strafaktionen vermeiden, auch dann nicht und gerade nicht, wenn man erzieherisch nicht zu dem Kind durchdringt.
– Angebote zur Erziehungsberatung immer wieder nutzen.

Was können Eltern bei depressiven Kindern tun?

– Das Kind in seiner besonderen Natur anerkennen.
– Belastungen, die zusätzlich depressiv verarbeitet werden können, sorgfältig vermeiden.
– Einen eigenen Maßstab finden, was „traumatisch“ sein könnte. Sich nicht vom Kind beliebig unter Druck setzen lassen.
– Eine Medizinalisierung oder Pathologisierung der Ängstlichkeit des Kindes vermeiden, am besten, indem man nicht allzu viele Experten befragt.

Was können Eltern bei Bettnässen tun?

– Vor dem 5./6. Lebensjahr am besten gar nichts.
– Gefahr der Entmutigung erkennen und gemeinsam mit dem Kind Maßnahmen anpacken, durch die sich alle motiviert fühlen.
– Vom Kinderarzt klären lassen, ob Harnwege in Ordnung sind (und dann abhaken)
– Prüfen, ob versteckte Anspannungen, Unwägbarkeiten und Ungewißheiten in der Familie schlummern.
– Kalender führen.
– Roßkuren (zum Beispiel dürsten am Abend, Blasentraining u. ä.) weglassen.

- Nachts (23–24 Uhr) das Kind noch einmal wecken und mit ihm sprechen.
- Bei Kindern, die mit 9–10 Jahren noch bettnässen oder bei Kindern, die mit 5 Jahren noch tagsüber die Hose naßmachen, den Kinderpsychiater aufsuchen und Therapie besprechen.

Was können Eltern bei Stottern tun?

- Nicht zu früh (d.h. nicht vor dem Schulalter) ein ehrgeiziges Übungsprogramm beginnen.
- Den Unterschied zwischen Poltern und echtem Stottern erkennen.
- Die Sprechangst (beim Stottern mit Anstoßen) als das wichtigste Problem erfassen und alle Entscheidungen hinsichtlich der Förderung hiervon abhängig machen.

Was können Eltern bei Zwangsneurose tun?

- Keine Hemmungen vor einer vertrauensvollen und fortlaufenden Zusammenarbeit mit einem Kinderpsychiater.
- Die Zusammenarbeit kompromißlos auch gegen den Protest des Kindes durchsetzen.
- Wechselbäder zwischen Einlenken und Angreifen, zwischen Frieden und explosiven Krisen vermeiden.
- Sich vom Zwang des Kindes nicht in die soziale Isolation treiben lassen, sondern das Ausmaß des Problems möglichst offen bekennen.
- Medikamente für das Kind zeitweilig akzeptieren.

Angst und Erregung

Einführung

Mutter: „Mein Felix wacht beim leisesten Geräusch auf. Dann ist unser gemütlicher Abend vorbei. Wir laufen mindestens zwei Stunden mit ihm in der Wohnung auf und ab."

Vater: „Ich hatte neulich einen ernsthaften Streit mit meiner Frau, ob Lena, wenn sie nachts schreit, immer wieder Tee bekommen und hochgenommen werden sollte."

„Diese Rassel finde ich für unseren Jan zu laut . . ."

„Sind Kinderwagen mit seitlichen Fenstern besser, weil das Kind mehr sieht? Ich will, daß mein Kind genügend Anregung erfährt. Felix ist jetzt schon viel wacher, wenn ich ihn spazieren fahre. Er will herumschauen."

„Dieses häßliche Plüschtier von Tante R. kommt mir nicht ins Kinderbett."

„Wickel ihn doch nicht so eng!"

„Wenn Diane noch mal schreit, stehst du aber auf!"

„Ich könnte ihn an die Wand werfen!"

„Wer mich um Mitternacht bei 0 Grad Celsius auf dem Balkon gehört hat – mit dem schreienden Jan auf meinem Arm – glaubt sicher, wir mißhandeln ihn."

Manche Eltern können ein Lied davon singen, wie sie durch ihren schreienden Säugling selbst aus der Fassung geraten. Diese Eltern erblassen vor Neid, wenn sie von anderen hören, daß deren Kind stets friedlich im Bettchen liegt und höchstens einmal protestiert, wenn es Hunger hat, nach dem Füttern aber wieder selig einschläft. Solche Säuglinge machen sich kaum bemerkbar. Man muß mitunter im Kinderzimmer nachschauen, ob sie noch existieren.

Frühe Erfahrungen von Unbehagen finden möglicherweise schon im Mutterleib statt. Sie kommen über die Hormone zum Kind, auch über eine Geräuschkulisse und über stärkere Erschütterungen. Ob die Geburt selbst eine die Seele erschütternde Erfahrung ist, kann niemand beweisen oder widerlegen. Junge Säuglinge weinen, wenn sie müde oder noch nicht wach sind, wenn sie Blähungen oder andere innere Mißempfindungen haben, oder sich auf der Haut naß, kalt und unbehaglich fühlen. Bei Lichtblitzen und lautem Knall zucken sie für Bruchteile einer Sekunde zusammen, wobei sich ihr Gesicht verzerrt. Es ist mehr als fraglich, ob diese Erscheinungen mit der Bezeichnung Angst belegt werden sollen. Es ist unbekannt, ob der junge Säugling schon ein Konzept von Angst hat, also Gedanken darüber, was ihn ängstigt oder quält.

Es scheint also, daß die Eltern dem jungen Kind in der Angst voraus sind. Sie fahnden ständig nach etwas, das dem schreienden Kind fehlen könnte. Sie probieren und erfinden Abhilfen. Sie schaukeln und wiegen das Kind, singen, wenden es auf den Bauch und Rücken, drehen Touren im Kinderwagen und sogar im Auto. Sie bereiten Kräutertee und warme Bäder, auch mitten in der Nacht.

Mutter und Vater erfinden Rezepte und kleine Tricks zur Beruhigung des Kindes. Nicht nur Vater oder Mutter sollten diejenigen sein, die das Kind beruhigen können. Wenn sie selbst zu erschöpft und überreizt sind, wird es ihnen allein nicht gelingen. Dem unruhigen Kind ist besser gedient, wenn es ein kleines Team von Personen gibt, die es intuitiv kennen und wissen, wie man es beruhigt. Der Vater sollte neben der Mutter auf jeden Fall zu diesem Team gehören, dann die Großeltern, ein Freund oder eine Freundin der Familie, eine vertraute Nachbarin, ein Nachbar. So wächst ein haltender, belastbarer Rahmen um das Kind herum, lange bevor sich das Kind dieser Personen deutlicher bewußt wird und sich zu ihnen unterschiedlich verhält. Der Kreis der Personen muß natürlich klein und exklusiv sein, eine Zahl von drei bis vier sollte nicht überschritten werden. „Fremdeln", soviel vorweg, wird gegenüber diesem Personenkreis später kein Problem sein.

Manche Eltern danken ihrem Schicksal, daß sie bei ihrem eigenen Kind durch Schreien nicht über Gebühr auf die Probe gestellt wurden. Sie sind ehrlich genug zu befürchten, daß sie vielleicht versagt oder die Fassung verloren hätten. Es ist kein Tabu darauf hinzuweisen, daß das unaufhörliche Schreien eines Säuglings, die Eltern in eine Krise mit Wut und Ohnmacht befördern kann. Eine solche Krise kann sich auch ergeben, wenn eine Mutter das ewige Schmieren des Kindes mit seinem Essen, den zum zweiten Mal aufgewärmten und ausgespuckten Brei und die dritte verkotete Strampelhose leid ist und wenn Ablösung für die Mutter nicht in Sicht ist.

Dreimonatskoliken und Reizschutz

Frau G. kam zu mir wegen der Koliken ihres ersten Kindes, Gregor. Eigentlich nichts Psychiatrisches. Aber nach einer Odyssee zwischen Notärzten, Kinderärzten, altem Hausarzt, Klinikambulanz und einem Streit mit dem Vater des Kindes lagen die Nerven blank. – Gregor schreie nachts zweimal je 30–60 Minuten ununterbrochen, „wie von Sinnen ... als sollte er lebendig geröstet werden ..." Frau G. sagte, sie fühle sich von niemandem mehr ernstgenommen, von den Ärzten schon gar nicht. Pflanzlicher Tee, Kräutertropfen, Entblähungsmittel, Abführmittel, warme Wickel – lächerlich. „Wenn er nichts Körperliches hat, dann eben etwas Psychisches, Angst, Panik, so etwas. Irgendetwas muß es doch sein!" Wenn man ihr versichere, es sei „gar nichts", dann wolle man doch nur darauf hinaus, daß sie oder ihr Mann etwas falsch machen. Also gut: dann wolle sie eben von einem kompetenten Psycho-Fachmann (ich) hören, was sie tun solle. Sie werde alles tun, was ich sage, Ehrenwort. – Sie war sehr trotzig. Ich hütete mich, ihr irgendwelche Tips zu geben. Sie hatte mich genug gewarnt: Sie steckte voller Selbstvorwürfe, fürchtete weitere Vorwürfe und wollte mich ins Unrecht setzen: „alles schon probiert ... alles sinnlos ... gleich gewußt, daß Sie auch nichts wissen ..." Alle diese gut und schlecht gemeinten Ratschläge ... Ich sagte, ich wisse selber nichts, ich sei selbst in solchen Fällen ziemlich ratlos. Es war nicht geheuchelt. So war es wirklich.

Ratlosigkeit dieser Art ist ansteckend. Ich fragte, was der Mutter denn (manchmal) geholfen habe durchzuhalten? Ob sie denn überhaupt noch glaube, eine gute Mutter zu sein? Wie es mit der moralischen und der faktischen Unterstützung durch den Ehemann, die

Nachbarn, die Verwandten stehe. – Außerdem: es sei zwar verpönt, aber man könne und solle in solchen Fällen dem übererregten Kind durchaus für wenige Nächte ein „richtiges" chemisches Beruhigungsmittel geben. Für so ernst hielte ich die Krise immerhin. –

Ein zweiter Termin erfolgte auf meine Einladung mit dem Vater. Dieser: „Vielen Dank, daß sie unser Problem so ernst genommen haben." „Wir haben das Medikament nicht genommen ... tja, unser schlechtes Gewissen ... fast so schlimm wie unsere Angst, unserem Kind etwas anzutun, wenn es so schreit." Ich: Kinder sind kleine Barbaren. Auch Eltern sind manchmal barbarisch. Liebe und Haß gehören zusammen. Dann noch einige Erörterungen über das Reizschutzproblem und was andere Völker Drastisches mit ihren Säuglingen treiben. Die Eltern waren jetzt aufnahmefähig. Wir sprachen nicht mehr davon, wann Gregor mit den Koliken aufhört, sondern nur noch davon, wie man es am besten aushalten kann. Die Eltern hatten eigene Ideen, die immer die besten sind. Die Eltern wirkten robuster und weniger gekränkt, als sie gingen.

In unserem Kulturkreis hat man vor allem beim Erstgeborenen den Eindruck, daß sich die Eltern recht viel mit ihm beschäftigen, ihn herumfahren und -tragen, bunte baumelnde Objekte in Reich- und Sichtweite anbringen, ihn immer wieder ansprechen, anschauen, hochwerfen, zum Lachen und Juchzen bringen wollen, dafür sorgen wollen, daß er ausreichend strampelt, badet und auf Reisen in die weite Welt ausgeführt wird. Dies alles wird dem Säugling nicht schaden. Ob es ihm auch nützt, weiß kein Mensch. Entscheidend ist, daß sich die Eltern dabei wohlfühlen und auf diese Weise ihre Bindung an das Kind festigen.

Beim zweiten Kind verhalten sich die Eltern schon anders. Sie werden häuslicher, weil sich zuhause alles bequemer und praktischer, ruhiger und routinierter einrichten läßt. Die Eltern kennen jetzt die Grenzen ihrer Belastbarkeit und ihrer Spontaneität. Auch das wird dem Kind nicht schaden, vorausgesetzt, daß sich die Eltern wohl dabei fühlen und sich an ihr Kind herzlich binden. Die Toleranz der Kinder für unterschiedliche Erziehungsstile ist groß.

Andere Länder, andere Sitten. Manche Naturvölker halten ihren Säugling fest auf den Rücken gebunden. Die Säuglinge werden von den Müttern und anderen Verwandten herumgetragen und sind bei allen Verrichtungen dabei. Im Deutschland des 19. Jahrhunderts waren die Säuglinge fest umwickelt in einem Steckkissen und konnten sich darin kaum bewegen. Auf diese Weise konnten sie sich mit Hilfe des Strampelns keine Anregung verschaffen und waren auch von äußeren Reizen abgeschirmt.

Wieviel Reizung und Anregung benötigt der Säugling von außen, ohne sich überflutet und überrumpelt zu fühlen? Wieviel Aufmerksamkeit und wache Zwiesprache kann der Säugling entfalten, um so zu mitzuentscheiden, wieviel Reize er aus der Umwelt aufnehmen möchte.

Alle Anregungen, welche die Bezugspersonen dem Säugling bieten, müssen in einem guten Verhältnis zu seiner Fähigkeit stehen, Reize auch tatsächlich zu verarbeiten. Etwa bis zur zehnten Woche scheint der Säugling einen gewissen „passiven Reizschutz" zu besitzen. Dies bedeutet, daß er, ohne sich anstrengen zu müssen, ohne protestieren oder wegschauen zu müssen, gegen äußere Reize relativ unempfindlich ist.

Viele Kinder, die später unter Unruhe und Konzentrationsstörungen leiden, sind während der ganzen Säuglingszeit ruhig und pflegeleicht. Man kann hieraus schließen, daß sie auffällig lange gegen Außenreize „passiv" geschützt sind, ohne daß sie zu diesem Schutz eine eigene Initiative entwickeln müssen.

Welche Initiative ist gemeint? In unserer Kultur werden Säuglinge im zweiten und dritten Lebensmonat wacher und lebhafter. Der Säugling läßt mehr Außenreize an sich heran und will sie auch beantworten. Er fordert Zuwendung, strampelt lebhafter und produziert die entsprechende Mimik. Er patscht der Mutter ins Gesicht, stößt Juchzer aus, betastet Gegenstände, führt sie vor seine Augen, leckt an ihnen, erzeugt Lärm. Er spitzt die Ohren, wenn er etwas hört. Er will ein Geräusch, das er selbst erzeugt hat, immer wieder hören und zappelt dabei vor freudiger Erregung.

Der Säugling nimmt zum einen sehr viel mehr Außenreize in sich auf, zum anderen reizt er sich vermehrt selbst. Die Erregungen, die er sich selbst zufügt, dienen nicht nur dem Lustgewinn. Der Säugling will sich und seine Umwelt unter Kontrolle bringen. Auch wenn ihm die Erregungen Spaß machen, will er nun selbst bestimmen, wieviel Anregung er sich holt und bei welcher Gelegenheit. Wenn er Reizen ausgesetzt wird, die er nicht gebrauchen kann, wendet er sich ab, wird unleidig, beginnt am Daumen zu lutschen oder schmiegt sich an die Mutter. Alles dies läßt sich unter „aktivem Reizschutz“ zusammenfassen.

In einer Übergangszeit, wo der passive Reizschutz nicht mehr und der aktive Reizschutz noch nicht funktioniert, wird das Kind besonders leicht von Reizen überflutet. Es ist in dieser Zeit besonders sinnvoll, dem Kind bei der Dosierung der Reize behilflich zu sein, etwa indem auf die Regelmäßigkeit des Tagesablaufs geachtet wird, wobei sich Ruhephasen und Anregungsphasen abwechseln sollten. Es bleiben aber noch die Reize übrig, die in und am Körper des Kindes selbst entstehen. Mit ihnen muß der Säugling allein fertigwerden: Mit den Spannungen der glatten Muskulatur im Magen-Darm-Kanal und der Harnblase, Blähungen und Völlegefühl, mit Reizerscheinungen – Jucken, Brennen und Stechen – auf der der Haut und anderem. Wenn der Säugling in der Übergangszeit mit diesen Reizmengen nicht zurechtkommt, treten die sogenannten Dreimonatskoliken auf. Es ist schwer zu beweisen, ob die Reizschutztheorie die Koliken allein erklärt. Sie ist immerhin ein plausibles Modell, und sie hilft den Eltern, sich auf die Betreuung des Kindes in dieser schwierigen Zeit einzustellen.

Früher oder später kommen alle Säuglinge mit sehr unterschiedlichen Reizmengen zurecht. Die empfohlene Säuglingspflege ändert sich periodisch: Ob man die Säuglinge hart oder zart anfassen soll, viel oder wenig aus dem Bett hochnehmen soll, länger, kürzer oder gar nicht schreien lassen soll, ständig bei sich haben oder mehr sich selbst überlassen soll. Diese Unterschiede stehen jenseits der Frage einer Vernachlässigung oder eines Mißbrauchs. Wichtig ist, daß sich der Säugling auf einen bestimmten Betreuungsstil, womit nicht starre Vorschriften gemeint sind, einstellen kann und mit seinen Bezugspersonen Gewohnheiten herausbilden kann. Wichtig erscheint auch, daß ein Säugling, wenn er Belastungen mit (für ihn) ungewöhnlich hohen Reizmengen ausgesetzt wird, sich an seine Bezugspersonen anlehnen und an ihnen orientieren kann.

Affektkrämpfe

Freitagabend im 10. Stock eines Hochhauses. Frau F., 20 Jahre alt, wohnt hier seit drei Monaten. Der Ehemann ist auf Montage und kommt zum Wochenende. Frau F. ist im 6. Monat schwanger. Auf dem Boden der Wohnküche sitzt der ein Jahr und zwei Monate alte Arne und ißt Kinderschokolade. So sieht er auch aus. Der Fernseher läuft. Frau F. kocht und wäscht gleichzeitig ab. Sie hat Rückenschmerzen. Das Telefon läutet. Ein Arbeitskollege ihres Mannes läßt ausrichten, daß dieser erst morgen kommen wird. Frau F. flucht hörbar. Inzwischen macht sich Arne statt der Mutter an der Küchenzeile zu schaffen. Er zieht am Kabel des Wasserkochers. Dieser geht mit lautem Krachen zu Boden. Arne wird nicht verletzt, aber kreischt laut auf. Die Mutter stürzt hinzu und versetzt Arne einen Schlag gegen den Kopf, daß der Junge umfällt. Arne schreit jetzt erst recht. Die Mutter nimmt ihn hoch und sieht, daß ihm nichts passiert ist. Arne schreit immer wilder. Die Mutter schüttelt ihn: „Hör endlich auf". Tatsächlich verstummt Arne. Dabei läuft er rot, dann bläulich an. Der Mund steht auf, nur noch leise, gepreßte Laute sind zu hören. Arne hat aufgehört zu atmen. Er sieht die Mutter starr an. „Arne!", ruft diese voller Entsetzen. Arne wird plötzlich schlaff auf ihrem Arm, verdreht die Augen, dann spannt sich der Körper, Arme und Beine zucken einige Male rhythmisch, schließlich kommt er wieder zu sich. Die Mutter ist entsetzt. Sie läßt alles stehen und liegen und läutet bei den Nachbarn, die sie bisher nicht kennt. Diese bringen sie und Arne in die nächste Klinik.

Auch die Nähe zu einer versorgenden Person ist nicht unproblematisch. Denn diese Person muß sich ihrerseits sicher und gehalten fühlen, wenn sie dem Säugling Sicherheit geben will. Jede versorgende Person hat selbst passive Versorgungswünsche und sucht Körperkontakt, Wärme und Geborgenheit. Die Bezugsperson muß die Gefahren kennen, welche drohen, wenn sie sich beim Säugling festhalten und bei ihm Trost finden möchte, statt selbst Trost geben zu können. Vor allem der ältere Säugling, der das Gesicht, die Stimme und den Körper der Mutter nach Informationen absucht, ist durch eine Mutter, die selbst keinen Halt hat oder vor Wut ihre Orientierung zu verlieren droht, irritiert und verwirrt. Die Gefühlslage der Mutter spiegelt sich dann im Zustand des Kindes wider oder umgekehrt. Beide Gefühle können sich gegenseitig aufschaukeln. Dies geschieht besonders leicht, wenn ein außen liegender neutraler Bezugspunkt fehlt, zum Beispiel eine kulturelle, nachbarschaftliche oder familiäre Gemeinschaft, eine sichere Ehegemeinschaft, ein stabiler Realitätsbezug und ein soziales Netz. Hilfreich ist auch eine Beziehung zu Traditionen der Säuglingspflege, die besagen, was zu tun ist, wenn das Kind Blähungen hat oder spuckt oder anhaltend schreit. Diese Entscheidung kann die Pflegeperson oft nicht aus dem Gefühl und aus dem Augenblick heraus treffen.

Manche älteren Säuglinge, die mit ihrer Mutter aneinandergeraten und sich dabei erregen, laufen beim Schreien blau an, weil sie mit der Atmung gegen eine verengte Stimmritze pressen. Dabei kann sich die Stimmritze vollkommen verkrampfen und verschließen. Das Schreien des Kindes hört dann auf, eine Atmung ist vorübergehend nicht möglich. Wegen des Sauerstoffmangels kann das Kind kurzzeitig ohnmächtig werden, dabei die Augen verdrehen und im schlimmsten Fall sogar epileptisch mit Armen und Beinen zucken. Zu diesem Zeitpunkt ist natürlich nicht nur die Erregung des Kindes, sondern auch die Panik der Bezugsperson auf dem Höhepunkt angelangt.

Durch den Verlust des Bewußtseins löst sich der Stimmritzenkrampf. Das Kind beginnt nach kurzer Zeit wieder normal zu atmen. Dieser dramatische Vorgang, Affektkrampf genannt, hat keinen Bezug zur Epilepsie oder zu anderen schweren Erkrankungen des Nervensystems. Der Affektkrampf ist dennoch eine kleine Katastrophe für das Kind und zugleich für die beteiligte Bezugsperson. Diese muß sich eingestehen, daß sie nichts tun konnte, um den Anfall zu verhindern, und daß sie ihn sogar durch ihr Verhalten begünstigt haben könnte. Meist sind bei den ersten Affektkrämpfen Mutter und Kind bzw. Vater und Kind allein. Erst, wenn die Anfälle öfter vorkommen und sich eine Gewöhnung herausbildet, können die Auslösesituationen andere sein.

Der beste Rat geht dahin, daß Mutter oder Vater, ohne sich verunsichern zu lassen, bestimmten Zweikämpfen mit dem Kind ausweichen sollten, schon im Vorfeld eines möglichen Anfalles. Die Mutter oder der Vater sollten nicht versuchen, ihre Krise mit dem Kind allein durchzustehen. Sie sollten statt dessen versuchen, andere Menschen herbeizuholen oder zu anderen hinzugehen. „Herbeiholen" kann man auch eine Person, indem man sie nur anruft und sich am Telefon über die schwierige Lage ausspricht. Im Vorfeld eines Anfalles entsteht bei der Bezugsperson eine innere Alarmiertheit, zumal wenn sie schon frühere Anfälle erlebt hat. Diesen gefährlichen Zustand gilt es zu überwinden, da er auf das Kind zurückwirkt und es dem Kind unmöglich macht, sich an der Bezugsperson noch zu orientieren oder sich bei ihr sicher zu fühlen. Ein Affektkrampf kann sogar dadurch verhindert werden, daß sich die beteiligte Person von ihrem schreienden Kind entfernt, statt sich ihm zuzuwenden. Dies kostet jedoch Überwindung, bereitet Schuldgefühle und sollte mit einem Pychotherapeuten abgesprochen sein.

Angst und Erregung in aller Kürze

Wie entstehen Erregungen beim Säugling?

- Erregungen entstehen durch Reize aus der Umwelt und aus dem Körper des Kindes: Geräusche, Erschütterungen, grelles Licht, Kälte, Nässe, Blähungen, Muskelspannungen, Druck, Enge, Schmerzen. Doch solche Reize führen nicht automatisch zur Erregung. Denn:
- Der Säugling *braucht* eine Reizaufnahme, um sein Nervensystem in wache Tätigkeit zu versetzen und zu entwickeln.
- Das Nervensystem nutzt seine „Wachheit", um *selbst* Erregungen zu erzeugen und diese wieder zu dämpfen und so die Reizaufnahme zu steuern.

- Schreianfälle bei Säuglingen zeigen an, daß dem Nervensystem momentan der Ausgleich zwischen Erregung und Hemmung nicht gelingt.

Wann und wie entstehen Dreimonatskoliken?

- Ihre Entstehung ist unklar. Sie hören meist nach dem 3. Lebensmonat auf. Sie können auch länger dauern.
- Reizerscheinungen im Magen-Darm-Bereich werden als Ursache angesehen.
- Die Anfälligkeit für solche Koliken dürfte auch etwas mit der Hirnfunktion zu tun haben: mit der erwähnten Reifungs„krise" des Nervensystems beim Ausgleich zwischen erregenden und hemmenden Wirkungen.
- Dreimonatskoliken haben keine Auswirkungen auf die spätere geistige oder psychische Entwicklung der Kinder.
- Trotzdem sind sie Meilensteine bei der Gestaltung der Beziehung zwischen Eltern und Kind.

Wann und wie entstehen Affektkrämpfe?

- Sie entstehen bei älteren Säuglingen und jungen Kleinkindern.
- Feste Reaktionsmuster („Angewohnheiten") können sich herausbilden.
- Es beginnt mit einer erregten Auseinandersetzung und mit Schreien des Kindes.
- Das Kind preßt unwillkürlich gegen die zusammengekrampfte Stimmritze. Es bekommt keine Luft mehr.
- Dann verliert das Kind kurzzeitig das Bewußtsein (Sauerstoffmangel).
- Damit ist der Anfall vorbei. Das Kind beginnt wieder normal zu atmen.
- Gelegentlich wird durch den Sauerstoffmangel ein kurzer epileptischer Anfall ausgelöst.
- Mit einer Epilepsie im engeren Sinne haben Affektkrämpfe nichts zu tun.

- Die Erregung des Kindes mündet in einen seelischen Ausnahmezustand.
- Dieser Ausnahmezustand wird begünstigt durch die augenblickliche Verfassung der Pflegeperson: Wut, Angst, Panik, Feindseligkeit.
- Man kann von einer Rückkopplung der Gefühle der Pflegeperson und des Kindes sprechen.

Welche Denkanstöße ergeben sich?

- Säuglingspflege, auch die Art der Reizung der Säuglinge, ist kulturabhängig. Die Säuglinge kommen mit verschiedenen Bedingungen zurecht, werden aber durch diese unweigerlich geprägt (Angsterleben, Erregbarkeit, Art der Aggression).
- In unserem Kulturkreis werden Säuglinge relativ hoch stimuliert.
- Kinder müssen vor Wechselbädern zwischen Über- und Unterstimulation bewahrt werden.
- Kinder müssen sich an einen bestimmten emotionalen Stil der Betreuung gewöhnen können.
- Gerade bei einer hoch stimulierenden Erziehung gehört die Reizaufnahme früh in die Regie des Kindes, nicht in die Regie der Eltern. Das Kind muß lernen, sich aktiv gegen ein Überangebot zu schützen.
- Ängstlich erregte Kinder brauchen die körperliche Nähe ihrer Pflegepersonen. Aber diese können nur dann trösten, wenn sie das Kind nicht überstimulieren, wenn sie nicht selbst erregt sind, wenn sie nicht selbst trostlos sind und sich nicht gehalten fühlen.
- Die Angst und Erregung junger Kinder kann die darin gefangenen Personen selbst hilflos und wütend machen.
- Körperliche Nähe ist nur dann hilfreich, wenn ein seelischer Mindestabstand zur Erregung des Kindes eingehalten werden kann.
- Dies gelingt besonders gut, wenn man mit dem Kind nicht ganz allein ist, sondern sich ein Dritter in der Nähe befindet.

Was können Eltern gegen Dreimonatskoliken tun?

- Einmal den Kinderarzt aufsuchen und klären lassen, ob es Hinweise für Krankheiten, Anlagebesonderheiten oder grobe Pflegefehler gibt.
- Verstehen, daß der Kinderarzt zu weit vom Geschehen entfernt ist, wenn das Kind schreit, um immer ein guter Ratgeber sein zu können.
- Fest darauf vertrauen, daß die Koliken vorbeigehen werden, ohne seelischen oder körperlichen Schaden zu hinterlassen.
- Als Elternpaar eng zusammenstehen und die Belastungen dieser Zeit teilen.
- Nicht streiten, was „gut“ oder „schlecht“ für das Kind ist. Das meiste, was gut gemeint ist, wirkt auch gut. (Das mag nicht überall im Leben gelten, aber hier schon.)
- Die gelegentliche mörderische Wut gegen das schreiende Kind offen eingestehen.
- Etwas ohne das Kind tun, was Vater und Mutter hilft aufzutanken.

Was können Eltern bei Affektkrämpfen tun?

- Bei Neuauftreten eine ärztliche Beratung und Untersuchung in Anspruch nehmen.
- Typische Auslösesituationen beschreiben und bewußt wiedererkennen.
- Prüfen, was einem hilft, um nicht kopflos zu werden.
- Das persönlich am besten geeignete Verfahren gegen Kopflosigkeit entschlossen in der gegebenen Situation anwenden.
- Bei drohender Gefahr den Schulterschluß mit anderen Personen, Partnern, Nachbarn suchen, auch telefonisch. (Diese Unternehmungen zwingen die betroffene Person, sich über die eigene Lage klar zu werden, statt sich weiter in ihr zu verfangen.)
- Notfalls sich weiter vom Kind entfernen/wegstellen, statt noch näher auf das Kind zuzugehen.
- Bei häufigem Auftreten und Ausbildung fester Reaktionsmuster psychotherapeutische Beratung suchen.

Angst vor Fremden

Einführung

Mutter eines 10 Monate alten Sohnes: „Mit 5 Monaten fing er an zu fremdeln. Recht früh, finden Sie nicht? Nirgends konnte ich ihn mehr lassen, auch nicht bei meiner Schwägerin, was ich früher mal ausprobieren wollte. Inzwischen ist seine Angst etwas weniger geworden, vielleicht habe ich mich auch nur daran gewöhnt. Sobald er ein fremdes Gesicht sieht, hält er sich immer noch bei mir fest und schaut weg. Er geht nicht einmal zu meinem Mann, wenn der mal zwei Tage auswärts gewesen war. Es ist schon lästig. Ich fühle mich auch ziemlich angebunden. Ich tröste mich damit, daß man ja sehen kann, wie stark er an mich gebunden ist. Wenn er sich jedem Wildfremden an den Hals werfen würde, wäre es mir schließlich auch nicht recht."

In den ersten Monaten des Lebens befindet sich das Kind mit den Eltern in einer recht kleinen, besonders beschaffenen Welt. Es ist die Welt, in welcher die Eltern den Stubenwagen hin- und herschieben, Kuchen hastig bei laufendem Motor aus der Konditorei holen, weil das Kind sonst aufwacht, Telefonate unterbrechen, weil das Kind gerade einschlafen will oder gerade wach wird oder gerade schreit. Das Leben bewegt sich im Rhythmus des Schlafens und Wachens des Kindes. Die Tage vergehen mit Füttern und Wickeln. Der Nachtschlaf wird zerhackt in kleine Portionen. Die Eltern denken von einem Tag auf den nächsten und verlieren ihr Zeitgefühl.

Erst einige Monate später öffnet und weitet sich die Welt wieder und die Eltern atmen auf. Die Eltern haben sich mit ihrem Kind und dieses mit den Eltern eingelebt. Das Kind greift mit seinen Wahrnehmungen, Interessen und Aktionen weiter um sich, wirft neckische Blicke, reicht den staunenden Freunden eine speichelnasse Rassel zum Geschenk und juchzt. Alle Besucher finden es kurzweilig, das Kind zu beobachten.

Die Eltern merken, daß sie wieder zu Personen mit eigenen Interessen werden; sie nehmen ihre Beziehung als Eheleute wieder auf, wollen gerne einmal unter sich sein. Wie schön wäre es, wieder ins Kino oder Theater zu gehen – ohne das Kind.

Und nun passiert etwas Dummes. Das Kind, das zuvor mit einem Babysitter, der den Schlaf bewachte, ganz zufrieden war, verzieht das Gesicht, wenn die fremde Person erscheint und die Eltern sich entfernen wollen. Auf dem Arm der fremden Person weint das Kind sogar, biegt sich zurück und streckt der Mutter die Arme entgegen. Teeflasche und Schnuller, womit früher alles in den Griff zu bekommen war, versagen den Dienst. Die Eltern können nicht fortgehen.

Eine Tante, die von dem niedlichen Kind gehört hat und eigens angereist ist, sieht von ihm zwei Tage lang nur den kahlen Hinterkopf. Der Rest ist an der Schulter der Mutter oder des Vaters eingegraben. Einer der Eltern muß immer mit dem Kind in einer Zimmerecke stehen, wo die Tante gerade nicht ist. Versuche, den Kopf zu wenden, führen nur zu heftigerer Gegenwehr. Abends läßt sich das Kind nicht mehr im Gitterbettchen ablegen, sondern richtet sich auf und will zurück auf den Arm der Eltern.

Um die Peinlichkeit dieser Situation zu überspielen und das eigene Kind zu rehabilitieren, bleibt nur, das Fremdeln als wichtigen Meilenstein der kindlichen Entwicklung darzustellen. Es ist aber nicht so, daß alle Kinder gleich stark fremdeln. In anderen Kulturen tritt dieses Phänomen überhaupt nicht auf. Auch in der hiesigen Gesellschaft ist die Stärke des Fremdelns abhängig von der Situation, der Reaktionsweise der Eltern und vom Wesen des Kindes. Es ist auch nicht so, daß die Säuglinge erst ab dieser Zeit, es handelt sich um den 5.–8. Lebensmonat, Fremdes und Vertrautes unterscheiden können. Sie reagieren auch schon vorher unterschiedlich, je nachdem, mit wem sie es zu tun haben. Es bedarf aber genauerer Beobachtung, um dies zu erkennen. Um die Mitte des ersten Lebensjahres ist dann eine Entwicklungsstufe erreicht, wo der Säugling das Auf- und Abtreten der Personen und deren unterschiedliche Bedeutung für sein Leben in größerer Klarheit durchschaut. Diese Vertiefung des Verständnisses macht eine Fremdel-Reaktion möglich, aber keinesfalls zwangsläufig.

Die Dosierung des Unbekannten

„Unsere Anne (10 Monate) ist praktisch zusammen mit Lina von nebenan geboren. Linas Mutter heißt Christa. Sie ist für Anne die zweite wichtige Person, wenn Sie so wollen, – mal abgesehen von der Oma und jetzt von meinem Freund Gerhard. Christa war immer da. Wir haben uns als Mütter jeden Tag abgewechselt. Das war, wie Sie sich denken können, für mich als Alleinerziehende eine gute Sache. Ich weiß nicht, wie ich es sonst im letzten Jahr durchgehalten hätte. – Fremdeln? Eigentlich ist mir da nichts Großes aufgefallen. Vielleicht liegt es daran, daß bei uns, also in unseren beiden Wohnungen, doch allerlei Leute ein- und ausgehen. Meinen Freund hat Anne inzwischen ganz gut akzeptiert. Er darf sie auf den Schoß nehmen und ihr etwas zu essen geben. Beim Schlafengehen besteht sie darauf, daß ich komme. Aber wenn es mal nicht geht, macht sie kein allzugroßes Theater. Wir bauen gerade eine Krabbelgruppe mit einer Oma und 4 Müttern auf. Dadurch kamen natürlich fremde Eltern und Kinder ins Haus. Ein Kind war aus Nigeria. Anne hat dieses schwarze Kind doch recht zweifelnd angesehen, hat den Gesichtsausdruck der Erwachsenen studiert. Sie wollte wohl wissen, ob noch alles in Ordnung ist. Es war lustig. Sie kam immer abwechselnd ganz dringend zu mir und zu Christa gelaufen. Das fiel uns schon auf. Aber Angst? Eigentlich nicht. Nach einiger Zeit kann man eher sagen, daß sie neugierig wurde."

Der Säugling fremdelt nicht immer gleich stark. Wenn eine neue Situation eintritt oder eine neue Person auf den Plan tritt, und der Säugling von diesem Ereignis nicht überrollt wird, sondern am Rande des Geschehens bleiben kann, wird er diesem mit einer Mischung aus Angst und Neugier begegnen. So ist es zum Beispiel, wenn die Mutter den Säugling im Einkaufswagen durch den Supermarkt fährt. Der Säugling will in die Regale greifen und den Stoff der Kleider und Mäntel anderer Kunden anfassen oder beim Schlangestehen an der Kasse mit ihnen schäkern. Erst wenn ein Kunde zu hastig näher kommt, mit aufgerissenen Augen und affektierter Stimme, kann die Neugier in Ängstlichkeit umschlagen. Die Annäherung muß allmählich, in kleinen Dosierungen erfolgen. In gleicher Weise sollte das Kleinkind später selbst mit unbekannten Situationen umgehen. Im günstigen Fall beobachtet man eine fein abgestufte Herangehensweise des Kindes, je nachdem, ob es sich in gänzlich fremden, unvertrauten, vertrauten oder intim bekannten Situationen bewegt. Selbst hinter der Angst eines Säuglings steht noch die Lust auf Neues und kann rasch wieder hervorkommen.

Der Säugling wird also weniger in Angst geraten, wenn er bei Begegnungen mit Neuem das Tempo der Annäherung mitbestimmen darf und die Art der Annäherung mitgestalten darf. Dabei muß seine Neugier ebenso beachtet werden wie alle Signale, mit denen er zu bremsen versucht. Säuglinge verwenden bestimmte aktive Techniken, mit denen sie sich fremde Dinge vertraut machen. Sie nehmen Gegenstände immer wieder in die Hand, werfen sie weg und holen sie wieder zu sich heran, drehen sie und betrachten sie von verschiedenen Seiten, schmecken sie, erzeugen Geräusche damit, probieren ihren Gebrauch als Werkzeug und versuchen den Gegenstand in dieser Weise auf verschiedenen Sinneskanälen zu erfassen. Schließlich wiederholen sie den Vorgang immer aufs Neue.

Diese Art der Erkundung mag auf Erwachsene monoton und umständlich wirken. Sie zeigt, wie der Säugling mit den allereinfachsten Mitteln anfangen muß, sich mit seiner Umwelt vertraut zu machen, und wie hoch der Grad der Neuheit und Fremdheit aller Dinge am Lebensanfang ist. Durch die Verknüpfung verschiedener Sinnesreize – Hören, Betrachten, Tasten – zu einem Gesamteindruck wird ein neuer Gegenstand gründlicher in der Vorstellung des Kindes verankert. Das Kind kann den Gegenstand rascher wiedererkennen. Der Vorgang hilft dem Kind, sich selbst mit den Dingen verbunden zu fühlen und sie sich anzueignen.

Es gibt Erkenntnisse aus der Tierbeobachtung, daß die Unterscheidung von fremd und vertraut frühzeitig über bestimmte visuelle Gestalten geprägt ist. So speichert der Säugling frühzeitig Bilder von seinen engsten Bezugspersonen, vor allem von ihrem Gesicht und wohl auch von ihrer Kopfform.

Man spricht von „physiognomischer“ Wahrnehmung. Es kann passieren, daß eine Mutter, die mit einem ungewöhnlichen Hut oder mit einer neuen Frisur nach Hause kommt, welche die Kopfform verändert, den Säugling in Schrecken versetzt. Einige Auslösereize für diese Form der Angst könnten noch aus dem Tierreich stammen.

Fremdenangst und Fremdenfeindlichkeit

Fragen an die Mutter von Matthias, der 2 Jahre und 6 Monate alt ist:
„Wie gut sind Sie dort, wo sie jetzt leben, sozial eingebunden?“
„Meine Eltern, das heißt meine Mutter mit ihrem Mann, wohnen im Nachbarort. Am Anfang, als Matthias noch ganz klein war, bin ich öfter da gewesen. Aber meine Mutter mischt sich zuviel in die Erziehung ein und weiß alles besser. Außerdem hat sie keine Zeit.“
„Wie ist es mit anderen Verwandten?“
„Ich habe noch einen Bruder. Der ist zuhause ausgebrochen und lebt irgendwo mit einer Freundin und läßt sich nicht blicken. Er kann meinen Stiefvater nicht leiden.“
„Und Nachbarn, die man auf dem Spielplatz trifft?“
„Ich weiß nicht, was ich mit denen reden soll.“
„Über die Kinder gibt es doch meistens irgendetwas zu reden.“
„Die meisten kennen sich dort schon. Es sind auch Ausländer dabei, die kennen sich sowieso untereinander. Ich gehe da nicht mehr hin. Mein Uwe wird da aus der Sandkiste rausgedrängt. Die Mütter lassen das zu und kümmern sich nicht darum. An mir bleibt die Verantwortung hängen. Die Kinder passen nicht zu ihm. Wenn Sie das sehen würden, würden Sie mich verstehen. Einige sind zu klein, die anderen viel zu groß und zu wild. Bevor meinem Uwe da was passiert, bleibe ich lieber weg.“
„Und wer geht mit ihm zum Spielplatz?“
„Uwe kann vor dem Haus spielen. Da habe ich ihn unter meiner Aufsicht. Er will auch gar nicht mehr zum Spielplatz. Manchmal fahren wir zu einem Abenteuerspielplatz in den Park. Das geht natürlich nicht jeden Tag.“
„Sind denn vor dem Haus auch andere Kinder?“
„Ein älterer Junge, der tut ihm nichts.“
„Helfen sich bei Ihnen die Nachbarn nicht gegenseitig?“
„Bei uns ist das nicht so. Sie sollten sich das mal ansehen. Keiner will dort wohnen. Es ziehen immer mehr Ausländer hin. Wir wollen da auch weg. So bald wie möglich.“
„Haben Sie eigentlich noch Bekanntschaften aus der Schule oder Berufsausbildung?“

„Die haben sich längst verlaufen".
„Gab es denn nicht vielleicht irgendeine engere Freundin?"
„Wir waren so eine Clique."
„Und wer in der Clique war Ihnen besonders wichtig?"
„Alle waren gleich wichtig, ich war mit allen befreundet."
„Wie haben Sie sich verabredet, haben Sie miteinander telefoniert, oder so?"
„Wir waren immer an derselben Straßenecke, dort brauchte man nur hinzugehen."
„Und in der Lehre?"
„Ich bin froh, daß ich das hinter mir habe. Ich bin nur ausgenutzt worden. Der Chef war ein Grieche. Der hat seine Landsleute bevorzugt. Ich hatte dann zum Glück bald meinen Freund."
„Hat Ihr Ehemann ein paar Bekannte von früher?"
„Der kommt ja aus C. Er ist dort im Heim gewesen. Er ist stolz, daß er es heute so weit gebracht hat. Er hat Komplexe wegen seiner Herkunft. Er legt viel Wert auf unser Familienleben. Er sagt, wenn er erstmal seine Meisterprüfung hat, dann ziehen wir hier weg."
„Hat Ihr Mann neue Freunde gefunden?"
„Er hat einen Arbeitskollegen. Den bringt er nach der Arbeit manchmal auf ein Bier nach Hause."
„Kennen Sie diesen Kollegen näher?"
„Ich glaube er heißt Karl R . . . oder so ähnlich."
„Wissen Sie ob dieser Karl selbst eine Familie hat?"
„Weiß ich nicht. Interessiert mich nicht besonders."
„Und was soll die Zukunft bringen?"
„So bald wie möglich ziehen wir in eine bessere Gegend, wo es grün ist und wo unser Uwe bessere Spielkameraden findet und wo er keine Angst zu haben braucht."

Bei allem Neuen, was dem Säugling begegnet, ist er auf Feedback von der Mutter oder einer anderen Bezugsperson angewiesen. Er vergewissert sich in ihrem Gesichtausdruck, im Klang ihrer Stimme und in ihrer Körpersprache, ob die Begegnung mit dem Fremden gefahrvoll sein wird oder nicht. Je nachdem, wie diese intuitive Prüfung ausfällt, reagiert der Säugling eher neugierig oder angstvoll.

Das Feedback hat zwei Bedeutungen. Zunächst holt sich der Säugling dabei Informationen, um die Realität besser einschätzen zu können: „Die Mutter hat Erfahrung, sie weiß . . .". Der Säugling will sich durch das Feedback aber auch über seine eigenen Gefühle klarer werden: „Habe ich nun Angst, oder habe ich Lust auf das Neue? – Welches Gefühl überwiegt?" Im Zwiespalt zwischen der Neugier und der Angst kann das Gefühl der Mutter das Zünglein an der Waage sein. Die Entscheidung des Kindes hat am Ende nur noch sehr indirekt etwas mit der wirklich gegebenen Situation zu tun.

Damit hat die Mutter einen nicht geringen Einfluß auf das Erleben und Reagieren des Säuglings, sei es, daß sie ihn auf wirkliche Gefahren aufmerksam macht, sei es, daß sie ihre Intuition an ihn weitergibt. Die Gefahr liegt zum Greifen nahe, daß die Gefühle des Säuglings durch die Gefühle der Mutter manipuliert werden. Eine solche Manipulation ist aber unumgänglich! Denn die Gefühle des Säuglings sind noch ausgesprochen mehrdeutig. Ohne die Mithilfe der Mutter oder weiterer Bezugspersonen kann das Kind nicht zu eigenen Haltungen und Einstellungen gelangen. Die Gefühle, die das Kind selbst hervorbringt, müssen erst einmal „geeicht" werden. Es ist nicht so, daß das Kind keine eigenen Gefühle hätte. Aber ihm fehlen Konzepte, wie sich eine Situation aufgrund dieser Gefühle verstehen und beantworten ließe. Mutter oder Vater kommen nicht umhin, die verschwommenen und tastenden Gefühlsäußerungen des Kindes nach eigenem Ermessen auszudeuten.

Bei energischem Hineinregieren der Eltern, zumal bei Kindern, die in ihrern Gefühlsäußerungen ungenau und zögerlich sind, können die Gefühle eines Kindes durch Einwirkung der Eltern vollkommen umgepolt werden. – Ein eher harmloses Beispiel ist das gekünstelte Lachen von Eltern, wenn sie verhindern wollen, daß ihr Kind nach einem Sturz zu weinen anfängt. Schlimmer ist es, wenn gewohnheitsmäßig etwas Angsterregendes und Abstoßendes zu einer Attraktion umgedeutet wird und echte Bedürfnisse des Kindes nach Liebe und Körperkontakt mißbraucht werden, wie dies den sexuell mißhandelten Kindern widerfährt. – Je besser es einer Bezugsperson gelingt, die schon angelegte Bedeutung der Gefühle des Kindes zu erfassen und zu verstärken, desto besser wird der Säugling mit sich selbst in Einklang kommen und sich später mit anderen Menschen verständigen können. Desto besser wird das Kind auch später herausfinden, wo es in sich etwas Eigenes besitzt und wo etwas nicht zu ihm paßt.

Jede Mutter, jeder Vater und jede weitere Vertrauensperson haben bestimmte eingefahrene Muster, mit denen sie auf Fremdes reagieren, zum Beispiel auf die Ankunft einer Person, die nicht angemeldet oder nicht eingeladen ist, auf einen fremden Geruch, ein neuartiges Kochrezept, einen anderen Spazierweg, eine andere Seife, eine ungewohnte Verhaltensänderung. Das Kind übernimmt diese Muster im Beisein der Eltern zur eigenen Orientierung und spürt den Eltern eine bestimmte Grundhaltung ab, die sie zu Neuem und Fremdem einnehmen. Während die Betroffenen davon nichts merken, kann die Ähnlichkeit des Verhaltens zwischen Kind und Eltern für einen fremden Beobachter frappierend sein.

Grundhaltungen und Vorstellungen, die später im Leben Fremdheit oder Vertrautheit bestimmen, werden auf diese Weise früh geformt. Man muß aber nicht davon ausgehen, daß diese frühen Erfahrungen das spätere Leben komplett vorausbestimmen. Das älter werdende Kind hat mit seinen Spielkameraden, in Kindergarten und Schule, auch noch in Vereinen und am Arbeitsplatz die Möglichkeit, seine Haltungen zu überdenken und zu hinterfragen.

Bereits das Fremdeln des Säuglings ist abhängig von kulturellen Einflüssen. Säuglinge, die in engen Einzelbeziehungen versorgt werden, fremdeln stärker als Säuglinge, die von mehreren Personen betreut werden. Kinder aus Krabbelgruppen fremdeln weniger. In der hiesigen Gesellschaft gilt das Vorurteil, daß Kinder, die schon früh in kleinen Gruppen und von mehreren Personen betreut werden, charakterliche Mängel riskieren. Die enge Bindung des Kindes an Einzelpersonen wird für überlegen gehalten. Das Fremdeln wird in Kauf genommen. Es gibt Eltern, die mit Genugtuung registrieren, wie früh das eigene Kind zu fremdeln begonnen habe.

Der Verdacht liegt nahe, daß die hiesige Gesellschaft starke einseitige Bindungen für eine tragende Säule ihres Gemeinschaftslebens hält. Säuglinge aus Einzelbindungen sollen als Erwachsene stärkere Zuneigung empfinden können. Der Aufbau einer klaren eindeutigen Identität soll ihnen leichter fallen. Sie sollen über ein besseres Gefühl von Geborgenheit verfügen. Aber schon bei der Frage der Geborgenheit läßt sich zweifeln, ob nicht auch ein Säugling, der von mehreren Personen großgezogen wird, diese Geborgenheit erfahren kann, vorausgesetzt, daß diese Personen fest zusammengehören und zusammenbleiben.

Zweifellos können Kinder, die in Gruppen und von mehreren aufgezogen worden sind, den persönlichen Einzelbeziehungen keinen so hohen Rang einräumen wie andere Kinder. Sie besitzen aber andere Stärken. So fühlen sie sich den Regeln einer Gruppe und gesellschaftlichen Wertvorstellungen stärker verpflichtet bzw. orientieren sich stärker an ihnen.

Personale Beziehungen werden in unserer Industriegesellschaft zwar hoch bewertet, man muß aber kritisch anfügen, daß die Gesellschaft auf diesem Weg kein Mittel gegen die in ihr grassierende Anonymität und Gleichgültigkeit gefunden hat. Enge personale Bindungen wecken hohe Bedürfnisse und fügen den Menschen tiefe Enttäuschungen zu. Der Überschuß an Spannung kann sich aggressiv entladen.

Man kann noch weiter gehen und kritisch fragen, ob enge personale Bindungen die Fremdenangst begünstigen. Dies wird man aber verneinen müssen. Das Kind wird eine Abneigung gegen Fremde nur dann entwickeln, wenn die Mutter oder der Vater selbst gegenüber Fremden abweisend sind oder wenn es zwischen Eltern und Kind keine sicheren Bindungen gibt. Solange sich ein Kind innerhalb von Bindungen orientieren kann, die ihm Sicherheit geben und ihm Vertrauen zu seiner Umwelt einflößen, wird es das Fremde mit Neugier und Interesse an sich heranlassen.

Das Beispiel der Fremdenfeindlichkeit in der ehemaligen DDR zeigt, daß die vergleichsweise stärkere Orientierung der Kinder an einer gesellschaftlichen Ordnung der Orientierung an Einzelpersonen nicht ohne weiteres überlegen ist. Der wichtigste Grund für die Fremdenfeidlichkeit in den neuen Bundesländern dürfte darin liegen, daß die dortige gesellschaftliche Ordnung zusammengebrochen ist, erst recht und besonders gründlich durch die deutsche Vereinigung. Damit haben die Kinder gemeinsam mit ihren Eltern ihre Orientierung in einer vertrauten sozialen Umwelt verloren.

In den alten Bundesländern ist der Anspruch, den Kindern schon früh neben der familiären auch eine gesellschaftliche Heimat zu bieten, nie mit Nachdruck erhoben worden. Die Aufgabe, die Kinder in die Welt einzuführen und mit dieser vertraut zu machen, ist stärker in die Hände der Familien gelegt worden, die damit aber längst ebenso überfordert sind, weil sie sich von der Gesellschaft entfremdet und alleingelassen fühlen. Das Ergebnis ist am Ende fast das gleiche, nämlich eine Verunsicherung über die gesellschaftliche Identität und die eigene Identität. Diese Problematik ist weit verbreitet und nicht einmal besonders typisch für Deutschland.

Fremdenfeindlichkeit gibt es in vielen Industrieländern. Sie hat viele Ursachen, wirtschaftliche, politische und soziale, denen hier nicht nachgegangen werden kann. Hier geht es nur um die psychologische Frage, ob sich schon bei jungen Kindern ein Widerstand gegen das Fremde entwickeln kann. Dies erscheint möglich. Kinder, die sich ihrer eigenen Gefühle nicht sicher sind, die nicht wissen, wer sie selbst sind oder sein wollen, und die bei ihren Eltern sehr viel Ratlosigkeit erleben, flüchten in den sogenannten „Ethnozentrismus“: Sie halten das Eigene und das, was ihnen vertraut ist, für gut und edel. Das Fremde, was ihnen fernliegt, halten sie für schlecht und unwürdig. Und sie erleben das Fremde als beunruhigend und angsterregend. Aber das letztere werden sie, wenn sie älter geworden sind, nicht mehr zugeben.

Angst vor Fremden – in aller Kürze

Wie und wann entwickelt sich die Wahrnehmung von „Fremd“ und „Vertraut“?

- Säuglinge können schon immer verschiedene Bezugspersonen unterscheiden.

- Um die Mitte des ersten Lebensjahres wird ihnen die Unterscheidung bewußter.
- Sie durchschauen klarer, welche Bedeutung die verschiedenen Personen für sie haben.
- Sie sind in der Lage, feine Abstufungen im Verhalten zu Fremdem und Vertrautem vorzunehmen.

Wie und Wann entwickelt sich das „Fremdeln"?

- „Fremdeln" ist lediglich die Steigerung der genannten Reaktion, so daß sie deutlich als Angst erkennbar wird. Diese Steigerung ergibt sich besonders dann,
- wenn der Säugling bisher überwiegend von einer einzigen Person abhängig war und weitere Personen weitgehend von der Betreuung ausgeschlossen waren,
- wenn der Säugling plötzlich von einer relativ hohen Dosis an Fremdem überrascht wird, so daß seine natürliche Neugier überrannt wird.

Welche Denkanstöße ergeben sich?

- Fremdeln ist nicht immer ein Gütezeichen für die gesunde seelische Entwicklung.
- Die positive Bewertung des Fremdelns in unserer Kultur verrät, daß dort der ausschließlichen Mutter-Kind-Bindung ein hoher Rang zugemessen wird.
- Natürlich sind enge Einzelbeziehungen wertvoll, aber nicht unter allen Umständen.
- Sie verlaufen nur dann günstig, wenn die Bezugspersonen sozial integriert sind.
- Eltern, die sich selbst nicht in einer Gemeinschaft aufgenommen fühlen, begünstigen in der Erziehung ihrer Kinder Fremdenangst oder Mißtrauen.
- Diese Angst wird frühzeitig über die enge Beziehung der Mutter zum Kind angebahnt. Leider ziehen gerade isolierte Personen ihre Kinder besonders eng an sich.
- Jedes Kind erlebt die Welt zunächst über die Gefühle der Mutter oder ähnlich naher Personen.

- Dies ist notwendig für die normale Entwicklung, damit das Kind die Welt überhaupt begreift.
- Wie ein Kind zum Fremdenfeind wird, ist damit noch nicht beantwortet. Dies ist ein sehr viel längerer sozialer Lernprozeß.
- Fremdenfeindlichkeit ergibt sich zum Beispiel aus Haltungen, die ein Gemeinwesen offen oder verdeckt gegen Fremde einnimmt.

Was können Eltern tun?

- Den Säugling neben der Mutter mit ein bis drei anderen Personen bekannt machen und von diesen vertrauensvoll mitversorgen lassen.
- Den Säugling an neue Personen und Eindrücke langsam, stetig und über lange Zeit heranführen.
- Den Säugling nicht plötzlich und kurzdauernd mit fremden Eindrücken überfluten.
- Übergänge und Verbindungsglieder zwischen Fremdem und Vertrautem bieten.
- Die eigenen Gefühle gegen Fremde, positive und negative, erkennen und offen eingestehen.
- Schon in frühen Stadien der Elternschaft alles tun, um sich in der Nachbarschaft und im Wohnviertel nicht fremd fühlen zu müssen.

Angst bei Trennungen

Einführung

Mutter eines Dreijährigen: „Ich bin Geschäftsfrau und oft auf Reisen. Das bedeutet nicht, daß ich mein Kind im Stich lasse. Überall, wohin ich fahre, nehme ich mein Kind mit. Das habe ich noch immer einrichten können. Ich verlange es auch von meinen Kollegen, daß sie mich nicht verwundert ansehen, wenn ich mein Kind mit in eine Sitzung bringe."

„Ich bin in einem kurdischen Dorf in den Bergen aufgewachsen. Wir waren sechs Kinder. Drei weitere sind uns gestorben, als sie noch klein waren. Einmal hatte meine Mutter eine Fehlgeburt. Im Winter lebten wir in unserem Dorf und bauten an unserem Haus. Im Sommer pachtete mein Vater mit den Verwandten Felder im Tal, um dort etwas anzubauen und die Früchte zu verkaufen. Wir schliefen in irgendwelchen Hütten und mußten auf den Feldern mitarbeiten. Meine Mutter war immer schwanger. Ich war für meinen nächstjüngeren Bruder zuständig. Ich kann mich auch erinnern, daß ich als kleines Mädchen monatelang bei meiner ältesten Schwester und ihrem Mann bleiben mußte. Später habe ich ihr erstes Kind gehütet, als sie schwanger war. Ich kann nicht sagen, wer mir am nächsten steht. In der Achtung stehen meine Eltern am höchsten. Aber meine Schwester steht mir näher. Meine Familie ist für mich das wichtigste. Ohne meine Familie bin ich nichts. Wenn Sie mich fragen, ob ich Angst hatte, wenn ich allein war, kann ich nur sagen, ich war eigentlich nie allein . . ."

„Vater eines zweijährigen Sohnes: Ich weiß noch, wie es war, als ich meinen Sohn, er war damals gerade ein Jahr, in der Kinderspielgruppe zum ersten Mal allein gelassen habe. Ich hatte ein flaues Gefühl in der Magengrube. Das Kind fehlte mir körperlich. Die Vernunft sagte mir, es ist gut so. Johannes fühlt sich wohl mit den anderen Kindern und den Erwachsenen. Trotzdem war mir sentimental und sonderbar zumute. Mir wurde klar, daß dieses kleine Geschöpf, das es vor einem Jahr noch nicht gegeben hatte, nun schon sein eigenes Leben hatte . . ."

Die seelische Reifung verläuft nicht immer glatt, sondern über Widerstände hinweg. Trennungen gehören dazu, sie sind

Grundtatsachen der Entwicklung. Sie können wehtun und die Entwicklung dennoch voranbringen. Sie können tiefe seelische Erschütterungen erzeugen oder bleibende Schäden anrichten. Eltern kennen das flaue Gefühl im Magen, wenn sie ihren Säugling das erste Mal für einige Stunden einem anderen überlassen. Das Getrenntsein ist körperlich spürbar. Ob es der Säugling auch so empfindet? Wahrscheinlich kann er die Tragweite des Vorgangs nicht erfassen.

Der Säugling kann es gebrauchen, daß die Eltern sich ihm nahe fühlen und auf seine Bedürfnisse achtgeben. Es wäre aber gefährlich, die intime Nähe zwischen Eltern und Kind zu glorifizieren, denn sie hat auch Risiken. Ich werde nicht müde, dies in verschiedenen Kapiteln meines Buches zu wiederholen. In der hiesigen Kultur genießt die frühe Mutter-Kind Beziehung eine hohe Wertschätzung. Aber diese Kultur leistet sich die Ungereimtheit, daß sie von jedem im späteren Leben auch ein hohes Maß an Selbstbestimmung und Eigenständigkeit verlangt. Um frei und selbstbestimmt zu werden, muß sich das Kind aus den engen Bindungen wieder lösen. Dies sind kulturelle Rahmenbedingungen, keine Naturgesetze. In anderen Kulturen und Epochen sind und waren die Bindungen an die Mutter weniger eng, sie wurden ergänzt durch Bindungen an andere Familienmitglieder und soziale Gruppen. Das Kind wurde früher in die sozialen Strukturen einer Lebensgemeinschaft eingegliedert. Die Bindungen zur Mutter wurden früher gelockert, aus den Bindungen und Loyalitäten zur größeren Lebensgemeinschaft kam der Mensch freilich lebenslang nicht frei. Trennungen hingegen wurden den Kindern früh und reichlich zugemutet: Eltern starben den Kindern weg oder Kinder den Eltern. Sie rechneten damit. Oder die Kinder wurden nach kurzer Zeit in andere Hände gegeben.

Welchen inneren Schaden richten Trennungen an? Wie können sich die Kinder davor schützen und was können Eltern zu deren Schutz tun? Schon seit der Mitte des Jahrhunderts ist die Psychologie mit Trennungsforschung befaßt. Auch der aufgeklärte Laie weiß inzwischen einiges über die Ergebnisse. Kinder zwischen 6 Monaten und 4 Jahren sind besonders schwer von Trennungsschäden betroffen. Jüngere Säuglinge haben noch keinen Begriff von der Tragweite des Getrenntseins und werden daher für geschützt gehalten. Ältere Kleinkinder können sich selbst zur Seite stehen, weil sie einen gewissen Zeitbegriff haben und die Abwesenheit einer wichtigen Person mit tröstenden Vorstellungen überbrücken können: Die Mutter und der Vater kommen wieder, bis der kleine Zeiger der Uhr unten ist, bis es dunkel wird, bis die Tonbandkassette durchgelaufen ist, bis das Kind wieder aufwacht.

Trennungsreaktionen

Vater der zweijährigen Lena: „Als meine Frau zu dieser kranken Tante nach Krakau flog, war eigentlich alles gut vorbereitet. Ich hatte mir die ganze Woche mehr oder weniger frei genommen und wollte mit Lena zu meinen Eltern fahren. Ich muß allerdings dazu sagen, daß Lena meine Eltern bisher nicht besonders gut kannte. Beim Abschied am Flughafen sah Lena auf meinem Arm etwas zweifelnd aus und blickte immer von mir zur Mama und umgekehrt. Bei der Autofahrt zu meinen Eltern war sie etwas still. Bei der Ankunft war nichts Besonderes. Sie ging von meinem Arm herunter, blieb aber streng an meiner Seite. Nach dem Kaffeetrinken dachte ich: ‚jetzt ist sie etwas aufgetaut und kennt Oma und Opa wieder, jetzt kaufe ich noch schnell an der Ecke ein Buch‘. Denkste. Sie klammerte sich an mich und schaute mich böse an. Als ihr das nichts half, begann sie zu schreien und zu toben und warf sich auf den Boden. Es steigerte sich, sie schlug nach der Oma, als diese sich herabbeugen wollte. Große Betroffenheit. Ich beschloß, meine kleine Erledigung auf morgen zu verschieben. Um es kurz zu machen: auch daraus wurde nichts. Nachts mußte ich bei Lena im Bett liegen. Sie schlief sehr unruhig, von mir ganz zu schweigen. Beim Frühstück war sie unleidig und warf mit ihrem Brot. Meine Mutter sah mich etwas zweifelnd an, als wollte sie fragen, ob das die Ergebnisse der heutigen Erziehung seien oder was wir da für ein Kind hätten. Natürlich beruhigte sich die Lage in den folgenden Tagen etwas. Ich hatte mir etwas zu arbeiten mitgebracht. Daraus wurde nicht viel.

Am vierten Tag mußte ich beruflich kurz weg. Ich dachte, Lena hätte sich inzwischen an die Oma gewöhnt. Es wurde wieder ein Drama. Den ganzen Tag sah ich meine schwitzende, tränennasse Lena, rot im Gesicht vor meinen inneren Auge und hatte ein schlechtes Gewissen. Ich konnte mich kaum konzentrieren. Ich fuhr zwei Stunden früher zurück. ‚Warum kommst du so früh und störst, wenn wir hier gerade so schön am Spielen sind!‘ Oma erzählte, sie habe nur kurz geweint, dann sei sie ganz reizend zu den Großeltern gewesen. Na endlich. Aber den ganzen Abend war sie wieder quengelig mit mir, nachts durfte ich wieder bei ihr bleiben. Meine Mutter machte die taktvolle Bemerkung, daß wir unser Kind vielleicht doch etwas zu sehr verwöhnen. Ich muß schon sagen, daß mich diese Woche ziemlich mitgenommen hat.

Rückblickend hatte sich Lena im Laufe der Woche schon eingewöhnt. Ich war längst zu erschöpft, um es noch zu merken. Es war die längste Woche meines Lebens. Dann standen wir wieder am Flughafen und warteten auf die Mama, die eine Stunde zu spät kam. Sie kam lachend auf uns zu. Lena sah durch sie hindurch und zur Decke der Flughafenhalle und verzog keine Miene. Erst allmählich, auf der Rückfahrt, schien ihr wieder klar zu werden, daß dies ihre Mutter war. Sie hat dann noch zwei Wochen zwischen uns im Bett gelegen. Wer weiß, ob es von uns oder von Lena ausging. Jetzt ist alles wieder im alten Gleis.“

Alle wissen, was geschieht, wenn ein Kleinkind unvorbereitet und überraschend von der Mutter alleingelassen wird, so bei der Noteinweisung der Mutter in eine Klinik oder bei der Verabschiedung des Kindes in einen Operationssaal oder wenn die Mutter eine dringende Reise zu ihren Eltern machen muß und das Kind bei der Nachbarin zurückläßt. Beim Weggehen der Mutter schreit das Kind laut und verzweifelt. Das Schreien bringt neben dem Schmerz auch Wut und Empörung zum Ausdruck. Das Kind richtet sich an die Adresse der Mutter, als könnte diese das Schreien hören und hierdurch zur Rückkehr bewegt werden. Während das Kind schreit, steht es innerlich mit der Mutter in Verbindung. Das Schreien ist zum Steinerweichen. Auch eine hartherzige Mutter würde zurückkommen, wenn sie es hören könnte.

Man kann diesen Zustand zwar „Angst“ nennen. Um pathetischen Ausdeutungen vorzubeugen, ist es aber vermutlich besser, zunächst von Streß und vegetativer Erregung zu sprechen. Die entsprechenden Streß-Hormone werden tatsächlich ausgeschüttet. Wichtiges Ergebnis der Forschung ist, daß das Kind während dieser Erregung keinen seelischen Schaden nimmt und nicht psychisch in Stücke geht, sondern mit großer

Anstrengung und Zielstrebigkeit eine Leistung vollbringt, die unter „normalen" Umständen auch zum Erfolg führen würde: die Mutter soll zurückgeholt werden.

Solange das Kind diesen Versuch nicht abbricht, bleibt es trotz der körperlichen Verausgabung psychisch noch „gut beieinander". Zwischendurch kann das Kind erschöpfen und eine Erholungspause einlegen, um dann das Schreien fortzusetzen, wenn es merkt, daß die Mutter immer noch nicht da ist. Das gleiche passiert, wenn die Mutter tatsächlich zurückkehrt, weil dem Kind in diesem Augenblick einfällt, was es der Mutter sagen wollte: daß sie nicht weggehen darf. Das Kind ist während des Schreiens und Rufens für Trost und Zuspruch nicht erreichbar, ist ärgerlich abwehrend und mürrisch, sehr zum Verdruß der Nachbarin, die sich etwas darauf zugute hält, Kinder trösten zu können.

John Bowlby nannte dieses Stadium der Trennungsreaktion „Protest", nicht etwa Angst oder Panik. Auch nach wiederholten Strapazen dieser Art sind keine tiefergehenden seelischen Folgen zu befürchten. Innerlich ist das Kind während des Schreiens nicht von der Mutter getrennt, sondern behält sie innerlich vor Augen. Mit dem Streß arbeitet das Kind zugleich den Trennungsschmerz ab und versucht, die Situation zu kontrollieren. Der Schmerz dringt nicht tiefer ein.

Wenn die Mutter nicht zum Kind zurückkehrt, nicht nach wenigen Stunden, nicht nach einer Nacht und nicht einmal nach ein bis zwei Tagen, dann beginnt das Kind freilich zu resignieren. Die Zeit, nach der dies eintritt, ist so verschieden wie die Kinder auch sonst. Das Kind versteht nicht, warum die Mutter nicht da ist, es hat kein Konzept, mit dem es sich die Situation erklären kann, fühlt sich leer und ratlos. Die Intensität des Gefühlslebens wird nun heruntergefahren zum Schutz vor Verwirrung und vor dem Auseinanderfallen der psychischen Funktionen. Das Kind wird ruhiger und weicher, läßt sich auf den Arm nehmen, wirkt dabei etwas melancholisch, nachdenklich, versonnen und macht große verwunderte Augen. Säuglings- und Kinderschwestern haben zu Zeiten, als die Eltern noch von den Stationen ferngehalten wurden, diesen

Zustand der Kinder als „niedlich" oder „süß" bezeichnet. Das Kind habe sich an die Klinik „gewöhnt". Das waren natürlich fromme Mißverständnisse.

Bowlby nennt diese seelische Verfassung „Verzweiflung". Man kann diesen Zustand auch als frühe Form der Depression ansehen, ausgelöst durch den Mangel einer Person, an die sich das Kind anlehnen und an der es sich orientieren kann. Außerordentlich schwere Formen dieser Depression sind bei Säuglingen und Kleinkindern vorgekommen, die in Heimen ohne adäquate Betreuung verwahrt wurden.

Bei mehrtägiger Abwesenheit der Mutter kann es immerhin passieren, daß der Säugling die Mutter nach ihrer Rückkehr mit leerem Gesichtausdruck empfängt, ihren Blick nicht erwidert, keine Freude zeigt, als kenne er die Mutter nicht. Er hat sein typisches Verhalten, mit dem er sonst die Aufmerksamkeit der Mutter weckt und die Mutter an sich bindet, gleichsam abgeschaltet. Diese Blockade wird rasch überwunden. Nach längerer Abwesenheit kann sich aber noch eine Phase der Verunsicherung zwischen Mutter und Kind anschließen: Ungewohnte Quengeleien, Schlafstörungen, Nahrungsverweigerungen, anklammerndes Verhalten.

Die Absicherung der Trennung

Mutter der einjährigen Alexandra: „Ich wußte zum Glück schon zwei Monate vorher, daß ich wieder arbeiten würde. Alexandras Tagesmutter ist eine frühere Kollegin aus meinem Betrieb, die jetzt zwei eigene Kinder hat. Wir haben uns zunächst gegenseitig besucht. Auch die Kinder haben sich dabei kennengelernt. Dann habe ich Alexandra bei der Frau fünf oder zehn Minuten alleingelassen, wenn ich merkte, daß sie sich gerade wohlfühlte. Am Schluß konnte ich einen ganzen Vormittag wegbleiben, obwohl es noch gar nicht nötig war. Ich stand also nicht unter Druck."

„Natürlich geht Jakob (3 Jahre) gern zu Oma und Opa. Der Opa hat einen Garten, die Oma kocht gut, und was sonst noch. Es hat sich so ergeben. Mein jüngster Bruder ist erst kürzlich ausgezogen. Und jetzt haben sie wieder einen ‚Sohn'. Ich frage mich manchmal, ob ich mit dieser Lösung so zufrieden bin. Die Großeltern erlauben Jakob vieles und sind nicht konsequent mit ihm. Ich bin froh, daß ich nicht alles mitkriege. Ich würde Zustände kriegen. Sie haben auch altmodische Ansichten, zum Beispiel was sie ihm zum Anziehen kaufen. Ich bin froh, daß mein Mann ihn mittags immer abholt, weil ich mir so die Vorhaltungen nicht täglich anhören muß. Ich weiß nicht, ob das alles für Jakob so gut ist und ob er nicht am Schluß ganz durcheinander kommt."

Das Kind wird Trennungen von der Mutter aber durchaus bewältigen, wenn es sich in Abwesenheit der Mutter an einer festen anderen Person orientieren kann, die sich seiner annimmt und es zuverlässig und einfühlsam versorgt, noch besser, wenn es sich vor der Trennung an die andere Person schon gewöhnen konnte oder sie schon kannte, noch besser, wenn diese Person ohnehin an der Versorgung des Kindes zuvor beteiligt gewesen ist und zukünftig bleiben wird: zum Beispiel der Vater oder die Großmutter.

Wenn die Mutter regelmäßig abwesend ist, etwa weil sie berufstätig ist, wird das Kind nicht jedesmal mit Protest und schon gar nicht mit Verzweiflung reagieren, sondern wird neue Bindungen zu einer anderen versorgenden Person aufbauen, zu einer Tagesmutter, Erzieher/in, Nachbar/in, Verwandten – übrigens auch zu einem vertrauten Ort –, und es würde erst dann in Streß geraten, wenn es an einem fremden Ort zurückgelassen würde und keine der für ihn wichtigen Personen herbeirufen könnte.

Es liegt auf der Hand, daß Kinder, die sich zur Versorgung auf mehrere Personen stützen können, besser gegen Trennungstraumen geschützt sind, obwohl und gerade, weil sie ständig mit kleinen Trennungen leben müssen. Sie sind somit für spätere Trennungsängste und für ein Leben in der Gemeinschaft besser gerüstet. Der Nachteil liegt in der Vergänglichkeit und geringen Zuverlässigkeit vieler Betreuungsformen. Die Nachbarschaften wandeln sich, die Menschen ziehen oft um, die Menschen leben längst nicht mehr in dauerhaften, einander verpflichteten sozialen Gruppen.

Das geringste, was eine Familie aus eigener Kraft zugunsten

einer Mehrpersonenbetreuung tun kann, ist die Einbeziehung des Vaters. Leider fällt dieser allzuoft nach einer kurzen enthusiastischen Mitwirkung aus der Betreuung wieder heraus. Er wird nicht mehr einbezogen in die alltägliche Versorgung, gestaltet keine Alltagsrituale, tröstet nicht, kann nicht einmal per Telefon angerufen werden oder man erwägt es nicht, da er ohnehin die für die Betreuung wichtigen Personen und Verabredungen nicht kennt und von den Nörgeleien und Trotzanfällen des Kindes unbehelligt bleibt. Dies ist ein Mißstand, der zu ändern wäre. Der Vater müßte dazu auf eine Änderung seiner beruflichen Routinen und Zeitpläne hinarbeiten.

Weitere Chancen wie Risiken ergeben sich bei einer Mitbetreuung durch die Großeltern. Vorteil: das Kind erfährt eine Bereicherung seiner Beziehungen und Erfahrungen, zudem eine starke Rückversicherung, und erlebt den Rahmen der solchermaßen erweiterten Familie als deutlich stabiler als den Rahmen der Kleinfamilie. Wie bei allen Formen der Mehrpersonenbetreuung muß die Mutter aber innerlich bereit sein, einen Teil ihrer emotionalen Bedeutung für das Kind an die mitbetreuende Person abzutreten. Wenn diese Person die Mutter der Mutter ist, können ungelöste Kindheitskonflikte wieder aufbrechen. Zwar kann sich ein Kind leichter, als die Eltern denken, auf die Verschiedenheit von elterlichem und großelterlichem Verhalten einstellen und sogar Nutzen daraus ziehen, weniger gut verträgt es jedoch deren gegenseitige Eifersucht und Mißgunst.

Die Mehrpersonenerziehung wird eine Notwendigkeit, wenn beide Eltern berufstätig sind. Wenn die Großeltern nicht zur Verfügung stehen, kommen Kinderkrippen, Tageseinrichtungen und Tagesmütter in Frage. Zur Warnung vor einer außerfamiliären Betreuung von Kindern werden oft die Erkenntnisse über die katastrophalen Zustände in früheren Kinderheimen angeführt. Bei den betroffenen Kindern wurden als Ausdruck der Depression auch Ernährungs- und Gedeihstörungen, Krankheitsanfälligkeit, intellektuelle Defizite und Kontaktstörungen beobachtet. Man muß allerdings bedenken, daß sich diese Untersuchungen auf vernachlässigte Kinder bezogen, denen keine geeigneten Bindungen angeboten wurden. Die Diskussion um die Mehrpersonenbetreuung setzt aber gerade dort ein, wo es um die möglichst optimale Befriedigung der Bindungsbedürfnisse junger Kinder geht. Hier ist festzuhalten, daß die alleinige Bindung an die Mutter das Risiko traumatischer Trennungserfahrungen erhöht. Auf dieses neuartige Problem ist die damalige „Hospitalismus"-Forschung überhaupt nicht eingegangen und hätte gegebenenfalls keine Antwort gewußt.

Mehrpersonenbetreuungen von Säuglingen und Kleinkindern waren in Europa vor der Industrialisierung die Regel. Sie dürften einer Mutter-Kind Beziehung, die jegliche weiteren Personen aus der Versorgung ausschließt, auch tatsächlich überlegen sein. Entgegen dem Trend zu immer kleineren Familien, sollten solche Betreuungsformen bewußt wieder aufgebaut werden. Ihre Tauglichkeit bemißt sich freilich danach, wie fürsorglich, stabil und dauerhaft sie sind.

Hierzu ein Beispiel: Ein junge alleinerziehende kroatische Mutter, die in Zagreb arbeiten geht und ihr Kind tagsüber, auch tagelang, im Dorf bei den Großeltern zurückläßt, fügt ihrem Kind kein Trennungstrauma zu. Denn das Kind war immer zugleich an die Großeltern gebunden und bei ihnen versorgt gewesen. Im Haus lebt noch eine Schwester, deren Mann und Kinder, also Onkel und Tante, Cousins und Cousinen. Der vertraute Umkreis erweitert sich im dritten Lebensjahr auf einige weitere Verwandte im Dorf, in deren Wohnungen das Kind verkehrt.

Eine schwierigere Situation entsteht erst, als das Kind zwei Jahre alt ist, und die Mutter ohne das Kind nach Deutschland weggeht. Die Mutter scheidet, auch wenn sie das selbst nicht so dramatisch sieht, aus der Gruppe der versorgenden Personen aus, sie „existiert" schon nach einigen Wochen für das Kind nicht mehr. Das Kind erleidet zwar einen Verlust, kann ihn aber durch die anderen versorgenden Personen, durch die vertraute Umwelt, im besonderen aber durch die Bindung an die Großmutter ausgleichen. Das erste wirklich bleibende, Narben hinterlassende Trauma ereignet sich, als die Mutter das

Kind im Alter von fünf Jahren zu sich nach Deutschland holt. Nunmehr verliert das Kind auf einen Schlag seine gesamte vertraute Umwelt, auch die sprachliche Umwelt, insbesondere aber alle Personen, an die es sich gebunden hatte und die für die Befriedigung seiner Bedürfnisse zuständig waren. Das Kind muß mit der Mutter vollkommen neu anfangen.

Diese Mutter hat inzwischen ein zweites Kind und einen Ehemann. Das Kind „weiß", daß es bei der „echten" Mutter ist, aber es bedeutet ihm nichts. Das Kind wird einnässen, möglicherweise einkoten, trotzig und undankbar sein, das kleine Geschwisterkind quälen, oder – gleich schlimm – sich verschließen und anpassen.

Es wäre Ausdruck großer psychologischer Ahnungslosigkeit, wollte man dieser Mutter nunmehr die Rolle der alles entscheidenden, alles rettenden, alleinigen Bezugsperson zuweisen, die sie nie gewesen war. Die Mutter ist besser beraten, wenn sie die weitere Entwicklung ihres Kindes auf eine Gruppenerziehung aufbaute, wie sie schon in der kroatischen Heimat bestanden hat. Dementsprechend könnten sich Mutter und Kind an eine Kindertagesstätte wenden, wo das Kind auch nach der Einschulung bleiben und möglichst langdauernde Beziehungen aufbauen könnte. Die Mutter befände sich nun wieder in einer Erziehungspartnerschaft, in der sie ihre Bindungen an das Kind neu befestigen kann, in der aber keine falschen Hoffnungen auf ein intimes Glücks zwischen Mutter und Kind entstehen, deren Verrat nur tiefe Enttäuschung wekken würde.

Bindungsverhalten

Der zweijährige Björn wurde in meiner Sprechstunde vorgestellt, weil er abends ängstlich war und bis tief in die Nacht hinein nicht schlafen konnte. Während meines Gesprächs mit der Mutter, hockte er abseits vor dem Spielschrank, zog mißmutig das eine oder andere Spielzeug heraus, ohne sich dafür zu interessieren. Wenn die Mutter die Stimme hob, damit ich sie besser verstehen sollte, steigerte sich auch das Rumoren in der Spielecke. Wenn die Mutter schwieg, war auch Björn leiser. Eine Unterhaltung war nicht möglich. Mehrmals sprang die Mutter zu ihm hin, weil er ungeschickt gestürzt war. Björn weinte aber gar nicht. Er war einfach schlecht drauf. Trotzdem kam er kein einziges Mal, um sich bei der Mutter anzuschmiegen oder bei ihr aufzutanken. Einmal ging die Mutter kurz zur Toilette und schlich sich bei ihm vorbei. Björn bemerkte es erst, als sie wieder zurückkam. Er wurde nun so quengelig, daß ich das Gespräch in dieser Form nicht fortsetzen konnte.

Eine Mutter eines Kleinkindes fragt sich, was sie tun könne, um ihr Kind sicher an sich zu binden, damit es gut durchs Leben käme und glücklich würde und die eigene Familie in guter Erinnerung behielte. Sie erinnert sich: „Meine Mutter ist ganz anders aufgewachsen wie ich und noch einmal anders wie jetzt unsere Nicola. Nicolas Oma stammt von einem Bauernhof mit sechs Geschwistern. Es gab so etwas wie Mägde und Kindermädchen. Ob die Kinder jemals von der eigenen Mutter gehütet und umsorgt worden sind, wie ich es jetzt tun möchte, wage ich zu bezweifeln. Ich kenne die Mutter meiner Mutter jedenfalls als eine eher spröde und unnahbare Frau. Meine Mutter kam schon als Achtjährige für zwei Jahre zu einer Tante. Ja, Heimweh habe sie gehabt. Das ist für sie aber kein größeres Thema. Sie ging schon mit sechzehn von zuhause weg und machte eine Ausbildung. Die Geschwister sind zum Teil im Krieg gefallen. Meine Mutter hat später ihre Mutter ins Haus geholt und zwanzig Jahre lang bis ins hohe Alter versorgt. Darüber hat sie nie geklagt, es war eine Selbstverständlichkeit. Ich weiß nicht, ob ich so etwas aushalten würde. Vielleicht ging es so gut, gerade weil sich die beiden Frauen nicht besonders nahestanden. Aber eine Bindung, eine gegenseitige Verpflichtung war natürlich vorhanden.“

Jedes Kind absolviert kleinere und größere Trennungen und muß Veränderungen und Umbrüche verkraften. Eine Mutter beginnt zu arbeiten, die Familie zieht um, das Kind tritt in den Kindergarten ein, die Ehe geht zu Bruch. Wie soll ein Kind erzogen werden, damit es mit solchen Erfahrungen zurechtkommt? Zwei erzieherische Einstellungen ergänzen sich oder konkurrieren miteinander:
Erstens: Man verschafft dem Kind eine möglichst enge und (hoffentlich) sichere Bindung an die „Hauptbezugsperson“, meist die Mutter. Auf diesem Fundament soll das Kind die allfälligen Verluste und Trennungen durchstehen. Zweitens: Man bereitet das Kind möglichst frühzeitig auf seine Selbstän-

digkeit vor, ermutigt und ermuntert es zu eigenen Schritten weg von der Mutter, weckt sein Interesse für die Außenwelt. Dies setzt voraus, daß man als Erwachsener die dem Kind angebotene Welt für einigermaßen vertrauenswürdig und ungefährlich hält oder sie so mitgestalten kann, daß sich das Kind von ihr eingeladen und nicht ausgestoßen und befremdet fühlt. Viele Fragen bleiben offen. Hat das Kind ein sicheres Fundament, wenn es gute Bindungen nur zu einer einzigen Person besitzt? Und was heißt „sichere Bindung"? Ist ein Kind, das seiner Mutter am Rockzipfel hängt, sicher an diese gebunden? Jede Bindung hat ihren Ursprung in der bedingungslosen Liebe der Eltern zu ihrem Kind und in der Bereitschaft, auf die Bedürfnisse des Säuglings intuitiv achtzugeben. Diese Voraussetzungen garantieren aber nicht, daß die Bindung „sicher" wird und einen guten Verlauf nimmt. Es gibt zu viele liebevoll versorgte Kinder, die dennoch unzufrieden sind und die, obwohl sie mit der Mutter zusammensein dürfen, quengelig, reizbar und ängstlich sind und ständig Zuwendung fordern, ohne dabei zur Ruhe zu kommen. Ein solcher Belagerungszustand kostet Nerven. Die Mutter kann dabei nicht mehr zuverlässig einschätzen, wann sie wirklich gebraucht und wann sie nur ausgenutzt wird. Auch das Kind weiß nicht mehr, ob es die Mutter wirklich braucht, aber es hat ständig Angst, sie gehen zu lassen. Mutter und Kind sind in einem unproduktiven Zustand aneinander gefesselt und frustrieren sich gegenseitig. Dieser Zustand führt bei aller Liebe auch zu negativen Gefühlen zum Kind, begleitet von schlechtem Gewissen. Das Kind spürt diese Gefühle bei der Mutter und wird als Reaktion darauf umso schwieriger sein.

Der Bindungsforscher Ainsworth hat herausfinden wollen, wie sich Kinder mit und ohne ihre Mutter in einer fremden Situation verhalten. Die eben beschriebenen Kinder waren bei der Erkundung der fremden Umgebung wenig aktiv und leicht störbar. Bemerkenswerterweise zeigten sie keine stärkere Protestreaktion, als die Mutter sich entfernte. Möglicherweise achten Kinder, die ständig um Bindung zur Bezugsperson bemüht sind, überhaupt nicht mehr darauf oder erleben es nicht mehr deutlich, wann sie mit ihrem nach Aufmerksamkeit heischenden Verhalten erfolgreich sind und wann sie scheitern. Das Verhaltensmuster wird gewissermaßen überreizt. Erst wird das Kind davon abgehalten, seine Umwelt zu erkunden, schließlich verpaßt es sogar den Punkt, wo es wirklich gefährlich wird, wo nämlich die stets befürchtete Trennung tatsächlich eintritt.

Diese Kinder wurden von Ainsworth als „unsicher gebunden“ klassifiziert. Schlechtes Erkundungsverhalten und mangelnder Abstand von der Mutter in ihrer Gegenwart sowie fehlender Protest bei ihrem Weggang sollten die Merkmale sein. „Sicher gebundene“ Kinder hingegen konnten sich von der Mutter lösen und frei spielen und kehrten bisweilen kurz zum Auftanken zur Mutter zurück. Bei ihrem Weggang erhoben sie lautes Geschrei, liefen hinterher und versuchten alles, um die Mutter zurückzuholen.

Diese Untersuchungen haben Mißverständnisse ausgelöst: Jeder kann zwar nachvollziehen, daß ein ängstliches Kleinkind bei der Erkundung seiner Umwelt behindert ist. Aber sind alle unsicheren Kinder in ihrer Beziehung zur Mutter so gestört, daß sie ausgerechnet dann vergessen zu schreien, wenn die Mutter weggeht? Oder: Sind weniger ängstliche Kinder automatisch „sicherer“ an die Mutter gebunden, nur weil sie sich von ihr abwenden und besser mit ihrer Umwelt beschäftigen können? Andere Untersuchungen haben bestätigt, daß man Kinder dazu erziehen kann, sich für ihre Umwelt zu interessieren, sich von der Mutter abzuwenden und deren Abwesenheit zu tolerieren. Kinder mit einer solchen Erziehung reagieren nicht mit Protest und Geschrei, wenn die Mutter weggeht, auch wenn sich das Kind in einer relativ unbekannten Umgebung befindet. Trotzdem kann man diese Kinder nicht als „unsicher“ gebunden einstufen.

An dieser Kritik offenbart sich, wie schwierig es ist, das Bindungsverhalten angemessen zu beurteilen. Unvermeidbar fließen erzieherische Glaubensfragen in die Bewertung ein: Etwa darüber, ob eher eine auf Abstand achtende oder eine auf Nähe bedachte Erziehung die Bindung besser zu sichern vermag, oder darüber, ob die Mutter auf die eine oder andere Weise, nämlich durch zu enge Begleitung oder gerade umgekehrt durch den Verzicht darauf, eine „unsichere" Bindung verschulden kann.

Die Antwort muß lauten, daß sehr unterschiedliche erzieherische Grundhaltungen geeignet sind, das kindliche Bedürfnis nach einer sicheren Bindung zu befriedigen und den Weg in eine gesunde Entwicklung zu ebnen. Jeder erzieherische Weg bietet neben Chancen auch Risiken. Ob auf den verschiedenen Wegen Sicherheit in Bindungen erlangt wird, hängt ebenso vom Kind wie von der Bezugsperson ab. Man muß genau hinschauen, was sich zwischen Mutter und Kind wirklich abspielt, während das Kind ein ängstliches Gesicht macht. Die Mutter kann hierdurch verwirrt sein oder positiv ermutigt sein, sich dem Kind intensiver zuzuwenden. Oder sie kann selbst in Angst verfallen. Und was geschieht wirklich, wenn sich ein Kind von der Mutter abwendet? Das Kind kann dies aus echter Neugier heraus tun und die Angst beiseite schieben. Oder es kann frustriert darüber sein, daß die Mutter es zuvor nicht getröstet hat und kann sich nun über seine Ängste hinwegsetzen, obwohl sie eigentlich vorhanden sind. Oder das Kind kann sich, während es abgewandt spielt, dennoch im Einklang mit der Mutter fühlen und trotz seines Abstands fest mit ihr verbunden sein.

Sichere Bindungen beruhen auf einem immer neuen Verständigungsprozeß zwischen Mutter und Kind. Darüber hinaus ist das Gefühl der Sicherheit eine aktive Leistung des Kindes. Je nach den erzieherischen Rahmenbedingungen und je nach dem Temperament und dem Orientierungsvermögen des Kindes kann es sich in unterschiedlicher Nähe oder Distanz zur Mutter sicher fühlen und sich zusätzliche Sicherheiten verschaffen. Manche Kinder haben gute „Antennen". Sie können sich rasch vergewissern, ob sie bei einem Erkundungsversuch im Einklang mit der Mutter sind, oder sie können gut verständliche Signale aussenden, wann und wieviel Unterstützung sie benötigen, lange bevor sie offen ängstlich wirken. Oder sie können rasch Situationen wiedererkennen, in denen sie Freude oder Angst empfunden haben. Oder sie haben eine gute Toleranz für innere Spannungen, so daß sie sich bestimmten Streßsituationen gewachsen fühlen, ohne Hilfe anzufordern.

Die Summe aller Fähigkeiten wäre das Optimum, das kaum je erfüllt sein dürfte. Eltern, die mehrere Kinder großgezogen haben, kennen die Verschiedenheit ihrer Kinder und erinnern sich, daß es ihnen bei manchen Eigenheiten leichter, bei anderen schwerer gefallen ist, sich auf das Kind einzustellen, und daß es im Endergebnis nicht zu vermeiden war, ein Kind bisweilen zu ängstigen, überzubehüten oder im Stich zu lassen.

Wieder einmal müssen sich Eltern und Kinder der Zwiespältigkeit der Gefühle beugen, die in der Trennungsangst zutage treten: Das Kind schwankt hin und her, wie es die Mutter im Augenblick der Gefahr und der Angst am besten an sich binden soll. Eine allzustarke Gemütsbewegung, in der sich Wut und Angst mischen, könnte das Gegenteil bewirken und die Mutter vertreiben. Die Ambivalenz der Mutter besteht darin, daß sie einerseits mitleidet und helfen will, andererseits ärgerlich wird, wenn sie das Kind nicht beruhigen kann oder wenn die Erwartungen des Kindes unerfüllbar sind. Dann möchte die Mutter das Kind nicht mehr trösten, sondern von sich wegschieben.

Das gleiche Mißverständnis ereignet sich anders herum. Wenn die Mutter das Kind trösten will, merkt sie, daß sich das Kind dagegen sträubt. Auch eine Mutter, die ihr Kind normalerweise gut versteht, kann die Signale, die das Kind unter Trennungsangst aussendet, leicht mißverstehen. Es sind jedenfalls nicht nur Signale im Sinne eines Bindungswunsches, sondern es handelt sich ebenso um Wünsche nach Loslösung und mehr Autonomie. Wenn eine Mutter am Ende nicht mehr weiß, wie sich sich überhaupt noch verhalten soll, dann hat sie genau diese Ambivalenz ihres Kindes begriffen.

„Da war er, mein Traumjob! Aber was wird aus meiner Tochter. Meine beste Freundin sagte gleich: ‚was machst du jetzt mit dem Kind ... also, in dem Alter würde ich mein Kind noch nicht zu fremden Leuten geben ... hast du nicht Angst, daß dir das Kind entfremdet wird ... meinst du, sie verkraftet es?‘ Sie hat sich insgeheim wohl noch gedacht, daß ich doch auf mein Kind hätte verzichten sollen, wenn mir das Arbeiten so wichtig wäre."

„Morgens um sieben muß ich aus dem Haus gehen. Oliver (zweieinhalb Jahre alt) schläft dann noch. Mein Mann bringt ihn auf dem Weg zur Arbeit bei meinen Eltern vorbei. Sie wohnen ganz in der Nähe. Mittags lohnt es sich für mich nicht, nach Hause zu kommen. Nachmittags komme ich als erste zurück. Ich gehe dann gleich zu Oma und Opa. Dort essen wir etwas zusammen. Mein Mann kommt manchmal auch dazu, meist geht er gleich in unsere Wohnung. Dort treffen wir uns alle um halb sieben. Dann beginnt der anstrengende Abend. Wir beschäftigen uns natürlich mit Oliver, aber wir haben auch viele andere Dinge zu erledigen. Oliver findet nie ein Ende. Abends um neun ist er noch munter. Schließlich liegt er bei uns im Bett. Wir werden langsam gereizt. Ich habe mit meinem Mann noch kein Wort sprechen können. Nachts wacht Oliver noch mehrere Male auf. Wir fühlen uns ausgelaugt. Wir wissen nicht, wie lange wir das noch aushalten. Ich verstehe gut, daß Oliver noch etwas von uns haben will, wenn er uns den ganzen Tag entbehrt hat. Ich bin jetzt wieder schwanger. Demnächst werde ich aufhören zu arbeiten. Ich habe schon heute Angst, daß sich Oliver falsche Hoffnungen macht, wie viel ich dann für ihn dasein kann. Er bekommt ja dann ein Geschwisterkind vor die Nase gesetzt. Wie wir es mit der Oma machen, weiß ich noch nicht. Wenn ich schon aufhöre zu arbeiten ... eigentlich brauchen wir die Oma dann nicht mehr ..."

Mutter mit zwei Kindern, vier und sechs Jahre alt: „Ich weiß nicht ob das normal ist: Aber seit ich arbeite, geht es mir wieder besser. Vorher war ich ständig erschöpft, innerlich angespannt, ständig krank, schlapp, ich hatte Probleme mit dem Kreislauf, mit Kopfschmerzen und Rückenschmerzen. Ich bekomme im Geschäft viel Bestätigung. Die Welt sieht wieder interessanter aus. Für dieses gute Gefühl nehme ich die Anstrengungen in Kauf. Wenn ich nach Hause komme, bin ich motiviert, mich auf das Genörgele meiner Kinder einzustellen. Ich sage mir: es ist schön, diese Quälgeister zu haben, aber es gibt zum Glück noch etwas anderes in meinem Leben. Irgendwann werden das vielleicht sogar meine Kinder zu schätzen wissen. Und wenn nicht: ist es mir auch egal. "

Berufstätige Mutter mit zwei Kindern, (sieben und zehn Jahre). „Donnerstag nachmittags ist mein Mann immer zuhause. Er ist dann für die ‚Familie' zuständig. Das klingt gut. In Wirklichkeit sitzt er geistesabwesend in einer Ecke und liest oder hat etwas Dringendes in seinem Zimmer zu arbeiten. Meine Kinder denken gar nicht daran, ihn zu behelligen. Er sagt mir abends: alles war ruhig und problemlos. Im Haushalt ist alles liegengeblieben, nichts ist eingekauft. Er weiß über nichts Bescheid: nicht, wo die Kinder waren, nicht, ob sie für den nächsten Tag alles vorbereitet haben, nicht, ob die Putzfrau abgesagt hat, er weiß von nichts. Wenn ich dann nach Hause komme, wird's plötzlich laut. Die Kinder beginnen zu streiten und erzählen mir ihre schrecklichen Geschichten: wer wem die Hose zerrissen hat, wer sein Geld verloren hat. Sie wissen ganz genau, daß alles an mir hängenbleibt."

Wo in dem schwer durchschaubaren Feld zwischen ihrer Bindung an das Kind und der notwendigen Loslösung, zwischen Über- und Unterversorgung, zwischen der Trennungsangst des Kindes und seiner Erkundungslust, steht eine Mutter, wenn sie erwägt, in ihren Beruf zurückzukehren, oder wenn sie absichtlich darauf verzichtet? Diese Frage ist durch gesellschaftliche Vorurteile äußerst belastet. Eine Mutter, die zuhause bleibe, sei altmodisch oder unemanzipiert, aber sie liebe ihre Kinder in besonderem Maße und fördere hierdurch deren späteres Lebensglück, schaffe ein wahres Zuhause, bringe dafür hohe Opfer. Eine Mutter, die arbeite, sei ehrgeizig, konkurriere mit Männern, sei materiell gesinnt, schade dem Glück ihrer Kinder, biete keine „Geborgenheit", flüchte aus ihrer Ehe, aber sie lebe dafür interessanter, emanzipiere sich aus der Unterdrückung als Hausfrau, erweitere den Horizont der Kinder und mache sie früher selbständig. Diese Vorurteile sorgen für Verwirrung und schlechtes Gewissen auf allen Seiten. Je nach der Lage am Arbeitsmarkt werden einzelne dieser Behauptungen politisch hervorgehoben.

Ähnliches gilt für die Frage nach dem Zeitpunkt des Wiedereintritts in den Beruf: Auf keinen Fall vor dem Abstillen, nicht vor Ende des ersten Lebensjahres, nicht mit 18 Monaten, wo das Kind noch einmal die Nähe der Mutter sucht, nicht vor Beginn des Kindergartens, wo unsere Gesellschaft erstmals einen betreuten Raum außerhalb der Familie bereitstellt, nicht vor dem Schuleintritt oder nicht vor dem Ende der Kindheit. Solche Regeln wirken zu starr und künstlich gemessen an der Lebenswirklichkeit der Familien und ihren unterschiedlichen Lebensplänen, aber auch gemessen an den vielfältigen Möglichkeiten der Kinder, eine gesunde Entwicklung zu vollziehen.

Oft wird es sich eine Mutter ohnehin nicht aussuchen können, wann sie wieder zu arbeiten beginnt. Kein noch so später Wiedereintritt in den Beruf bietet die Gewähr, daß die Trennung, die auf Mutter und Kind zukommt, gut vertragen wird. Auch der Verzicht auf den Beruf bedeutet nicht, daß sich Mutter und Kind gut miteinander vertragen und belastende, angsterregende Situationen vermeiden werden. Wenn die Berufstätigkeit der Mutter aktuell wird, muß der Betreuungsbedarf des Kindes je nach seinem Alter und seinen Fähigkeiten einfühlsam ermittelt werden. Je weniger eine Mutter sich dabei trotzig rechtfertigen muß, umso ehrlicher wird sie auch die Schwierigkeiten der neuen Situation erkennen und sich darauf einstellen können.

Die neue Lebensweise der Familie sollte gut vorbereitet werden. Zusätzliche Bezugspersonen sollten frühzeitig in die Familie eingeführt werden. Das Kind sollte ermuntert werden, einen Teil seiner Bindungsbedürfnisse auf die außerfamiliären Bezugspersonen zu verlagern. Auf keinen Fall sollte das Kind eingeladen werden, seine Bedürfnisse bis zur Rückkehr der Eltern am Abend aufzusparen. Dies führt regelmäßig zur Erschöpfung der Eltern in den gemeinsamen Abendstunden und dazu, daß sich das Kind nicht zur Nachtruhe verabschieden kann: zu viele unerledigte Dinge sind mit den Eltern dann noch auszuhandeln!

Eine Familie mit doppelt berufstätigen Eltern sollte sich in die Nachbarschaft hinein öffnen, Betreuungspartnerschaften anstreben und einen vertrauten nachbarschaftlichen Kreis besitzen, in dem sich das Kind aufgehoben fühlen kann, auch wenn die Eltern nicht zuhause sind. Feste Bezugspersonen müssen für feste Zeiten zuständig sein. Die Betreuung muß nach Regeln, nach zeitlichen Rhythmen und an festen Orten stattfinden. Die Abläufe müssen für das Kind durchschaubar sein. Die Eltern müssen mit den anderen Bezugspersonen ein gutes Einvernehmen pflegen. Sie müssen ihnen die Bindung an die eigenen Kinder gönnen und dürfen sie ihnen nicht neiden. Die neuen Bezugspersonen in der Tagesstätte, bei der Tagesmutter, sind keine Lückenbüßer, die Fehlzeiten überbrücken, sondern sie eröffnen dem Kind einen neuen Lebensraum und werden zu einem wesentlichen Teil seines Lebens.

Die Mutter muß bewußt auf ihr Monopol verzichten. Sie ist möglicherweise alsbald nicht mehr die alles entscheidende und für alle Lebenslagen geeignete Person für ihr Kind. Vor allem der Vater muß in die Betreuung eingebunden werden. Es ist verhängnisvoll, wenn die Mutter ihren neuen Lebensabschnitt auf eigenes Risiko beginnt und den Ehemann nicht auf dessen Mitverantwortung für die Familie eingeschworen hat. Alles geht besser, wenn der Vater diese Notwendigkeit selbst erkennt und nicht erst darauf gestoßen werden muß. Der Vater muß den Tagesablauf des Kindes und die Namen der Betreuer kennen, telefonisch erreichbar sein, Trost und Abhilfe für typische Alltagssorgen des Kindes kennen, mit dessen Gewohnheiten vertraut sein, vom Arbeitsplatz in ähnlicher Weise wie die Mutter abrufbar sein, wenn eine Notlage eintritt.

Die Betreuung muß im Überschuß funktionieren und Überlappungen aufweisen. Wenn eine Person ausfällt, darf nicht sogleich das ganze System zusammenstürzen. Zu bestimmten Zeiten und Anlässen sollten sich beide Eltern versammeln, zum Essen, zu Verabschiedungen und Begrüßungen, zum Gutenachtsagen, für Kindergarten- oder Schulveranstaltungen, aber auch, um nichts Bestimmtes zu tun und einfach nur da zu sein. Es genügt nicht, wenn „immer einer zuhause ist" und sich die Eltern nur noch die Klinke in die Hand geben. Die Familie muß ihren Vorrat an Gemeinsamkeiten pflegen.

Eine doppelt berufstätige Familie ist keine besondere Familie, die einen Makel zu verdecken hat oder sich besonderer Tugenden rühmen darf, sondern sie ist eine normale Familie, jedenfalls eine von mehreren Familien-Varianten, die heute existieren, während es „die“ Familie nur als Idealbild gibt. Die Normalität einer solcher Familie verlangt es aber, daß sich alle Mitglieder umfassend auf die Situation einstellen und sich durch Vergleiche mit anderen Familien nicht verunsichern lassen. Das gleiche gilt übrigens für die Familien mit einem alleinerziehenden Elternteil. Sie weisen ähnliche Organisationsmerkmale auf.

Dieser Vorgang erfordert am Anfang eine größere Anstrengung. Vor allem müssen die Eltern ihre Hemmungen und Vorbehalte gegenüber der sozialen Umwelt überwinden. Die Eltern können nicht erwarten, daß sich ihr Kind auf die Betreuung durch eine Umwelt einläßt, der sie selbst skeptisch oder ablehnend gegenüberstehen. Nur wenn es die Eltern schaffen, um sich herum ein vertrautes soziales Terrain aufzubauen, wird sich auch das Kind, wenn es die Eltern entbehren muß, ohne Angst auf diesem Terrain zu bewegen lernen.

Trennung und Scheidung der Eltern

„Wir haben im Haus meiner Schwiegereltern gewohnt. Ich war noch sehr jung, als wir geheiratet haben. Ich habe es am Schluß mit den Schwiegerleuten nicht mehr ertragen. Mein Mann hat nie begriffen, wie schlimm es für mich war. Am Anfang habe ich mich nur mit meinem Kind beschäftigt. Sascha war mein ganzer Lebensinhalt. Als er größer wurde, war er viel bei den Großeltern, auch beim Opa in der Werkstatt. Ich habe mich ab dieser Zeit richtig überflüssig gefühlt. Ich war das fünfte Rad am Wagen. Als ich wieder anfing zu arbeiten, lernte ich meinen jetzigen Freund kennen. Sie müssen verstehen, daß er mir geholfen hat, daß ich mich im Spiegel wieder ansehen konnte. Ich bin nicht mehr dieselbe wie früher. Ich weiß jetzt, was ich will. Mein Mann versteht nicht, wie ich die Scheidung wollen kann. Er ist so träge und unselbständig. Ich habe begriffen, daß mein Mann immer ein Kind bleiben wird. Meine Schwiegereltern sagen, wenn ich weggehe, wäre es das Beste, wenn Sascha bei ihnen bliebe. Vielleicht meinen sie es gut. Vielleicht wollen sie mich aber nur bestrafen dafür, daß ich von ihnen weggehe. Ich bin geschockt. Sascha ist doch erst viereinhalb Jahre alt. Ich bin doch seine Mutter. Er braucht doch seine Mutter noch.“

„Die Besuchswochenenden beim Vater sind für mich ein Greuel. Vorher bedrängt mich Carol tagelang, daß er seinen Vater nicht sehen will und daß er die neue Freundin des Vaters nicht ausstehen kann. Er schläft unruhig. Er ist auffällig anhänglich. Beim Abschied steht ihm die Angst ins Gesicht geschrieben. Ich versuche ihn zu trösten, es muß ja sein. Bei seiner Rückkehr ist er dann wie aufgedreht. Er ruft mich vorher an, ob er länger bleiben kann. Ich sage nein. Er wird regelrecht aufgehetzt. Er beschimpft mich mit Ausdrücken, Gott weiß, wo er die herhat. Er tritt mich mit Füßen. Es kommt mir fast so vor, als mache er seinen Vater nach, so wie der sich früher verhalten hat. Wenn Sie wüßten, was ich mit meinem Mann früher durchgemacht habe. Dieser kleine Teufel erinnert mich lebhaft daran und, ich denke, oh nein, nicht schon wieder dasselbe!“

„Die schlimmste Zeit war, als wir uns jeden Tag gestritten haben und als wir wußten, daß es nicht mehr lange mit uns gutgeht. Jeder von uns hat sich auf das Kind gestürzt und wollte es auf seine Seite ziehen. Nachts schrie Daniel im Schlaf auf. In der Schule weinte er, wenn er einen kleinen Fehler machte. Morgens hatte er Bauchschmerzen und wollte nicht aufstehen. Er verletzte sich oft. Mehrmals waren wir mit ihm in der Unfallambulanz. Wir haben jetzt zu zweit unsere Ruhe gefunden. Uns geht es gut. Der Vater soll aufhören, uns zu verfolgen. Jedesmal, wenn er anruft oder Daniel in der Schule abfängt, reißt er die alten Wunden wieder auf.“

Ein Drittel aller Familien in den Industrieländern lösten sich wieder auf, bevor die Kinder erwachsen sind. Die Zahl der Scheidungen betrug in der Bundesrepublik im Jahr 1960 noch ungefähr 49000. Innerhalb von 30 Jahren hat sie sich nun fast verdreifacht. Diese Zahlen verraten, daß die Auflösung, besser: die Umwandlung der Familien nicht eine seltene Panne ist, verschuldet durch die Verirrung einzelner Menschen, sondern zu einer Spielart der Normalität geworden ist. Sie ist als Grundrisiko schon bei jeder Familiengründung vorhanden. Im öffentlichen Bewußtsein ist diese tiefgreifende Veränderung noch nicht akzeptiert worden. Als „normal“ gilt noch immer die „heile“ Familie mit Vater, Mutter und Kindern. Alles andere gilt als bedauernswert. Daraus läßt sich der soziale Druck ermessen, unter dem Kinder stehen, deren Eltern sich getrennt haben.

Auf den ersten Blick scheint die Familie der ideale Ort zu sein, wo die wichtigsten kindlichen Bedürfnisse zu befriedigen sind, vor allen das Bedürfnis nach Kontinuität und Sicherheit. Familien sind bei ihrer Gründung auch fest entschlossen, diese Bedürfnisse zu erfüllen. Sie geben ihren Kindern in den ersten Jahren die Verheißung größtmöglicher Geborgenheit und ewiger Dauer mit auf den Weg. Gerade diese geradezu ideologische Beschwörung des Glücks innerhalb der Familie verhindert es aber immer wieder, daß eine Familie die Kinder in der sozialen Welt so fest verankert, daß sie notfalls auch eine Auflösung der Familie verkraften können.

Wenn ein Elternteil aus der Familie auszieht, bekommen die Kinder Angst, daß auch der andere Elternteil weggehen wird und daß sie am Schluß mutterseelenallein übrig bleiben. Die Kinder denken, daß sie selbst der eigentliche Grund für den Zwist der Eltern und deren Trennung sind. Viele Eltern sind verständlicherweise bei der Trennung selbst so aufgewühlt, daß sie keine klare Vorstellung davon haben, wie es im Kopf des Kindes aussieht. Das Verhalten des Kindes wird leicht mißverstanden. Es fehlen offizielle Rituale und Zeremonien der Eheauflösung, an denen sich Eltern und Kinder orientieren und mit denen sie die Unausweichlichkeit des Endes der Familie besser begreifen könnten. Der juristische Akt der Scheidung kommt viel zu spät und ist zu abstrakt.

Die erste akute Phase der Trennung wird von den Kindern manchmal gar nicht als drohender Verlust erkannt. Das Erleben kann vorher wie nachher unvermindert vom heftigen Streit der Eltern bestimmt bleiben. Die Kinder sind daran so gewöhnt, daß sie die neue Qualität des Streits übersehen. Das Kind kann als Sendbote zwischen den Eltern pendeln oder als Puffer dienen. Weitere Personen, Freunde, Großeltern können den elterlichen Streit verwirren und anheizen. Der eigentliche Kern, die Trennung, wird so überdeckt. Bei einem Auszug aus der bisherigen Wohnung und mit dem Verlust der vertrauten Umwelt, der Nachbarn und Freunde und mit einem Schulwechsel wird der Verlust für das Kind aber zur besonders schmerzlichen Wirklichkeit. Alle Kinder zeigen irgendwelche seelischen Verwundungen. Manchen Kindern scheint es besser zu gehen, wenn der Streit aufhört und Ruhe einkehrt. Auch hinter der Ruhe dürfte aber eine depressive Reaktion verborgen liegen.

Die seelischen Reaktionen haben einen ähnlichen Verlauf wie der Trauerprozeß beim Tod einer nahestehenden Person. Ein solcher Trauerprozeß besteht grundsätzlich nicht nur aus Traurigkeit. Der Prozeß legt Ruhepausen ein, es kann den Kindern zeitweilig gut gehen. Die Trauer äußert sich in Wut und Angst, Reizbarkeit und Kränkbarkeit, Unruhe und Schlafstörungen. Die Kinder können psychosomatische Beschwerden entwickeln, Ekzeme bekommen oder wieder zu Bettnässern werden. Junge Kleinkinder klammern sich bei den Eltern an, schreien und trotzen. Ältere Kleinkinder und Schulkinder ziehen sich in Tagträume zurück. Dort träumen sie, daß sich die Eltern wieder zusammentun. Die Kinder können sich in der Schule nicht konzentrieren und lassen in den Leistungen nach. Sie klagen über Kopf- und Bauchschmerzen. Der Trauerprozeß ist notwendig. Er darf nicht unterdrückt werden, nur weil es die Umwelt nicht mit ansehen will oder weil die Eltern nicht an ihre eigene Trauer erinnert werden wollen und sich gerade einreden, wie gut es ihnen gehe.

Heftige Reaktionen der Kinder im Rahmen des Trauerprozesses werden von beiden Eltern gern fehlinterpretiert. Ein Vater, dessen Kind am Ende eines Wochenendbesuchs todunglücklich ist und nicht zur Mutter zurückgehen will, schließt fälschlicherweise, daß das Kind bei ihm besser aufgehoben sei. Eine Mutter, die erlebt, wie aufgewühlt ihr Kind vom Besuch beim Vater zurückkommt, schließt ebenso falsch, daß der Vater etwas Schlimmes angerichtet habe und daß weitere Besuche unterbleiben sollten.

Ob das Kind den Trauerprozeß nach etwa einem Jahr abschließen kann oder ob die seelische Krise länger andauert, hängt davon ab, wie die Eltern selbst ihre Trennung innerlich bewältigen, ob sie ihren Streit beilegen und ob sie nach außen neue feste Verhältnisse für sich und die Kinder schaffen können. Nur etwa ein Viertel aller Kinder zeigt nach 1–2 Jahren noch Störungen, Jungen sind häufiger darunter als Mädchen.

Vieles wird davon abhängen, wie sicher ein Kind sich bei der

Person gebunden fühlt, die das Sorgerecht übernommen hat. Ökonomischer Status, Qualität der Schule oder materielle Absicherung sind für den Verlauf der Krise weniger bedeutsam. Je älter das Kind ist, desto wichtiger wird neben der Sicherheit der Bindung zu einem Elternteil aber die Einbindung in die soziale Umgebung sein. Das hat schon für Kinder ab dem Schulalter eine gewisse Bedeutung. Im Alter ab zehn Jahren wird dieser Aspekt stark vorherrschend. Kinder entscheiden sich immer wieder einmal, beim Vater statt bei der Mutter zu leben, nämlich dann, wenn sie am Wohnort des Vaters fest beheimatet sind, die Mutter aber (meist aus guten Gründen) aus dieser Umgebung ausbrechen will. Zur Beheimatung gehört in einem solchen Fall die Bindung an die (väterlichen) Großeltern und deren soziales Umfeld. Aus diesem Umfeld versprechen sich die Kinder mehr Sicherheit und Kontinuität als aus der Bindung an die Eltern selbst. Für eine Entscheidung zugunsten des Vaters muß also die persönliche Beziehung aus der frühen Kindheit her nicht besonders eng sein, solange sie als positiv und zuverlässig erlebt wird.

Die Kinder gehen mit der Situation der Trennung nicht nur angstvoll, sondern auch opportunistisch um. Sie haben deswegen aber auch Schuldgefühle. Sie müssen auf zwei Hochzeiten tanzen. Sie können eigentlich nicht ehrlich sein, ohne einen der beiden Eltern zu verletzen. Die Kinder stehen also in einem „Loyalitätskonflikt". Sie sind tief verunsichert, wo sie selbst stehen und wer sie selbst sind. Aus diesem Dilemma versuchen die Kinder in zwei Richtungen zu entkommen: Sie ziehen sich in eine kleinkindhafte, abhängige Haltung zurück und schmiegen sich eng an eine Person an. Meist ist dies die Mutter. Dies kann aber nur eine vorübergehende Entlastung bringen und muß auf längere Sicht wieder überwunden werden. Die andere Richtung ist die frühzeitige Ablösung aus dem Elternhaus, also ein beschleunigter Reifungsprozeß und eine frühe Selbständigkeit. Dieser Weg wird häufiger eingeschlagen, auch schon von Vorschulkindern, die schließlich den Streit der Eltern und ihre eigene Lage mit großer Hellsichtigkeit und Abgeklärtheit durchschauen.

Angst bei Trennungen in aller Kürze

Wie reagieren Kinder bei Trennungen?

- Sie reagieren zwischen sechs Monaten und vier Jahren besonders empfindlich.
- Säuglinge bis zu sechs Monaten begreifen das Getrenntsein noch nicht genügend.
- Danach begreifen sie die Trennung, aber können sich mit Hilfe innerer Vorstellungen noch nicht ausreichend trösten.
- Am Anfang „protestieren" die Kinder gegen die Trennung. Sie denken, die vermißte Person könnte jeden Augenblick zurückkommen. Sie sind wütend mit ihr.
- Später werden die Kinder still, freudlos und matt. Sie wehren sich nicht mehr gegen Zuwendung durch Fremde.
- Sie können sich die Rückkehr der vermißten Person nicht mehr vorstellen.
- Die vermißte Person wird bei ihrer Rückkehr zunächst wie fremd behandelt.
- Die Trennungsreaktion ist sehr verschieden: wichtige Faktoren sind: das Temperament und Alter des Kindes; die Art der „Bindung", die das Kind zur vermißten Person hat; die Lebensbedingungen des Kindes während der Trennung.
- nach einer Trennung kann ein Kind noch längere Zeit ängstlich und reizbar sein

Wie kann seelischer Schaden vermieden werden?

- Bei voraussehbaren Trennungen müssen Ersatzbeziehungen rechtzeitig angebahnt werden.
- Am besten ist es, wenn sich jedes Kinder nicht nur an eine, sondern an mehrere Pflegepersonen bindet. Denn jedes Kind ist früher oder später mit Trennungssituationen konfrontiert.
- Ein wichtiger Bindungspartner für das Kind sollte neben der Mutter frühzeitig der Vater sein.
- Die Ersatzbezugsperson muß zuverlässig für das Kind da sein.

- Ersatzbeziehungen, die ein Kind bei längeren Trennungen eingeht, müssen weitergepflegt werden. Sie erledigen sich nicht automatisch durch das Ende der Trennung.
- Kinder können frühzeitig dazu ermutigt werden, kleine Situationen des Getrenntseins von der Mutter positiv zu erleben. Voraussetzung ist eine fürsorgliche Umgebung.

Wie werden Kinder durch die doppelte Berufstätigkeit der Eltern belastet?

- Die Belastung entsteht nicht automatisch und nicht grundsätzlich. Sie entsteht:
- Wenn sich die Eltern mit Hilfe ihrer Arbeitszeiten aus dem Wege gehen und nicht mehr miteinander kommunizieren.
- Wenn die Ersatzbetreuung der Kinder zu knapp und nicht im Überschuß bereitgestellt wird.
- Wenn die Eltern keine vertrauensvolle Partnerschaften mit den anderen Bezugspersonen ihrer Kinder pflegen.
- Wenn die Eltern ihren Anspruch auf alleinige Bindung an die Kinder verteidigen, statt wichtige Elternfunktionen an Ersatzbezugspersonen abzutreten.
- Wenn die Eltern den Ersatzbetreuern der Kinder deren Beliebtheit nicht gönnen.
- Wenn der Vater unerreichbar bleibt und nur die Mutter den Alltag der Familie organisiert.

Wie werden Kinder durch die Trennung und Scheidung der Eltern belastet?

- Dadurch, daß sie denken, sie seien an dem Streit der Eltern Schuld.
- Dadurch, daß sie den Vorgang der Trennung lange nicht als endgültig begreifen können.
- Dadurch, daß sie als Puffer und Sendboten zwischen den streitenden Parteien dienen müssen.
- Dadurch, daß sie einen echten Trauerprozeß durchstehen müssen.

- Dadurch, daß sie sich stark mit den Gefühlen des Elternteils identifizieren müssen, bei dem sie leben – aus Angst, ihn sonst auch zu verlieren.
- Dadurch, daß sie durch diese Parteinahme ungewollt den Verlust des anderen Elternteils riskieren.
- Dadurch, daß sie permanent zwischen den unvereinbaren Standpunkten der Eltern jonglieren müssen und nur unter Mühe ihre eigene Position finden können.

Welche Denkanstöße ergeben sich?

- Es kommt nicht darauf auf, dem Kind eine möglichst „enge" Bindung zu bieten.
- Ziel muß es sein, eine „sichere" Bindung zu erreichen.
- Ein Kind kann durch die enge Bindung an eine unsichere Mutter verunsichert werden.
- Ein Kind kann seine Sicherheit durch die Bindung an eine einzelne Person erfahren.
- Ein Kind kann sich durch die Bindung an mehrere Personen weiter absichern.
- Ein Kind kann sich durch weitere Umstände „sicher" und eingebunden fühlen: feste Regeln, Verläßlichkeit, ein heimatliches Umfeld.
- Die Form der Bindung ist eine Frage des Erziehungsstils und der kulturellen Voraussetzungen.
- In jeder Trennungsangst steckt auch der Wunsch nach Loslösung.
- Je trotziger das Verhalten des Kindes wirkt, desto stärker vermischt sich die Angst mit diesem Wunsch.

Was können Eltern tun?

- Bevorstehende Trennungen vorbereiten.
- Bevorstehende Ehescheidungen durch Trennungsberatung vorbereiten.
- Für den Fall von Trennungen, wenn möglich, rechtzeitig Ersatzpersonen einführen.

- Bedenken, daß das Kind am fremden Ort immer wieder protestiert, wenn die Eltern weggehen.
- Bedenken, daß zehn schmerzhafte und dramatische Abschiede weniger schädlich und folgenreich sind als eine längere durchgehende Abwesenheit.
- Bedenken, daß alle längeren Trennungen vom jungen Kind als vollkommener Verlust erlebt und betrauert werden müssen.
- Nach einem bleibenden Verlust möglichst stabile neue Verhältnisse anstreben und neue Beziehungen anbieten.
- An einmal eingeführten Bezugspersonen, vor allem jenen aus der frühen Kindheit, langfristig festhalten (z.B. geschiedene Ehepartner, Pflegemütter, Großmütter und andere).
- Bedenken, daß Scheidung nicht den unwiderbringlichen „Verlust" eines Elternteiles für das Kind bedeuten darf.
  Die Kinder im Ehestreit nicht für eine Partei vereinnahmen.
  Bedenken, daß die Kinder eine eigene dritte Partei sind – mit eigenen Interessen.
- Eine geplante doppelte Berufstätigkeit der Eltern in allen Folgen auf den Alltag durchdenken.
- Die hierdurch notwendige Änderung (d.h. Lockerung und Umgestaltung) der Beziehung zu den Kindern bedenken und akzeptieren.
- Als Eheleute besonders eng zusammenstehen und gemeinsame Verantwortung für die Alltagsorganisation der Familie tragen.

Angst in der Nacht

Einführung

Mutter eines 5 Monate alten Säuglings: „Nach dem Füttern spiele ich noch ein wenig mit Marco, dann wird er müde und ich kann ihn in sein Bettchen legen und rausgehen."

Mutter eines 8 Monate alten Säuglings: „Seit Anne nachts nicht mehr die Flasche bekommt, ist es mir ein wenig unheimlich. In ihrem Zimmer bleibt es die ganze Zeit so ruhig. Wenn ich nachschaue, schläft sie. Meine Freundin sagt, so ein Glück möchte sie auch haben. Ihr Florian ist schon dreizehn Monate, aber er ruft sie jede Nacht, trinkt eine ganze Flasche Tee aus und macht eine Überschwemmung im Bett."

Mutter eines 18 Monate alten Sohnes: „Als Baby hat er viel geschlafen. Jetzt habe ich den Eindruck, daß er fast gar keinen Schlaf mehr braucht. Vielleicht ist das übertrieben. Aber er schläft jedenfalls nicht, wenn ich es gerne hätte. Beim leisesten Geräusch steht er kerzengrade in seinem Bettchen und ruft mich. Wenn es mit dem Mittagsschlaf etwas später als sonst wird, weiß ich schon, daß er am Abend nicht zur Ruhe kommen wird."

Kleinkinder sind ab dem zweiten Lebensjahr in ihrer Entwicklung so weit, daß sie sich abends von ihren Eltern verabschieden wollen. Sie haben begriffen, daß die Personen, die sie am meisten brauchen, von ihnen getrennt existieren und daß sie nicht jederzeit über sie verfügen können. Sie wissen auch, daß sie nachts allein und sich selbst überlassen sind.

Während des Tages absolvieren die Kinder ein großes Programm an Erkundungen. Sie erleben aufregende neue Dinge, überschreiten ihre Grenzen, verlieren die Herrschaft über sich und lehnen sich weit ins Unbekannte hinaus. Bevor sie einschlafen können, müssen sie sich wieder auf vertrautem Boden zurechtfinden, ihre Gefühle ins Gleichgewicht bringen und sich ihrer Bindungen vergewissern. Alles muß wieder unter ihrer Kontrolle stehen. Wenn sie morgens aufwachen, wollen sie alles so vorfinden, wie sie es abends verlassen haben.

Die Übergangszeit vom Tag zur Nacht, von der Wach- zur Schlafenszeit, verdient die besondere Aufmerksamkeit der Eltern. Diese Zeit hat einen hohen Regelungs- und Gestaltungsbedarf. Es müssen sich Rituale herausbilden.

Säuglinge verschlafen noch zwei Drittel ihrer Lebenszeit. Die innere Uhr ist nach einem 3–4 Stunden-Rhythmus geschaltet. Der Wirkungsgrad dieser Uhr ist jedoch verschieden. Auch der 6–8 Stundenschlaf der Erwachsenen verläuft noch nach diesem biologischen Zeitplan. Innerhalb eines Schlafzyklus gibt es verschiedene Schlaftiefen, vom oberflächlichen Schlaf bis zum Tiefschlaf und rückwärts. Der oberflächliche Schlaf ist von Traumphasen unterbrochen. Der junge Säugling wacht jeweils nach drei Stunden auf, wird gefüttert und gewickelt, bleibt noch eine kurze Weile wach und schläft wieder ein.

Irgendwann im ersten Lebensjahr kann der Säugling nachts zwei Schlafphasen hintereinander anhängen, ohne aufzuwachen. Tagsüber kann er längere Zeit ohne Schlaf auskommen. Das junge Kleinkind erreicht schon eine Wachzeit von insgesamt ca. 8 Stunden. Wieviel Schlaf und Wachzeit das Kind beansprucht, wird nicht nur von seinem Temperament, sondern auch von den Lebensgewohnheiten der Eltern abhängen, ist also in weiten Grenzen konditionierbar. Das zweijährige Kleinkind hat sein Schlafbedürfnis auf 14–16 Stunden verringert, das siebenjährige Kind kommt mit 7–10 Stunden Schlaf aus. Spätestens jetzt, oft schon viel früher, benötigt das Kind keinen Mittagsschlaf mehr. In diesem Alter werden nur noch wenige Kinder nachts wach. Hierzu gehören Kinder mit Hirnfunktionsstörungen: Sie wachen mitten in der Nacht auf, ohne Angst zu zeigen, sind eine Zeitlang richtig wach und unternehmungslustig und schlafen erst dann wieder ein.

Das tägliche Ritual

Vater eines zweieinhalbjährigen Sohnes: „Heute bin ich an der Reihe: Ich soll ihm noch ein Lied vorsingen, nein, nicht dieses, ein anderes. Ja, welches denn nun? – Die Mama soll kommen. Wo ist die Mama? Da ist sie. Gut. Sie soll nicht hier, sondern auf der anderen Seite des Bettes stehen. Wir sollen beide zusammen singen. Es ist zu dunkel. Das Licht soll anbleiben. Nein, nicht dieses Licht, das Licht auf dem Korridor. Die Tür soll einen Spalt offenstehen, nein, das ist zu weit. Ich soll noch einmal zu ihm kommen. Das Kissen liegt nicht gerade. Der Hase fehlt noch. Kann die Mama noch einmal piepsen wie die Maus? Kann sie das machen, wenn sie im Wohnzimmer ist? – Wenn er mich zum dritten Mal gerufen hat, platzt mir der Kragen. Ich herrsche ihn an. Jetzt reicht es aber. Schluß jetzt. Er ist betroffen. Dann jammert er leise. Das ist mir unangenehm: Nachher habe ich ihm noch Angst eingejagt, statt sie ihm zu nehmen. Ich gehe also hin und versöhne mich wieder mit ihm. Dafür muß ich noch etwas an der Gardine verändern, weil es ihn stört. – Jeden Tag dauert diese Prozedur etwas länger."

Viele Kleinkinder brauchen abends lange, bevor sie zur Ruhe kommen. Vorher steigert sich die Dramatik des Tages noch einmal zum furiosen Finale. Der typische Kommentar lautet, das Kind sei müde und überreizt, es könne daher kein Ende finden, schließlich breche es zusammen. Gerne wird übersehen, was die Eltern zu diesem Finale beitragen. Entweder der Vater oder beide Eltern waren die meiste Zeit des Tages abwesend. Jetzt wollen sie mit dem Kind noch etwas erleben und wollen dem Kind nahe sein. Dann bemerken sie erschrocken, wie spät es schon ist und daß ihnen kaum noch Zeit bleibt, als Ehepaar zusammenzusein. Nun drängen sie plötzlich auf einen Abschied vom Kind – mitten in einer hochstimulierten Situation, in welcher das Kind bislang noch keine Chance hatte, mit sich und den Eltern zur Ruhe zu kommen. Hier spielen sich also intensive Eltern-Kind Beziehungen im Zeitraffer ab.

Kleinkinder sind erfindungsreich wenn nicht erpresserisch, wenn es darum geht, den allabendlichen Abschied hinauszuzögern und an verschiedene Bedingungen zu knüpfen. Die Bemühungen sind bisweilen grotesk, das Kind scheint wie unter einem Zwang zu stehen. Das Unbehagen und die Anspannung ist manchen Kindern anzumerken. Andere wirken nur despotisch oder nörgelig. Immer dient das zwanghafte Verhalten dazu, die Angst vor dem Alleinsein zu bannen und die Kontrolle über die Eltern zu wahren, obwohl diese sich entfernen. Letztlich versucht sich das Kind selbst unter Kontrolle zu bekommen und sich ein größtmögliches Gefühl der Sicherheit und des Gehaltenwerdens zu verschaffen.

Eltern dürfen sich von zwanghaft ausufernden Forderungen des Kindes nicht völlig in die Defensive treiben lassen. Statt das Kind mit der Erfindung der Abschiedsrituale alleinzulassen, sollten sie aktiv und mit eigenen Erfindungen an ihnen mitwirken. Sie müssen Rituale anbieten, die sie mit gutem Gefühl ausüben und genießen können, auch noch beim tausendsten Mal. Sie werden ohnehin entdecken, daß die Kinder mit wachsendem Alter und Verständnis die Rituale umgestalten, kürzen, erweitern, lockern oder abschaffen wollen. Starre Rituale über Jahre hinweg verraten eine schlechte Angstkontrolle. Die Rituale müssen Spaß machen und dürfen nicht zu Instrumenten eines Machtkampfes verkommen.

Die Vorbereitung eines Kleinkindes zum Schlafen sollte einige Zeit vor den Ritualen am Bett beginnen. Schon beim gemeinsamen Abendessen bieten sich Gelegenheiten, den Tag abzuschließen oder Revue passieren zu lassen oder dem Kind noch einmal in Ruhe nahe zu sein. Eltern, vor allem Väter, die mit dem Kind zu dieser Zeit noch einmal toben wollen, müssen sich darüber klar sein, daß sie nicht unmittelbar danach eine Verabschiedung ins Bett erzwingen können, sondern daß sie noch einmal Zeit zum ruhigen Ausklang einkalkulieren müssen. Damit dürfte der Zeitrahmen eines Abends mehr als ausgereizt sein. Fraglich ist auch, ob das Kind während dieser Zeit noch genügend wach und aufnahmefähig ist. Letztlich wird der abendliche Höhepunkt des Tages nur dann nicht auf dem Tiefpunkt enden, wenn er rechtzeitig beginnt, zum Beispiel vor dem Abendessen. Frustrierend kann ein verspätetes Spielen mit dem Kind auch dann werden, wenn am Ende einer der Eltern mit dem Kind im Bett einschlafen muß. Dann sind

Eltern und Kind emotional tief ineinander eingedrungen, statt sich zu verabschieden. Vater oder Mutter simulieren im Bett des Kindes, daß sie selbst im Schlaf beim Kind bleiben, also mit ihm einschlafen wollen. Aus der Simulation wird der Ernstfall. Vater oder Mutter erwachen schlaftrunken und mißmutig, kurz bevor sie selbst ins Bett müssen. Der Abend ist zuende. Manche Kinder verlangen eine akustische Verbindung vom Kinderzimmer zu den Eltern. Aber auch Eltern, die abends auf Zehenspitzen durch die Wohnung schleichen und miteinander flüstern, damit das vermeintlich schreckhafte Kind nicht erwacht, erzeugen eine starke atmosphärische Bindung zwischen sich und dem Kind. Sie trauen dem Kind nicht zu, daß es sich aus eigener Kraft von den Eltern abgrenzen und seine Wahrnehmungen von ihnen zurückziehen kann.

Übergangsobjekte

Mutter einer dreijährigen Tochter: „Gestern habe ich wieder einmal den Wettkampf ums Wachbleiben verloren. Ich wollte nur kurz bei ihr liegen bleiben, damit sie besser einschläft. Ach bitte, versuche doch selbst einzuschlafen, flehte ich sie an. Ich kann nicht, ich habe solche Angst, kam die Antwort. Eine volle Stunde später bin ich in ihrem Bett aufgewacht, mit zerdrücktem Gesicht. Der Abend war für mich vorbei."

„Ein Elefant liegt in unserer Wohnung herum, irgendwo. Er ist keine Schönheit mehr. Der Rüssel ist abgenagt. Der Schwanz besteht aus einer ausgefransten Kordel. Gestern ging wieder das Suchen los. Wo ist ‚Bo'? So heißt er. David braucht den Schwanz des Elefanten, also die Kordel, in seiner Faust, wenn er den Daumen in den Mund steckt. Und er braucht den Daumen im Mund, wenn er schlafen will. Es dauert keine Minute, dann fällt der Daumen aus dem Mund und ‚Bo' daneben. – Neulich auf der Autobahn mußten wir ‚Bo' ganz hinten im Kofferraum suchen. Wir konnten nicht weiterfahren. David wollte schlafen, ‚Bo' war weg. David war schon ziemlich unleidig, als ‚Bo' endlich auftauchte. Er biß hinein, schleuderte ‚Bo' herum – und ‚Bo' lag im Matsch neben dem Auto. Solche Geschichten könnte ich viele erzählen."

Übergangsobjekte, so vorhanden, sind eine wunderbare Hilfe beim Einschlafen für Kleinkinder. Übergangsobjekte, ein Wort von Winnicott, sind abgegriffene Stoffwindeln, Plüschtiere, die schon der Säugling im Bettchen hatte und andere weiche Objekte. Diese Dinge werden mit vorsprachlichen Lauten benannt oder sind namenlos. Das Kind sucht diese Dinge intuitiv, es schaut sie nicht an. Sie werden berochen und betastet. Die Objekte streichen liebkosend wie zufällig am Gesicht des Kindes entlang. Das Kind lutscht und kaut an ihnen, ist zärtlich und grob mit ihnen, schleudert sie in die Ecke. Sie liegen dann irgendwo herum, überall und nirgends. Wenn das Kind sich leer und unbefriedigt fühlt, sucht es nach ihnen, besonders dringend, wenn es müde wird. Zum Einschlafen will das Kind sein Objekt in der Hand halten und sein Gesicht damit berühren.

Es wird vermutet, daß Übergangsobjekte einen Teil des mütterlichen Körpers darstellen. Das Kind bedient sich eines solchen Objektes, um der Mutter nahezusein, genauer, ihrer Brust, und um jederzeit über die Mutter verfügen zu können. Übergangsobjekte sind in diesem Sinne keine wirklichen Objekte, sondern nur Erinnerungsfetzen aus der Säuglingszeit, die eine ursprüngliche innere Vorstellung von der Mutter wachhalten sollen.

Übergangsobjekte werden nicht bewußt erkannt, begrüßt, vermißt oder verabschiedet, wie wirkliche Personen oder Spieltiere. Sie werden irgendwann vergessen. Sie verlieren von einem Tag auf den anderen ihren Zauber, liegen herum und bedeuten dem Kind nichts mehr. Die Schaffung eines Übergangsobjektes ist eine kreative Leistung des Kindes am Beginn der Kleinkindzeit. Eine Voraussetzung scheint zu sein, daß sich die engste Bezugsperson allmählich so weit vom Kind zurückzieht, daß sich das Kind zur Überbrückung des Verlustes etwas Neues einfallen lassen muß. Vor allem bei Erstgeborenen wird immer wieder beobachtet, daß sie keine Übergangsobjekte wählen, weil die Eltern ihnen in der Einschlafsituation physisch noch zu nahe bleiben. Dies führt dann zu dem kuriosen Ergebnis, daß die Kinder ihre leibhaftigen Eltern zum Einschlafen ins Bett holen, als sei der Körper der Eltern im Ganzen das Übergangsobjekt. Hierbei ergreifen sie etwas

Haar, ein Ohrläppchen oder einen Finger des Vaters oder der Mutter. Die Eltern müssen im Bett des Kindes ausharren, bis es eingeschlafen ist.

Beim zweiten Kind oder bei weiteren Kindern haben die Eltern dann begriffen, daß ihre Kinder, wenn sie sich entsprechend verhalten, durchaus ohne sie einschlafen können, und das sogar sicherer und schneller.

Das Kind im Bett der Eltern

„Mit Lisa im Bett schlafen wir alle unbequem und unruhig."

„Wenn das Kind noch eine Nacht länger in unserem Bett schläft, dann schlafe ich woanders."

„Wir haben jetzt ein Campingbett ins Elternschlafzimmer gestellt."

„Georg will bei uns im Bett schlafen. Mir ist das eigentlich nicht recht. Finden Sie, er sollte zwischen uns liegen oder finden Sie es besser, wenn er neben mir, statt neben meiner Frau liegt? Vielleicht ist die Frage unwichtig, aber mich beschäftigt sie."

„Sandra schläft schon lange bei uns im Bett. Es ist groß genug dafür. Ich weiß gar nicht, wann und wie das angefangen hat. Ich glaube, sie hatte Angst. Ihr Zimmer wurde damals renoviert."

„Wenn wir selbst ins Bett gehen, tragen wir Nadine hinüber in ihr eigenes Bett. Das geht problemlos. „

„Wenn wir abends ausgehen, dürfen unsere beiden Kinder im Elternbett liegen. Irgendwie fühlen sie sich dort sicherer."

„Ich kann nicht schlafen, ich habe schlecht geträumt". Mit diesem Notruf melden sich Kleinkinder und sogar Schulkinder bis zur Pubertät bei den Eltern und möchten in deren Bett kommen. Gegen diesen Wunsch der Kinder ist wenig einzuwenden. Das Elternbett ist entgegen landläufiger Befürchtungen nicht der alles entscheidende Ort, wo das Schicksal sexuell mißbrauchter oder zur Unselbständigkeit verdammter Kinder besiegelt wird oder wo das Auftauchen des Kindes den Untergang der elterlichen Erotik heraufbeschwört. Was ist schon dabei, wenn das Kind „zwischen“ den Eltern liegen will. Das eine Kind will sich tatsächlich als Keil zwischen die Eltern drängen. Die Eltern werden es lächelnd durchschauen und sich beizeiten zu wehren wissen. Das andere Kind möchte sich nur der Präsenz beider Eltern versichern, was ihm hoch anzurechnen ist. Intuition ist gefragt, pädagogische Dogmatik ist abzulehnen.

Natürlich darf das Elternbett nicht zum normalen Schlafplatz des Kindes werden. Auch wenn das Kind in ängstlichen Phasen fast täglich ins Bett der Eltern kommen will, muß es das Bett der Eltern bleiben und darf nicht offiziell zum Bett des Kindes werden. Die Eltern haben jede Möglichkeit, diese Tatsache zu bekräftigen. So sollte das Kind im eigenen Bett zur Nacht verabschiedet werden. Auch sollten die Eltern sich vorbehalten, das Kind, wenn es lästig wird, mitten in der Nacht ins eigene Bett zurückzuverfrachten. Das Kind sollte es im Ehebett nicht zu bequem haben und die Vorzüge des eigenen Bettes nicht vergessen. Der Rest ist die Entscheidung des Kindes.

Es muß für alle Beteiligten klar sein, daß lediglich die nächtliche „Angst“ des Kindes, was immer dahinter steht, die Eltern dazu bringt, dem Kind nachts ihre Nähe für eine gewisse Zeit anzubieten. Es ist ein Angebot der Eltern an das Kind, nicht etwa ein Angebot des Kindes, weil dieses meint, den Eltern auch nachts seine Gegenwart schenken zu müssen, damit sie nicht so allein sind. In der Tat haben manche Kinder die Vorstellung, sie müßten den Schlaf der Eltern bewachen oder als Partner für Mutter oder Vater zur Verfügung stehen. Jeder Elternteil mag prüfen, ob er tagsüber solchen Phantasien Vorschub leistet, die das Kind dann nachts nicht zur Ruhe kommen lassen.

Der Inhalt der schlechten Träume bei Kleinkindern ist unergründlich. Wir nehmen an, daß sie wirkliche Träume haben, glauben aber kaum, daß sie sich an einen bestimmten Traum erinnern, wenn sie die Eltern rufen. Berichte über konkrete Trauminhalte erhalten wir erst von Schulkindern. In jedem Fall greift das Kind mit seiner Angst unbewußt Erlebnisse auf, die es während des Tages nicht abschließen konnte und die eine unterschwellige Erregung zurückgelassen haben. Eine Begebenheit wurde nicht durchschaut, ein Vorgang nicht befriedigend abgeschlossen, ein Streit blieb offen, eine Versöhnung wurde nicht vollzogen. Das Kind steht unter dem Eindruck, eine innere oder äußere Gefahr nicht gut genug unter Kontrolle bekommen zu haben.

Gerade nach Tagen, in denen das Kind sehr widerständig, trotzig und draufgängerisch war oder besonders häßlich zu seinem Geschwister, wird nachts die Erinnerung daran lebendig, beim älteren Kind in Form eines schlechten Gewissens, beim Kleinkind als konkrete Befürchtung, von der Bezugsperson abgelehnt und verstoßen zu werden. Das ängstliche Rufen und Herbeikommen muß als Fortsetzung des täglichen Bemühens um eine enge und möglichst sichere Bindung verstanden werden. Dies gilt besonders für intensive individuelle Beziehungen zwischen einer Mutter und ihrem einzigen Kind. Oft fehlt eine mitversorgende soziale Umwelt, d.h. die Mutter ist tatsächlich über weite Teile des Tages die alles entscheidende Person und das Reservoir für alle gemischten Gefühle zwischen sich und dem Kind.

Oder eine Mutter ist ins Berufsleben zurückgekehrt und hat die Betreuung des Kindes abgegeben, strebt aber in der kurzen verbliebenen Abendzeit weiterhin eine enge Beziehung zu ihrem Kind an. In beiden Fällen kann die Beziehung frustrierend verlaufen, der Anspruch kann überhöht sein. Mutter und Kind scheitern dann immer wieder an der Unerfüllbarkeit ihrer Sehnsüchte, kränken sich, sind süchtig nach Befriedigung und kommen miteinander nicht zur Ruhe.

Einige dieser Kinder kommen auch nicht zur Ruhe, weil sie wissen, daß die Eltern beim Aufwachen nicht mehr dasein und erst am folgenden Abend wiederkommen werden. Kinder, die während des Tages eine außerfamiliäre Bezugsperson haben, können abends irritiert sein, wenn diese wichtige Person am Zubettgeh-Ritual nicht mitwirkt. Selbstverständlich ist eine direkte Mitwirkung nicht möglich, aber Kinder sind anpassungsfähig und erfindungsreich. Eine Tagesmutter oder Oma könnte ihr eigenes Ritual abhalten, bevor das Kind abends zu den Eltern zurückkehrt. Die Kinder sollten wenigstens mit immer denselben Abläufen rechnen können.

Manche Kinder kommen abends nicht zur Ruhe, weil sie fürchten müssen, daß über Nacht unvorgesehene Veränderungen eintreten, weil sie eine diffuse Spannung spüren, weil sie glauben, daß die Eltern zu streiten beginnen, sobald sie eingeschlafen sind. Sie wollen wachbleiben, um die Eltern vor ihrem Streit zu schützen, sie wollen in die Bresche springen und ablenken. Auch Eltern haben bisweilen Angst, mit dem Ehepartner allein zu sein und suchen unwillkürlich die Nähe des Kindes.

Nächtliche Angstzustände

Mutter eines siebenjährigen Sohnes: „Mit 5 Jahren hatte Jakob eine Zeit, wo er nachts im Schlaf aufschrie. Er war relativ leicht zu beruhigen. Man ging zu ihm, strich ihm über den Kopf und redete ruhig auf ihn ein. Er murmelte dann irgendetwas und drehte sich um. Morgens wußte er nichts davon. Tagsüber war ihm nichts anzumerken. Klingt nicht so schlimm, nicht wahr? Wir waren aber damals schon sehr verunsichert und befremdet, weil wir gar nicht an ihn herankamen. Es kam mir ein wenig verrückt und auch gespenstisch vor. Was ging in Jakob vor? – Wir sind zu einer psychotherapeutischen Beratung gegangen und haben uns mehr oder weniger überzeugen lassen, daß es wohl mit der Oma, also meiner Mutter, zusammenhing. Naja, nichts Besonderes, nichts was es nicht auch in anderen Familien gäbe. Die Oma war unheilbar erkrankt und wurde pflegebedürftig. Jakob war vor dem Kindergartenalter täglich bei ihr gewesen. Ich stand vor der Frage, ob ich meine Mutter zu uns ins Haus holen sollte. Die ganze Versorgung wäre für mich einfacher zu organisieren gewesen. Ich hatte auch das Gefühl, es meiner Mutter schuldig zu sein. Mein Mann war strikt dagegen. Er sagte, er würde sonst ausziehen. Inzwischen ist die Oma in einem Pflegeheim. Ich bin mir inzwischen auch sicher, daß die Pflege bei uns nicht möglich gewesen wäre.“

Mitten in der Nacht beginnt das Kind zu weinen oder aufzuschreien, wie in Panik, aus einem Traum heraus. Bisweilen ruft das Kind auch angstvoll nach den Eltern. Wenn diese herbeikommen, bemerken sie, daß das Kind nicht wach ist. Es reagiert zunächst nicht auf die Ansprache und läßt sich nicht beruhigen. Schließlich nimmt das Kind die Zuwendung an, wird auf dem Arm der Eltern ruhig, gähnt und schläft weiter. Am nächsten Morgen weiß es von nichts. Es hat einen „Pavor nocturnus“ gehabt.

Diese Anfälle von Angst ereignen sich im oberflächlichen Schlaf, wo auch geträumt wird. Als Ursache kommen die schon erwähnten Bedingungen in Betracht, allgemeine und spezielle Belastungen der kindlichen Lebenssituation, etwa im Alter von 3–9 Jahren. Die Eltern werden bei dieser Form der Panik natürlich für die Empfindlichkeit des Kindes hellhörig, auch wenn die Belastungen der Familie nicht außergewöhnlich sein müssen. Verschiedene Kinder sind nun einmal unterschiedlich belastbar. Bemerkenswert ist, daß sich die Kinder durch die besondere Form des Anfalls vor einer bewußten Auseinandersetzung mit der Angst schützen. Der Pavor nocturnus ist aber nicht Vorbote weiterer und schwerer psychischer Störungen beim Kind.

Besondere Anstrengungen bei der Gestaltung eines sicheren Tagesablaufs und eines ruhigen Ausklangs sind erforderlich. Das Kind sollte nicht abends mit starken Reizen neu überflutet werden, etwa mit Fernsehsendungen, auch wenn andere Kinder die gleiche Sendung mühelos verkraften. Psychotherapeutische Gespräche können den Eltern helfen, sich über Belastungen klar zu werden, die sie dem Kind (und sich selbst) zumuten. Dabei ist die Entdeckung von allfälligen familiären Belastungen relativ banal. Welche Familie ist schon frei von Sorgen! Interessanter ist es herauszufinden, an welchen Punkten sich das Kind in den Sorgen und Ängsten der Eltern verfangen hat. Ein Kind kann nur ruhig schlafen, wenn es sich zur Nacht von den Eltern und deren Sorgen abgrenzen kann und wenn es hoffen kann, daß die Eltern noch ein wenig Kraft übrig behalten, um sich auch seinen Sorgen zuzuwenden.

Noch ungewöhlicher als der Pavor nocturnus, und im Erscheinungsbild besonders abnorm anmutend, ist das nächtliche

Schlafwandeln. Anfälle von Schlafwandeln werden auch als „geordnete Dämmerzustände" bezeichnet. Sie sind nicht auf das Kindesalter beschränkt, sondern können in jedem Lebensalter auftreten. Es gibt ähnliche Dämmerzustände während bestimmter Formen epileptischer Anfälle. Typische Schlafwandler sind jedoch keine Epileptiker. Die Veranlagung hierzu existiert unabhängig von der Epilepsie.

Schlafwandler „wandeln" nicht immer, schon gar nicht balancieren sie über steile Dachfirste. Tatsächlich richten sie sich jedoch während des Schlafens, übrigens während des Tiefschlafs, aus dem Bett auf, sitzen auf der Bettkante, murmeln vor sich hin, nesteln, streichen über die Bettdecke, kratzen sich, schmatzen, suchen nach etwas. Ein Teil der Betroffenen steht tatsächlich auf und vollzieht Routinehandlungen, etwa einen Gang zur Toilette. Der Autor kennt auch den Fall eines zehnjährigen Mädchens, das im neu bezogenen Haus herumging und über einen unbefestigten Balkon auf die darunterliegende Terrasse stürzte. Solche Unfälle sind aber selten. Während des Schlafwandelns sind die Personen nicht ansprechbar. Sie wirken in der Regel aber nicht angstvoll, sondern eher emotional unberührt oder mißmutig. Sie können mit sanftem Nachdruck ins Bett zurückgeführt werden, ohne dabei zu erwachen. Ebenso wie die Kinder mit Pavor haben die Schlafwandler an ihre Zustände keine Erinnerung.

Die Annahme einer Veranlagung zum Schlafwandeln befreit nicht von der Verpflichtung, ähnlich wie beim Pavor nocturnus, nach besonderen psychischen Belastungen zu suchen, die das Auftreten begünstigen und verschlimmern können. Alle Möglichkeiten, einem schlafwandelnden Kind besonders viel Sicherheit und Orientierung im Tagesablauf zu bieten, sollten ausgeschöpft werden. Ein zu Rate gezogener Kinderpsychiater und Psychotherapeut wird gelegentlich Therapie empfehlen, wenn er sieht, daß er ein bestimmtes Kind hiermit von innerem Problemdruck befreien kann. Dabei wird auch der Druck auf das Schlafwandeln nachlassen.

Angst in der Nacht in aller Kürze

Wie entsteht Angst in der Nacht?

- Durch Fortschritte des Kindes bei der Einübung der Selbständigkeit am Tage.
- Dadurch, daß das Kind das Einschlafen als Aufgabe seiner (mühsam eroberten) Kontrolle über die Welt erlebt.
- Dadurch, daß das Kind das Einschlafen als Abschiednehmen erlebt.
- Dadurch, daß das Kind nachts allein ist.
- Dadurch, daß das Kind im Schlaf seine Verbindungen zu den Bezugspersonen nicht pflegen kann (und inzwischen weiß, daß es hierzu aktiver Bemühungen bedarf).
- Dadurch, daß das Kind die Erlebnisse und Gefühle des Tages noch einmal innerlich vorbeiziehen läßt und sich dabei nochmals erregt.

Welche Denkanstöße ergeben sich?

- Die Nacht ist kein leerer Raum, in dem „nichts“ geschieht.
- Schlafen ist nicht in jeder Hinsicht das Gegenteil von Wachen.
- Beim Einschlafen und im Schlaf leistet das Kind schwere seelische Arbeit.
- Jeden Abend versucht das Kind, seine Beziehung zu den Eltern zu klären und zu festigen.
- Jeden Abend geht es darum, daß sich das Kind von den Eltern und diese von ihrem Kind zurückziehen.
- Angst ist ein untrennbarer Bestandteil dieser seelischen Arbeit.
- Die Eltern können dem Kind diese Angst nicht „nehmen“ oder ersparen.
- Das Kind braucht einen schützenden Rahmen, in welchem es seine nächtliche Angst klein halten, ertragen und verarbeiten kann.
- Das Kind braucht die Gewißheit, daß es die Eltern für es

während der Nacht „gibt", auch wenn sie sich von ihm zurückgezogen haben.
- Räumliche Trennung der Schlafplätze ist eine große Hilfe aber keine unbedingte Voraussetzung für den erforderlichen „Rückzug".

Was können Eltern tun?

- Übergänge zum Schlafengehen gestalten.
- Nicht kurz vor dem Schlafengehen noch toben und Gefühle aufwirbeln.
- Bei der Befolgung der (notwendigen) Rituale nicht starrer und strenger sein, als es das Kind ohnehin schon ist.
- Auf Angebote des Kindes achten, wo es die Rituale ändern oder lockern will.
- Flexibel reagieren. Ernst, Herzlichkeit, Humor, Strenge, Spiel und Theater sind die Zutaten des abendlichen Rituals.
- Die Grundtatsachen nicht vergessen oder leugnen: es geht um Trennung, Abschied und Rückzug.
- Den Abschied nicht soweit abmildern oder ungeschehen machen, daß das Kind vergißt, Übergangsobjekte zu erfinden.
- Dem Kind das Einschlafen im Elternbett ohne viele Umstände erlauben.
- Die Ausnahmesituation des Schlafens im Elternbett verteidigen und es dem Kind dort nicht allzu bequem machen. Es ist dort nur zu Gast.
- Bei nächtlichen Angstzuständen prüfen, ob das Kind in Sorgen und Konflikte der Eltern unwillkürlich hineingezogen worden ist.
- Bei nächtlichen Angstzuständen, die über mehrere Monate andauern, psychotherapeutische Beratung erwägen.

Angst in der Schule

Einführung

Mutter eines sechsjährigen Jungen, der ein Jahr von der Einschulung zurückgestellt wurde: „Es hieß im Kindergarten immer, daß Jan noch etwas verspielt wäre. Ich finde, daß er sich erst im letzten Jahr, als die neue Erzieherin in die Gruppe kam, nicht mehr zurechtgefunden hat. Sie hätten mal die Unruhe erleben sollen, die in der Gruppe war, wenn ich ihn morgens brachte. Mit dem Hinbringen wurde es täglich später, weil Jan so trödelte. Die Erzieherin meinte, er sollte früher kommen, damit er sich besser in die Gruppe eingliedern könnte. Aber dann hätte er noch mehr zu leiden gehabt. Ich frage mich überhaupt, wieso jemand wie diese Erzieherin mein Kind einschätzen will, wenn sie ihn nur so kurz am Tag mitkriegt. Schließlich bin ich es ja, die den ganzen Rest des Tages mit ihm aushalten muß. Ich wundere mich auch, was ich aus dem Kindergarten über angebliche Schreianfälle und Aggressionen höre. Jan braucht nun einmal eine ruhige Ecke, wo nicht gleich ein anderes Kind kommt und ihm alles wegnimmt. Er kann dann sehr konzentriert spielen. Es gab in der Gruppe einen Jungen, der sich regelrecht mit ihm angelegt hat und immer mit den Sachen spielen wollte, die Jan gerade hatte. Das hat mir die Erzieherin auch bestätigt. – Und dann die Ausflüge! Da habe ich ihn schon gar nicht mitgehen lassen, nicht mit dieser Gruppe und nicht mit dieser schlechten Aufsicht. – Mir war es eigentlich recht, daß Jan noch ein Jahr mit der Schule wartet. Der Schulweg ist leider auch ziemlich weit und kompliziert. Ich hätte mir eine bessere Zusammenarbeit zwischen Kindergarten und Schule gewünscht, ob er nun in die Schule gehen soll oder nicht. Sie haben am Ende sogar gemeint, es spräche nichts gegen die Einschulung. Nach allem, was vorher schiefgelaufen war, war das der blanke Hohn! Am Ende haben sie schließlich mir die Entscheidung überlassen. Ich hoffe, der Vorschulkindergarten ist besser."

Auch wenn sich das Kind riesig auf die Schule freut: Der Eintritt in die Schule führt über eine Schwelle hinweg. Das Kind muß einen Schritt in eine neue Welt wagen. Diese Welt ist stärker abgesetzt von der Welt der Familie, als dies im Kindergarten der Fall war. Das Kind muß sich ab jetzt in einer größeren Kindergruppe bewegen, ohne die Nähe und den Zuspruch einer Erzieherin zu finden. In den Pausen, vor und nach dem Unterricht ist das Kind dem freien Kräftespiel der Gruppe ausgesetzt.

Mit dem Schulbeginn erhebt eine öffentliche Einrichtung einen Rechtsanspruch auf das Kind. Fremde Personen maßen sich an, über das Kind zu urteilen. Das Kind gehört nicht mehr nur den Eltern, sondern auch der Gesellschaft. Es wird von außen angeschaut. Mit mehr oder weniger Beklemmung fragen sich die Eltern, ob das Bild, das sich die Lehrerin und der Lehrer von dem Kind machen, mit dem übereinstimmt, was sie selbst in ihrem Kind sehen. Wird sich das Kind in der neuen außerfamiliären Umgebung zurechtfinden und durchsetzen können? Ist es bereit zu Leistung, Konzentration und Hingabe an neue Aufgaben?

Es ist eine Besonderheit des deutschen Schulsystems, daß die Kinder zunächst nur wenige Stunden in die Schule gehen, kürzer als sie vorher im Kindergarten zugebracht haben. Die Trennungsanforderung ist also eher gering, muß freilich unter härteren Bedingungen bestanden werden, denn die Anforderung an die soziale Kompetenz, geistige Aufnahmefähigkeit und Selbstbestimmtheit ist eher hoch. In anderen Ländern, z.B. in den USA, wird der Übergang in die Schule sanfter gestaltet. Die Anwesenheit der Eltern ist am Anfang gestattet. Die Kinder werden ähnlich wie im Kindergarten eng geführt, betreut, getröstet und beköstigt. Sie treten ja auch bereits mit fünf Jahren in die Schule ein. Die Schulzeit dauert weit in den Nachmittag hinein. Den Kindern wird weniger Disziplin und Leistung abverlangt, sie müssen jedoch eine lange Abwesenheit von den Eltern verkraften.

Jede Entwicklung vollzieht sich im Spannungsfeld zwischen innerer Wandlung und Veränderungen der äußeren Situation, die neue Anforderungen stellt. Neben der Schule sind es nicht zuletzt die Eltern selbst, die ihren Kindern etwas abverlangen und gerne wüßten, was ihr Kind schon alles kann. Die Entwicklung erfolgt bisweilen unmerklich, dann wieder in Sprüngen, über Krisen und Hindernisse hinweg. Die Hindernisse sind überall. Das Kind nimmt sich zum Beispiel vor, den Kinderwagen zu schieben, landet geradewegs in einer Hecke, wird wütend, läßt sich nicht von weiteren Versuchen abbringen und merkt auf eine sehr schmerzhafte Weise, daß es Kinderwagenschieben noch nicht kann. Diese Enttäuschung hätte es sich ersparen können. Aber das Kind vollzieht seine Entwicklung eben nicht dadurch, daß es Hindernissen aus dem Weg geht. Es baut sie geradezu auf.

Andere Hindernisse werden dem Kind von außen vorgegeben. Die Einschulung ist ein solches auferlegtes Hindernis. Sie trägt zugleich den Charakter einer feierliche Einführung in eine neue gesellschaftliche Rolle, einer „Initiation". Allen Personen im Umkreis wird bewußt, daß das Kind eine neue Entwicklungsstufe erreicht hat. Man kann darüber streiten, welche Anforderungen dem Kind zu welcher Zeit guttun. Man kann aber nicht darüber streiten, daß es in jeder Entwicklung Sprünge und Hindernisse geben muß, welche den Entwicklungsprozeß markieren und voranbringen. Äußere Ereignisse müssen den notwendigen Kontrapunkt für innere Entwicklungen bilden. Wenn es die Schule nicht gäbe, müßten die Eltern, die Gesellschaft oder sogar das Kind selbst sich etwas Vergleichbares einfallen lassen. Damit wären aber beträchtliche Risiken und Unsicherheiten verbunden. Ein Vater eines ängstlichen Schulanfängers hat mir einmal erklärt, er werde sich von der Gesellschaft die Entwicklungsschritte seines Kindes nicht vorschreiben lassen. Er habe ein Recht darauf, seinem Kind Leid zu ersparen, und er werde sein Kind nicht kaputtmachen lassen, nur weil es eine Schulpflicht gäbe. – Wer aber wird, wo diese Verpflichtung wegfällt, die Entwicklungsschritte des Kindes bestimmen? Wer wird nun verhindern, daß der Kinderwagen in die Hecke gefahren wird?

Die klassische Schulphobie

Mutter des achtjährigen Nils, Erstklässler, nach einem halben Schuljahr, schon einmal zurückgestellt: „Nils ist schon immer viel krank gewesen. Das fing im Kindergarten an und führte ja auch dazu, daß wir ihn zurückstellen ließen. Nach seinen Krankheiten war es nicht einfach, ihn wieder in den Kindergarten einzugewöhnen. Als wir dann hierher umgezogen sind, war er auch im letzten halben Jahr vor der Schule gar nicht mehr im Kindergarten. Alle Kinder wären ihm fremd gewesen, das wäre nicht sinnvoll gewesen.

In der Schule hat Nils dann einen ausgesprochen schwierigen Start erwischt. Ich muß leider auch der Klassenlehrerin einen Vorwurf machen. Nils hatte sich so sehr auf die Schule gefreut, Schultüte und alles. Und dann so etwas. Gleich am ersten regulären Schultag wurde ihm in der ersten Pause der Ranzen weggenommen und versteckt. Man hätte erwarten sollen, daß die Lehrerin aufpaßt, was die Kinder treiben. Ich habe es später noch oft genug erlebt, daß auf dem Pausenhof weit und breit keine Aufsicht zu sehen war und der Lehrer irgendwo herumstand, sich unterhielt und daher auch nichts mitbekommen konnte. Nils sagt, er hätte den Ranzen gesucht, die Pause wäre dann zuende gewesen, er hätte das Klassenzimmer nicht wiedergefunden. Er kam dann tränenüberströmt zu mir nach Hause.

Nun ging es los, daß er morgens nicht aus dem Bett kam oder gleich nach der ersten Stunde wieder nach Hause geschickt wurde, da ihm schlecht geworden war. Er wollte auch morgens nichts frühstücken, nicht einmal etwas trinken. Ich muß auch zu seiner Entschuldigung sagen, daß er in der ersten Zeit wieder einmal eine richtige Darmgrippe hatte und sich davon nicht richtig erholen konnte. – Ich muß leider auch erwähnen, daß mein Mann nicht gerade eine große Hilfe ist. Er hört das nicht gerne, aber es ist so. Mein Mann mischt sich, wenn er die Probleme ausnahmsweise miterlebt, sofort ein. Meist geht Nils ihm deshalb aus dem Weg. Mein Mann droht dann, daß er ihn eigenhändig zur Schule schleppt, ob er will oder nicht. Er merkt nicht, daß er mit Zwang alles noch viel schlimmer macht. Er wirft mir vor, daß ich mich hinter Nils verstecke, wenn er etwas von mir will oder daß ich mich vor Nils stelle, wenn mein Mann etwas von ihm will. So oder so. Die ganze Linie paßt ihm nicht. Er behauptet auch glatt, daß er gegenüber der Schule in eine peinliche Lage komme. Das soll er doch mir überlassen. Ich denke nicht daran, Nils seinem Vater zu überlassen, solange der so aggressiv geladen ist.

Abgesehen davon: Ich gebe gerne zu, daß ich es mit Nils nicht leicht habe. Mittags dauert es ewig, bis er überhaupt einmal mit den Hausaufgaben anfängt. Und dann gehen die Verhandlungen los, warum er irgendetwas nicht machen kann und was ich zu tun oder zu lassen habe, damit er es doch macht. Morgens trödelt er unsäglich. Er braucht eine Stunde, um seine Sachen zusammenzusuchen und dann hat er immer noch irgendetwas vergessen. Er kriegt seine Schuhe nicht gebunden, er kommt nicht vom Klo herunter. Wir müssen nochmal zurückgehen, weil etwas Wichtiges zuhause liegen geblieben ist. Ich verspreche, daß ich ihn bis an die Straßenecke begleite. Er bettelt dann, daß ich noch eine, nein, zwei Straßenecken weiter mitgehe. Er findet kein Ende. Wenn mein Mann meint, er könne es besser, dann soll er es doch einmal versuchen, dann aber ohne mich!"

Kinder, die bereits in den ersten Tagen und Wochen des Schulbesuchs ängstlich werden, haben Schwierigkeiten mit der Trennung von zuhause, meist von der Mutter. Diese Kinder tragen ihre Angst freilich nicht offen zu Markte. Alle Welt freut sich schließlich auf die Schule. Auch das ängstliche Kind macht gute Miene zum Schulanfang und mischt sich mit seiner Schultüte tapfer unter die anderen Kinder. Aber schon wenige Tage später klagt es über Bauschschmerzen und Kopfschmerzen. Es klagt nicht über Angst. Aber es weint, findet morgens nicht aus dem Bett, trödelt und stellt Bedingungen. Was erst eine Sache für den Hausarzt zu sein scheint, wird bald als seelisches Problem offenbar und bringt die Mutter in einen peinlichen Rechtfertigungszwang gegenüber der Schule, was sie ärgerlich und hilflos macht. Sie schimpft mit ihrem Kind und beschwört es und denkt insgeheim, wie leicht das Problem damit zu lösen wäre, daß sie das Kind zuhause behielte. „Die Schule mag notwendiges Übel sein, hier aber doch wohl mehr Übel als Notwendigkeit. Wo liegt der Sinn der Schule, wenn ich meinem Kind jeden Morgen so weh tue und ihm soviel Angst bereite", so könnte man die Gedanken der Mutter umschreiben.

Wir können davon ausgehen, daß diese Kinder noch nichts Böses in der Schule erlebt haben, jedenfalls nichts, was früher erlebte Bosheiten auf dem Spielplatz oder vor dem Wohnhaus in den Schatten stellen würde. Freilich war die Mutter früher stets in Reichweite. Immer noch fühlen sich Mutter und Kind durch ein inneres Band miteinander verbunden. Sie leben in einer heimlichen Schicksalsgemeinschaft, in die noch nie wirklich ein Dritter, auch der Vater nicht, eindringen durfte. Typisch ist, daß Mutter und Kind unter äußerem Druck so eng zusammengerückt sind: die Eltern können in einer unharmonischen Ehe leben, die Mutter kann unerträglicher Kritik durch

Schwiegereltern und Schwägerin ausgesetzt sein, die Familie kann in einer feindseligen und abweisenden Nachbarschaft fern der vertrauten Heimat leben.

Eine solche Situation kann dazu führen, daß die Mutter unwillkürlich denkt, niemand habe ein Recht, das innere Band zwischen ihr und dem Kind zu zerschneiden oder die Schicksalsgemeinschaft in ihrer Bedeutung anzufechten. In der Phantasie des Kindes, wohl auch in jener der Mutter, schickt sich die Schule an, genau dies zu tun. Das Lebensgefühl daheim wird als grundverschieden vom Lebensgefühl in der Schule erlebt. Beide Bereiche liegen endlos weit auseinander. Das Kind muß sich jedesmal, wenn es zur Schule geht, aufs neue von der Mutter losreißen und fühlt sich ohne sie schutzlos und ausgeliefert.

Die Hoffung, daß dieses Problem verschwinden würde, wenn es die Schule nicht gäbe, ist natürlich trügerisch. Kinder mit Trennungsproblemen am Schulanfang wirken zuhause oft schnippisch, anmaßend und altklug. Sie sind Meister der Tarnung und spielen ihre Probleme herunter. Solange sie auf eigenem Terrain bleiben und dort bestimmen können, was zu sein hat, und solange sie die Mutter unter Kontrolle haben, behalten sie Oberwasser und bewegen sich ungezwungen. Die Mutter fühlt sich aber im Zusammenleben mit diesem Kind selbst nicht mehr frei, sondern wie in einem Käfig, aus dem sie gerne herauskäme, wenn sie nur wüßte wie. Gegenüber der Mutter sind diese Kinder oft nörgelig und tyrannisch. Mutter und Kind reiben sich aneinander auf. Kurzum, auch wenn es die Schule nicht gäbe, blieben genug andere Schwierigkeiten übrig.

Solange die Schule der Familie mit peinlichen Fragen und Forderungen auf den Leib rückt, scheint das Problem außerhalb der Familie zu liegen. Mit Hilfe von ärztlichen Attesten läßt sich die Grundschule jedoch leicht auf Abstand verweisen. Das Kind wird alsbald wieder ausgeschult und zurückgestellt. Letztlich haben die Atteste der Familie einen schlechten Dienst erwiesen. Niemand bleibt übrig, der sich für diese Familie und die dort quasi verbarrikadierten Personen engagieren will. Die Familie selbst kann an ihrem Problem nur arbeiten, wenn sie die Notwendigkeit dazu vor Augen hat und sich einem äußeren Druck ausgesetzt sieht. Die Situation, – eine Abhängigkeit ohne Bewegungsspielraum – ist vergleichbar mit einer Suchtkrankheit. Auch der Suchtkranke läßt sich lange nichts anmerken. Er kann an seiner Sucht nur arbeiten, wenn er in eine äußere Zwangslage gerät. Im vorliegenden Fall entsteht die Zwangslage durch die Schulpflicht. Durch das Scheitern an dieser sozialen Norm, so willkürlich sie auch festgelegt sein mag, erkennt die Familie, daß sie in eine Sackgasse geraten ist und Hilfe braucht.

In einem ersten Schritt sollten sich Vater und Mutter enger zusammenschließen – unter Aufgebot aller verfügbaren Solidarität. Die Mutter darf nicht alleingelassen werden. Sie muß sich stärker bewußt werden, daß sie entweder in einer Ehe lebt oder, wenn sie Alleinerziehende ist, sich in einer Erziehungsgemeinschaft mit anderen befindet, darüber hinaus in einer Nachbarschaft und sozialen Gemeinschaft. Sie darf sich nicht als Einzelkämpferin fühlen. Im zweiten Schritt sollten sich Eltern und Klassenlehrer zuammentun. Auch Nachbarschaftsgemeinschaften, bestehend aus anderen Eltern der Schulklasse, haben sich bewährt. Die Eltern des schulphobischen Kindes müssen in diesen Kreis einbezogen werden. Gemeinsam sollte beraten werden, wie das Kind in die Schule zurückgeführt werden kann. Es ist in der Regel möglich, daß die Mutter oder der Vater das Kind eine Zeitlang in die Schule begleiten und dort im Hintergrund anwesend bleiben. In jedem Fall müssen die Schulleitung, Lehrerschaft und Schulklasse Partner bei der Lösung der Schulphobie bleiben. Dieser Personenkreis darf sich nicht ausbooten lassen, auch dann nicht, wenn die Eltern einen Psychotherapeuten zu Rate gezogen haben. Eine Schulphobie zu behandeln und die Schule zu ignorieren, käme einem Realitätsverlust gleich. Hausärzte sollten, sobald sie das Problem erkannt haben, auf die Ausfertigung von Attesten verzichten. Das gleiche gilt für Psychotherapeuten. Zu leicht gerät das Kind zu der Meinung, ein medizinischer (oder psychischer) Sonderfall zu sein, als Patient am Rande der Gesellschaft zu stehen und vogelfrei zu sein. Das Kind würde im späteren Leben öfter, als ihm und seiner Umwelt lieb ist, in diese Rolle zurückfallen.

Das stumme Kind

Lehrer der neunjährigen Nadja aus der dritten Klasse der Grundschule: „Es hat lange gedauert, bis ich überhaupt gemerkt habe, daß sie nicht spricht. Seither ist sie durch mich etwas unter Druck geraten und ich durch sie. Sie hat mir mal einen Zettel hingelegt, scheinbar zufällig, darauf stand: ‚Mir verschlez die Psrache'. So ist sie auch sonst. Scheinbar zufällig tritt sie auf, sorgt aber dafür, daß man sie auch bemerkt. Wenn ich sie frage, schaut sie mich vielsagend von der Seite an, als wollte sie mir mitteilen: ‚ich hätte da was für Sie, aber ich weiß nicht, ob Sie es verdienen, es ist ein Geheimnis'. Ich kann mir dann aussuchen, ob ich mich über dieses Geheimnis ärgern oder geehrt fühlen darf. Sie spannt einen auf die Folter. Wenn man zu sehr in sie dringt, ist sie beleidigt. Dann kriegt man ein schlechtes Gewissen. Sie ist auch recht kokett auf ihre Weise: Ich habe schon ein paarmal beobachtet, wie die Jungen versuchen, ihr das Kleid hochzuheben. Ich weiß nicht, wie solche Szenen zustandekommen. Jedenfalls ist sie das einzige Mädchen, das diese Art der frühsexuellen Neugier in der Klasse erregt.

Von ihrem Elternhaus weiß ich nur, daß der Vater nicht viel zu melden hat, was aber nicht heißen soll, daß die Mutter sich groß vordrängen würde. Beide leben eigentlich zurückgezogen. Die Mutter stammt aus dem Ort, der Vater ist von woanders. Es gibt eine Geschichte über die Familie der Mutter. Der Vater soll die Familie unter üblen Umständen mit einem Berg von Schulden verlassen haben. Die Mutter schämt sich noch heute für den schlechten Ruf ihrer Eltern. – Als ich einmal versucht habe, die Mutter auf die Probleme mit dem Sprechen ihrer Tochter aufmerksam zu machen, hat sie mich völlig entgeistert angesehen, so halb betroffen, halb vorwurfsvoll. Woher solle sie denn wissen, warum ihre Tochter mit dem Lehrer nicht spreche. Mit der Mutter spreche sie jedenfalls ganz normal. Mir hat es die Sprache verschlagen. Ich kam mir schäbig vor, daß ich es überhaupt erwähnt hatte. So geht es mir immer mit der Mutter. Ich frage mich immer: ‚tut man das, gehört es sich, soll ich, soll ich nicht' und so weiter. Ich stecke da in einer Sackgasse und frage mich, ob ich etwas unternehmen muß oder ob ich es einfach so weiterlaufen lassen soll. Aber was soll aus dem Mädchen später einmal werden?"

Es gibt eine Variante des schulphobischen Verhaltens, die auch einem aufmerksamen Lehrer oder einer Lehrerin verborgen bleiben kann. Es kann zwei oder drei Schuljahre dauern, bis die Schule beschließt, daß es so nicht weitergehen kann. Gemeint sind Kinder, die im Unterricht stumm bleiben. Sie tuscheln zwar mit ihren Kameraden, verweigern aber der Lehrerin oder dem Lehrer jede Antwort, nicken und schütteln den Kopf oder lächeln vielsagend. Diese als „mutistisch" bezeichneten Kinder verfolgen den Unterricht mit aufmerksamer Miene. Sie erledigen alle schriftlichen Arbeiten zur Zufriedenheit. Zudem haben sie eine derart „sprechende" Ausstrahlung auf die Lehrer, daß diese sich einreden, das Kind habe vielleicht doch schon etwas von sich gegeben, und der Lehrer habe es nur überhört. Im übrigen werde das Kind spätestens morgen eine gesprochene Antwort geben. Leider spricht das Kind morgen ebensowenig wie gestern. Es schreibt seine Antwort wieder nur auf Zettel. Das mutistische Kind genießt es, wenn sich jemand um es bemüht. Wenn es sprechen würde, müßte es auf diese Zuwendung verzichten.

Diese Kinder stammen aus Familien, in denen auch nicht gerade viele Worte gemacht werden. Wie bei der Schulphobie gibt es ein enges Band zwischen Mutter und Kind. Die Mutter fühlt sich oft unbehaglich in der Nachbarschaft und am wohlsten in den eigenen vier Wänden. In abgelegenen Gebirgsgegenden auf Einzelgehöften soll es in den USA besonders viele mutistische Kinder geben. Auch schon vor dem Schulalter sprechen diese Kinder nicht mit jedem, zwar mit der Mutter, oft mit den Spielkameraden, nicht immer mit dem Vater, nie mit fremden Personen, schon gar nicht mit solchen, die etwas von ihnen verlangen oder sie unfreundlich ansehen. Das Verhalten der Kinder verrät eine Angst vor sozialen Kontakten und vor Fremden. Die Kinder wirken dabei aber nicht ängstlich, sondern eher lebhaft. Mit ihren ausdrucksstarken Gebärden beweisen sie ein pantomimisches Talent.

Bei schweren Verläufen kann ab der dritten oder vierten Schulklasse eine stationäre Psychotherapie erwogen werden. In diesem Alter ist ein längerer Aufenthalt außerhalb der Familie mit regelmäßigen Besuchen vertretbar. In der heimähnlichen Umgebung einer Psychotherapiestation kann das Kind mit einem neuartigen Alltag konfrontiert und mit Sprache umhüllt werden. Dieser Alltag kann so eingerichtet werden, daß kaum etwas ohne Sprache erreichbar ist. Mutistische Kinder wollen gern etwas erreichen, aber sie wollen, daß man ihnen den Wunsch von den Augen abliest.

Mutistische Kinder fallen vor allem im Rahmen der Schule auf. Man muß bedenken, daß die Schule so hohe Anforderungen an die Sprechtüchtigkeit der Kinder stellt, wie sie im späteren Leben nie wieder vorkommen. Schüler müssen nach Aufforderung vor einem Publikum sprechen. Nach dem Ende der Schulausbildung können die Kinder in Berufe gehen, wo diese Leistung nicht verlangt wird. Auch privat können sie solchen Anforderungen leicht ausweichen. Es wird unter Erwachsenen kaum mehr auffallen, wenn jemand nicht in jeder Situation und nicht mit jedem sprechen will.

Ich-Schwäche und Schulangst

Mutter eines elfjährigen Sohnes in der ersten Klasse (Klasse 5) des Gymnasiums: „Vielleicht könnte er sich jetzt besser behaupten, wenn er als kleines Kind trotziger gewesen wäre und sich und uns mehr Schwierigkeiten gemacht hätte ..."

Eltern eines neunjährigen Grundschülers: „Wir haben nicht im entferntesten geahnt, wie schlecht er sich in der Schule zurechtfinden würde. Er war ein fröhliches, zufriedenes Kind ..."

Eltern eines zwölfjährigen Jungen am Gymnasium: „Alles fing an, als der Klassenlehrer versetzt wurde und ein neuer Lehrer in die Klasse kam. Dummerweise zog damals auch sein bester Freund weg, der mit ihm von der Grundschule aufs Gymnasium gewechselt hatte. Seither liegt uns Christian täglich in den Ohren, daß er aus der Klasse, daß er aus der Schule raus will."

Mutter einer dreizehnjährigen Tochter an der Realschule: „Wenn Sonntagabend kommt, wird sie blaß und still. Montagmorgen kann sie beim Frühstück keinen Bissen herunterbekommen. Bis zum Mittwoch normalisiert es sich. Donnerstag hat sie Biologie. Da ist es wieder ganz schlimm mit der Angst. Vom Biologielehrer fühlt sie sich abgelehnt.

Sie denkt, dieser Lehrer will sie fertigmachen. Sie steigert sich da hinein. Ihre Mitschüler beklagen sich auch über den Lehrer. Das habe ich von den Eltern erfahren. Aber im Grunde weiß ich gar nicht genau, warum es bei unserer Vera so extrem ist. Ich frage mich, ob wir mit dem Lehrer einmal sprechen sollten. Vera will das aber nicht. Sie denkt, dann wird alles noch viel schlimmer."

Lehrer über den zehnjährigen Jonas in der vierten Grundschulklasse: „Jonas ist einer der besten Schüler der Klasse und zugleich ein krasser Außenseiter. Meist verhält er sich still. Einmal ist er ausgerastet und hat einem Mädchen, das ihn gehänselt hat, ein Büschel Haare ausgerissen. Weil er daraufhin noch stärker isoliert wurde, habe ich das im Elternabend zum Thema gemacht. Das war ein Reinfall, wie ich erwartet hatte. Die Mutter hatte diese Diskussion gewünscht, aber keiner der anderen Eltern hat mitfühlend reagiert. ‚Wie soll ich mein Kind dazu bringen, sich so oder so zu verhalten?' Das war der Tenor. Dann habe ich versucht, mit den Kindern über die Außenseiterrolle von Jonas zu reden. Das kam ganz gut an und führte auch dazu, daß sich zwei Kinder spontan auf Jonas Seite stellten. – Am meisten Sorgen macht mir, daß Jonas selbst die ganze Situation, in die er geraten ist, nicht zu verstehen scheint. Also er merkt nicht, wie schwierig sein Verhalten von der Gruppe eingeschätzt wird. Er erwartet, daß man freundlich zu ihm ist, basta. Wenn man es nicht ist, empfindet er es als krasse Ungerechtigkeit. Er kommt zu mir als erwachsene Aufsichtsperson und beschwert sich. Er setzt sich überhaupt nicht mit den Kindern auseinander. Durch seine Mutter wird er in dieser Einschätzung bestärkt. Nach dem Vorfall mit den Haaren kam Jonas drei Tage nicht in die Schule. Dann kam die Mutter und hielt mir eine Standpauke. Das war alles."

Wir blicken nun auf Kinder, die nicht am Schulbeginn sondern im Verlaufe der ersten Schuljahre ängstlicher werden, Schlafstörungen entwickeln, morgens über Übelkeit und Kopfschmerzen klagen, von der Schule nach Hause zurückkehren, bedrückt und mutlos oder trotzig und reizbar sind. Sie drohen an, daß sie den Schulbesuch demnächst verweigern werden, obwohl sie es meist nicht wahrmachen. Das Konzept von der engen Schicksalsgemeinschaft mit der Mutter hilft hier nicht weiter. Die Analyse fördert ein ganzes Bündel von Schwierigkeiten zutage. Sie liegen in der Persönlichkeit des Kindes und in seinem Leistungsvermögen. Sie liegen aber auch in der konkreten Schulsituation, in der Persönlichkeit des Lehrers und im Verhalten der Schülergruppe.

Den Leistungsproblemen ist ein eigenes Kapitel gewidmet. Hier soll es zunächst um charakterliche Merkmale gehen, welche das Auftreten von Konflikten in der Schule begünstigen. Für mich als Kinderpsychiater sind, wenn ich mir die bisherige Entwicklung eines Kindes genau anschaue, solche Charaktermerkmale unübersehbar. So lassen sich einige der schulängstlichen Kinder als „ich-schwach" einstufen. „Ich-Schwäche" ist keine Krankheit, sondern nur die Beschreibung einer persönlichen Eigenart. Hierfür verwende ich auch andere Bezeichnungen: soziale Anpassungsstörung, Überanpassung, Scheu und Kontaktarmut. Die Eltern sind vor allem verwundert, daß ihnen früher nichts Bedenkliches aufgefallen ist. Ich nehme scheinbar nebensächliche Dinge unter die Lupe: Ich registriere zum Beispiel, daß sich das Kind kaum jemals einen Trotzanfall geleistet hat. Es gibt in der Tat unter den ich-schwachen Kindern viele, die in der Kleinkinderzeit besonders still und brav waren. Einige haben auch ein fröhliches und lebhaftes Naturell gehabt. Alle haben sich aber auffallend eng an den Vorgaben der Eltern orientiert. Sie haben es vermieden, gegen die Eltern bockig zu werden oder ihnen den Stachel zu zeigen. Sie sind der schmerzlichen Erfahrung der eigenen Ohnmacht ausgewichen, wo sie nur konnten. Sie haben sich nicht in letzter Konsequenz klargemacht, daß sie überhaupt einen eigenen Willen besitzen. Sonst hätten sie sich damit auseinandersetzen müssen, wie machtlos sie tatsächlich gegen den Rest der Welt stehen.

Ich-schwache Kinder stehen erstmals in der Schule einer größeren Ansammlung anderer Kinder gegenüber, die über mehr Ich-Stärke verfügen. Es sind Kinder, deren Auftreten bei anderen eine Überzeugungskraft hat, die ihre Stimme so heben können, daß sie in einer Gruppe durchdringt, Kinder, die darin geübt sind, Widersprüche zu ertragen und Niederlagen einzustecken. Ihre Durchsetzungskraft beruht nicht darauf, daß sie ständig ihren Ellenbogen benutzen oder beißen, sondern darauf, daß sie gut erfassen können, wie sie andere Kinder nehmen müssen und wie der seelische Zustand der anderen ist: freundlich, abweisend, interessiert oder ängstlich. Die ich-stärkeren

Kinder scheinen also besser zu verstehen, nach welchen ungeschriebenen Gesetzen der soziale Verkehr verläuft. Es scheint ihnen leichter zu fallen, sich zu entscheiden und für etwas einzustehen und einem Druck oder einer Kritik standzuhalten.

Wenn ich-schwächere Kinder einen besonders einfühlsamen Lehrer oder eine entsprechende Lehrerin bekommen, gelingt es ihnen, sich an diese anzuschmiegen und in deren Windschatten aufzuhalten. Einem Pädagogen, der sich dem Kind als Beschützer anbietet, kann die wahre Natur und Tragweite der Ich-Schwäche entgehen, er teilt insoweit die Betriebsblindheit mit der Familie des Kindes. Die Anbindung an einen solchen Lehrer ist trotzdem eine glückliche Konstellation. Er schont das Kind nicht nur, sondern fördert es auch – aber in seiner Rolle als Lehrer, also in anderer Weise, als die Eltern es tun würden. So lernt das Kind, mit neuen Personen außerhalb der Familie zurechtzukommen. Viele Niederlagen bleiben ihm erspart. Ich-Schwäche ist keine fixierte Behinderung, sondern eine Art von Empfindlichkeit, die je nach den äußeren Umständen mehr oder weniger stark zum Vorschein kommt und bei behutsamer Förderung verringert werden kann. Ich-Stärke ist eine Eigenschaft, die auch verspätetet noch erworben werden kann.

Auch eine verständnisvolle Schülergruppe kann einem ichschwachen Mitschüler Schutz bieten. Ein einzelner Schüler, dem sich das Kind eng anschließt, kann eine Hilfs-Ich-Funktion übernehmen. Dieser Schüler bildet dann die Brücke zur Klassengemeinschaft. Er bewertet die Großwetterlage für das ich-schwache Kind und bereitet gemeinsame Entscheidungen vor. Der Verlust einer solchen Freundschaft kann die erste große Krise für das ich-schwache Kind heraufbeschwören, etwa in Form einer Weigerung, zur Schule zu gehen. Die Eltern und Lehrer sind vor den Kopf gestoßen. Niemand hätte diese Reaktion erwartet. Dies zeigt, wie perfekt vor allem die gut begabten Kinder ihre Ich-Schwäche durch Anpassung überdecken können.

Vieles kann zum Lob von Klassengemeinschaften gesagt werden. Schüler können solidarisch mit Schwachen, ungezwungen, hilfsbereit und tolerant mit Behinderten sein. Leider trifft auch das Gegenteil zu. Schüler können achtlos und grausam sein, vor allem bei Entgleisung einer Gruppendynamik. Sie können dann Mitschüler, die sie als andersartig und schwach erleben, aus ihrer Mitte ausschließen. Einzelne Kinder können einen positiven, integrierenden oder aber einen diabolischen Einfluß auf die ganze Klassengemeinschaft ausüben. Besonders starke Wirkungen entfaltet die Klassengemeinschaft im sogenannten Großkindalter zwischen zehn und dreizehn Jahren.

Wie es nicht anders sein kann, gibt es auch Lehrerpersönlichkeiten, die der besonderen Herausforderung, vor der sie mit ich-schwachen Kindern stehen, nicht gewachsen sind und sich gegen negative Gefühle nicht wehren können. Gerade die ich-labilen Kinder kommen leicht zu der Überzeugung, daß sie von bestimmten Lehrern, an die sich *nicht* anschmiegen dürfen, abgelehnt würden.

Auch unabhängig vom Problem der Ich-Schwäche können Lehrer, wie jeder andere, bei bestimmten ihrer Schüler Angst erzeugen, sei es auch nur zur Abwehr eigener Angst und Unsicherheit. Wenn Eltern bemerken, daß ihr Kind durch die Verhältnisse in der Schule immer ängstlicher wird, geraten sie in ein Dilemma: Sollen sie aktiv eingreifen, auf die Gefahr hin, daß sie noch mehr Porzellan zerschlagen und die Initiative ihres Kindes hemmen? Oder sollen sie sich zurückhalten, auf die Gefahr hin, daß sich ihr Kind schutzlos und von den Eltern verlassen fühlt?

Die Schule steht außerhalb der Familie. Grenzen zwischen beiden Bereichen müssen gewahrt bleiben. Es ist auch zum Schutz der kindlichen Autonomie wichtig, daß die Eltern nicht beliebig in die Schule hineinregieren. Für die Zusammenarbeit zwischen Eltern und Schule existieren Regeln. Die Eltern müssen sich darüber klar sein, daß sie bei energischen Eingriffen in den Schulbereich ihr Kind in Loyalitätskonflikte zwischen Lehrern, Klassengemeinschaft und Elternhaus führen. Bevor sich die Eltern an die Schule wenden, sollten sie prüfen, ob sie dem Kind zuhause genügend Rückhalt, Trost und Verständnis bieten. Das Kind weiß oft selbst nur zu gut, daß es sich in der

Schule arrangieren muß, wenn nicht in dieser, dann in einer anderen Klasse, wenn nicht in dieser, dann in einer anderen Schule, wo alles noch fremder und schlimmer werden kann. Trotz seines Leidens will das Kind daher oft nicht, daß sich die Eltern einmischen. Es befürchtet, am Ende zum Opfer der Schule *und* der Eltern zu werden und zwischen den Fronten aufgerieben zu werden. Eltern, denen diese Problematik gegenwärtig ist, werden sich darum bemühen, alle Schritte gegenüber der Schule mit dem betroffenen Kind sorgfältig vorzubereiten und abzustimmen. Sie werden keine Entscheidungen überstürzen und sich vielfältig informieren, bevor sie handeln.

Versagensangst bei Überforderung

Eltern eines dreizehnjährigen Gymnasiasten. Die väterliche Familie betreibt mehrere Buchhandlungen und ist gesellschaftlich angesehen. Die Mutter hat in der Schwiegerfamilie einen schweren Stand. Sie hat mit siebzehn das Gymnasium abgebrochen, als sie mit Benjamin schwanger wurde und den Vater heiratete. Sie hat keine Ausbildung. Sie wird von den Schwiegerleuten nicht akzeptiert. Der Vater bekleidet den Posten eines Filialleiters in einer der Buchhandlungen. Er ist Kaufmann und hat Realschulabschluß, dann die Fachhochschulreife erreicht. – Benjamin hat die 4. Grundschulklasse freiwillig wiederholt, bekam dann die Realschulempfehlung, wurde aber auf Drängen der Eltern im Gymnasium eingeschult.

Auszug aus dem Befund bei der Prüfung des Leistungsvermögens durch einen Psychologen: „Der Hamburg Wechsler Intelligenztest für Kinder ergibt durchschnittliche und leicht unterdurchschnittliche Werte im nicht-sprachlichen Teil des Tests und durchschnittliche bis leicht überdurchschnittliche Werte in der sprachlichen Intelligenz. Die besseren Werte ergeben sich dort, wo auch das Bildungswissen miterfaßt wird. Benjamin resigniert in den Tests leicht, wenn er keinen raschen Erfolg sieht. Wenn er merkt, daß er mit einer Aufgabe zurechtkommt, strengt er sich freilich an, erzielt aber auch dann nur durchschnittliche Werte. Der Vergleich der Untertests ergibt keine auffälligen Stärken oder Schwächen, also keine Hinweise auf das Vorliegen von Teilleistungsstörungen. Nach Kenntnis der Anforderungen an deutschen Realschulen dürfte Benjamin dort nahezu überfordert sein, bzw. nur unter außerordentlich hohem Einsatz von Ausdauer und Lernen bestehen können. Das Leistungsvermögen reicht hingegen mühelos für einen durchschnittlichen, bei besserer Motivation auch für einen guten Hauptschulabschluß."

Die Mutter: „Die Klassenlehrerin hat mir versichert, er könne mehr, er sei nicht dumm, er wirke manchmal wie blockiert. Das kann ich aus meiner Erfahrung bei den Hausaufgaben nur bestätigen. Darum sind wir auch hierhergekommen: damit Sie uns helfen, die seelischen Blokkaden bei Benjamin zu beseitigen. Wir halten Benjamins Verhalten nicht mehr für normal. An den Schulproblemen kann das nicht allein liegen, denn seine Versetzung ist, wie wir erfahren haben, nicht gefährdet. Wenn es nur um die Schule ginge, wären wir nicht zu Ihnen gekommen."

Der Vater: „Ich bin auch kein Genie in der Schule gewesen. Aber wenn ich mich in Benjamins Alter ein wenig mehr angestrengt hätte, dann wäre ich nicht vom Gymnasium geflogen. Hinterher ist man immer schlauer. Ich mußte den harten Weg gehen und mich hocharbeiten. Das würde ich meinem Sohn gern ersparen. – Wir sind keine strengen Eltern, wir verlangen keine Hochleistungen. Wenn wir sicher wüßten, daß es für Benjamin auf dem Gymnasium keinen Sinn hat, dann würden wir ihn nicht zwingen. Er selbst hat aufs Gymnasium gewollt. Benjamin, habe ich zu ihm gesagt, gehe nur aufs Gymnasium, wenn du es wirklich willst. Wir verlangen es nicht. Glauben Sie mir, es war sein sehnlichster Wunsch. Es ging von ihm aus. Was uns nun so irritiert, ist aber, daß er es nicht einmal mehr ernsthaft versucht und daß er sich überhaupt nicht mehr helfen läßt. Das gleiche mit der Nachhilfe: Er kam vor einiger Zeit an und sagte uns, er glaube, er wolle es mal mit Nachhilfe versuchen. Also gut. Und jetzt geht er nicht hin und wir bezahlen diesen Lehrer für nichts und wieder nichts. Was geht in diesem Jungen vor?"

Die Mutter: „Er investiert seine Energie in viele Dinge, Tennis, Saxophon, Fußball. Er hat eine Mannschaft und eine Band gegründet. Das ist ja ganz nett, auch wenn ich mich frage, wo er diese Jungs herholt, jedenfalls nicht aus seiner Schule, es sind einige, wo ich mich frage, ob sie der richtige Umgang für ihn sind und ob ich sie in meinem Haus haben will. Nach dem Mittagessen muß er ganz dringend zu diesen Freunden. Abends hat er dann keine Zeit und keine Energie mehr für die Schulaufgaben. Es wäre so einfach, sie zu erledigen, bevor er weggeht. – Jetzt wollte er auch noch Saxophonunterricht nehmen. Da habe ich ihm gesagt: wenn du einen Monat lang deine Hausaufgaben bis drei Uhr fertigbekommst und abends noch bereit bist, mit mir ein paar Vokabeln zu lernen, dann kriegst du deinen Saxophonunterricht. Das gleiche Problem hatten wir im letzten Jahr mit dem Tennis. Ich mußte schließlich die Trainerstunden abmelden. Seine ganze Zeit war verplant, das wurde einfach zu viel.

Wir fangen wirklich an, uns Sorgen zu machen. Er macht Bemerkungen, daß er die Lehrer alle haßt und sie umbringen will. Und wenn ihm das nicht gelingt, dann bringt er sich eben selber um. Nicht daß wir diese Drohungen sonderlich ernst nehmen, aber Sie sollten wissen, daß er solche Verrücktheiten von sich gibt. Er will manchmal morgens nicht zur Schule gehen. Er wirkt sehr verschlossen auf mich. Ich komme gar nicht an ihn heran, erfahre nichts von ihm. Er will in Ruhe gelassen werden, er geht mir aus dem Weg. Mit nichts können wir ihm eine Freude machen. Er provoziert uns. Abends bin ich wie ein Kameltreiber und muß ihn daran erinnern, daß die Hausaufgaben noch nicht fertig sind. Er wird dann sehr häßlich zu mir. Er ist auch ausgesprochen häßlich und hinterhältig zu seiner kleinen Schwester. Wenn ich ihn frage, ob irgendetwas in der Schule vorgefallen ist, sagt er immer: nein, nichts. Diese Verschlossenheit von ihm macht mich richtig fertig. Er läßt sich nicht mehr helfen. Vielleicht kommen Sie als Therapeut besser an ihn heran. Und dann muß ich mir noch die dummen Nachfragen und Kommentare meiner Schwiegereltern anhören. Sie tun so, als wäre Benjamin jetzt schon der geborene Juniorchef für die Firma. Dazu steht ihm doch wohl später noch eine eigene Meinung zu."

Kinder sind unterschiedlich begabt. Manche Kinder leisten in einigen Bereichen oder allen Bereichen mehr als andere. Jedenfalls schneiden sie in genormten Leistungstests unterschiedlich ab. Manche bringen es durch Übung und Ehrgeiz weiter als andere. Manche beweisen im späteren Beruf Begabungen, die zu zeigen sie in der Schule nie Gelegenheit hatten. Manche wachen erst spät auf. Manche ermüden rasch. Manche „vergeuden" ihre Begabung. Manche sind langsam aber beharrlich, andere genialisch, chaotisch und zeitweise brillant.

Bei aller Vielfalt der Begabungen und allen Schwierigkeiten einer klaren Definition bleiben ein paar nüchterne Tatsachen übrig: zum Beispiel die Möglichkeit der Voraussage, ob es ein Kind in einer bestimmten Schulform leicht oder schwer haben wird. Genauere oder gar absolute Angaben sind unmöglich. Unter Strapazen können ehrgeizige Ziele erreicht werden, die der nüchterne Betrachter für unrealistisch hält. Die Risiken eines solchen Weges müssen gegen die Vorteile abgewägt werden. Eltern und Kind werden einkalkulieren müssen, daß sie scheitern können und dürfen hieran nicht zu schwer tragen. Es gibt also Eltern, denen die Voraussage, daß es ihr Kind auf dem Gymnasium außerordentlich schwer haben werde und daß es dort mit einer gewissen Wahrscheinlichkeit scheitern werde, nicht scharf genug ist. Das gleiche gilt noch häufiger für Eltern, die ihr Kind vor einer Sonderschule bewahren wollen, weil sie dort negative soziale Einflüsse für ihr Kind befürchten. Eltern können sich auf den Standpunkt stellen, daß der Besuch einer möglichst anspruchsvollen Schule den Versuch aus vielen Gründen solange wert sei, wie sich nicht unwiderbringlich erwiesen habe, daß das Kind versagt habe.

In der Tat hängt der erfolgreiche Besuch einer bestimmten Schule auch davon ab, welches Profil sich die Schule gibt. Eine Schule, die sich zum Ziel setzt, Kinder mit weit auseinanderliegenden Begabungen aufzunehmen, wäre theoretisch für fast jedes Kind geeignet. Solche Schulen haben zweifellos Vorteile, was die soziale Integration der Kinder betrifft. Aber auch in solchen Schulen kann die Tatsache unterschiedlicher Begabungen nicht unterdrückt werden. Unterschiedliche Begabungen müssen in allen Schulen unterschiedlich gefördert werden. Sie erfordern unterschiedliche pädagogische Konzepte. Die Schule muß also eine Binnendifferenzierung vornehmen. Jede Schule muß früher oder später offenbaren, was ein Schüler dort geleistet hat und was nicht. Es mag Unterschiede geben, wie sie es tut.

Wenn es zu einer Konfrontation zwischen Eltern und Schule kommt, wird eine Schule, an der ein Kind versagt hat, deutlicher als bisher feststellen, daß ein Kind für die betreffende Schulform nicht genügend begabt gewesen sei. Die Schule macht sich dabei zum Maßstab der Begabung des Kindes und triff jenes Urteil, welches ein Kinderpsychologe vermeiden würde. Die Eltern erleben dies als abwertende und parteiische Äußerung. Tatsächlich existieren Begabungs‚mängel', wenn man von geistigen Behinderungen absieht, nur in bezug auf einen zu hohen eigenen Anspruch oder in bezug auf eine Umwelt, die zu hohe Anforderungen stellt. Genau hiervon soll die Rede sein, denn erst an diesem Punkt drohen Anforderungen, also Leistungen, die vom Kind erwartet werden, zum Leistungsstreß zu werden.

Ursprünglich ist Leistung keine Fronarbeit, sondern der freie Wunsch des Kindes. Auch wenn eine Leistung mit Anstrengung verbunden ist, erregt sie nicht automatisch Versagensängste. Sie wirkt vielmehr stimulierend und weckt die freudige Erwartung von Lob und Anerkennung. Leistung kann Lustgefühle erzeugen. Erst am traurigen Ende einer Kette von Mißerfolgen und Enttäuschungen wird die Leistung zum Streß und führt zur Versagensangst.

Schule und Elternhaus wirken immer wieder in ungewollter Komplizenschaft daran mit, den Kindern die Freude an der Leistung auszutreiben. Wieviele Eltern empfinden wahre Freude und Befriedigung bei ihrer Arbeit und können diese Gewißheit an ihre Kinder weitergeben? Es sind jedenfalls weitaus weniger, als es Eltern gibt, die ihre Kinder zur Leistung anspornen, obwohl sie selbst bei diesem Wort innerlich nur Ingrimm empfinden. An anderer Stelle machen sich Skepsis und Resignation breit, ob es auf dieser Welt überhaupt noch eine sinnvolle Arbeit und etwas Sinnvolles zu produzieren gibt. Werden wir nicht bald einen globalen Mangel an Arbeit verwalten müssen? Wäre es nicht vielleicht besser, die Kinder in der Schule auf die möglichst kreative Gestaltung ihrer überreichlichen Freizeit vorzubereiten?

Dies ist nur die eine Seite des Meinungsbildes. Auf der anderen Seite herrscht die hartnäckige Überzeugung, daß man seinen Kindern nur über den höchstmöglichen Schulabschluß das höchstmögliche Lebensglück verschaffen könne. Auf jeden Fall sollen es die Kinder einmal besser haben als man selbst. Sie sollen den unerfüllten Lebensplan der Eltern oder Großeltern vollenden. Auf die Schule hageln Vorwürfe ein, daß sie den Kindern nicht genügend, nicht das Richtige, nicht auf die richtige Weise beibringe. Die Schule nimmt sich diese Kritik zu Herzen und produziert immer neue Lehrpläne mit immer neuen (alten) Inhalten und Methoden. Die Leistungsorientierung dieser Gesellschaft ist ungebrochen. Ein Wertewandel ist nicht in Sicht.

Kinder mit „Begabungsmängeln“ gelten als die Verlierer unserer Gesellschaft. Diese Kinder leiden vor allem dann unter

Angst, wenn sie zu den Schlußlichtern in ihrer Klasse gehören, also zu Versagern innerhalb der Gruppe, der sie angehören wollen oder sollen. Und noch etwas kommt hinzu: Ein Kind kann im Prinzip bei der Auswahl einer bestimmten Schule mithelfen, es hat aber keine Wahl, welcher Art von Familie es angehören will. Unweigerlich wird das Kind seine Fähigkeiten mit jenen der anderen Familienmitglieder vergleichen. Wenn das Kind in einer Familie lebt, wo es von erfolgsgewohnten Menschen und Leistungsträgern umringt ist, denen es nicht das Wasser reichen kann, wird es sich ständig entwertet fühlen, auch wenn die Eltern nicht müde werden, zu beteuern, daß ihnen jede Schulform recht sei und sie sich ganz nach dem Willen des Kindes richten. Selbstverständlich muß ein solches Kind mehr wollen als es kann. Die Tragik ist vorgezeichnet.

Kein Kind kann ohne Erfolg und Anerkennung leben. Das Kind muß sich einer sozialen Umgebung zuordnen können, in der ihm Anerkennung auf ehrliche Weise zuteil wird, nicht nur als Gnadenakt oder aus Wohlwollen. Kinder, die schulisch andauernd überfordert sind, „erlernen" ihre Hilflosigkeit. Sie glauben schließlich zutiefst an ihre eigene Unfähigkeit: Was immer sie tun und wie immer sie sich anstrengen, der Erfolg steht in keinem vernünftigen Verhältnis zum Aufwand.

Der gutgemeinte Versuch, diese Kinder zur Leistung zu ermutigen, steigert nur ihre Versagensangst. Angst macht in aller Regel dumm. Nur geringe Dosen von Angst, mit Lust vermischt, bieten vielleicht einen Ansporn. Für viele Kinder, die nicht mehr an ihre Fähigkeiten glauben, ist die Hürde, die sie überspringen müßten, viel zu groß. Sie entscheiden sich für ein negatives Heldentum: Sie verweigern absichtlich jede Bemühung. Damit haben sie ein Alibi für ihr Versagen. Sie können sich im Glauben wiegen, daß sie mehr geleistet hätten, wenn sie nur gewollt hätten. Weitere Mißverständnisse sind leider die Folge: Hat dieses Kind nun aus Angst versagt, hat es nicht gewollt oder hat es nicht gekonnt?

In den meisten dieser Fälle ist die Antwort unbequem aber einfach: Das Kind hat nicht gekonnt. – Aus diesem Grund hat es Angst gehabt. Und daher hat es erst gar nicht gewollt.

Mutter von Ronnie, 12 Jahre alt: „Mein Sohn ist ein wenig eitel und ein wenig verträumt. Er prahlt gern mit dem neuen Auto seines Vaters, mit dem Geld seiner Eltern, mit seinem neuen Mountain Bike und seinen Rollerskates. Er erzählt auch Phantasiegeschichten, wo er schon überall war und anderer Unsinn, der uns Eltern in Verlegenheit bringen könnte. Bei seinen Freunden ist er nicht besonders beliebt. Das hält ihn aber nicht von diesem Unsinn ab. Er führt mich gern spazieren, hakt mich unter und will von seinen Klassenkameraden dabei gesehen werden. Ich denke, es wäre besser, wenn er sich mit denen verabreden würde, statt mit seiner Mutter im Ort herumzulaufen. Ich bin schließlich nicht seine Frau. Auch dann nicht, wenn der Papa auf Geschäftsreisen ist. Das sage ich ihm auch im Spaß manchmal so wörtlich.

Wenn er in der Schule eine gute Note schreibt, wird er übermütig. Er glaubt, er sei ein Genie und lernt nicht mehr. Schon deshalb verhaut er dann die nächste Klassenarbeit. In der Grundschule war er noch wirklich super gut. Als er am Gymnasium Dreien schrieb, brach für ihn eine Welt zusammen. Er zitterte vor Angst vor den nächsten Klassenarbeiten und hat uns Eltern verrückt gemacht. Ich muß sagen, ich kann mich nur schwer aus seinen Stimmungen, seinen Hoffungen und Verzweiflungen heraushalten. Er kriegt eine Mordswut auf manche Lehrer, die ihm schlechte Noten geben. Ich soll ihm dann immer Recht geben. Aber das kann ich nicht. Ich würde ihn damit in seiner unrealistischen Selbsteinschätzung noch unterstützen. Wenn ich so etwas zu ihm sage, läuft er weinend aus dem Zimmer. Eine typische Situation ist folgende: er macht Hausaufgaben und will unbedingt, daß ich ihm dabei zuschaue und ihn bewundere. Ich sage, ‚nein, ich habe keine Zeit, außerdem vertragen wir uns nicht dabei‘. Er bettelt, ich solle nur ganz kurz gucken. ‚Also gut‘. Er zeigt mir, wie er ein Dreieck berechnen kann. Ich verstehe aber nicht und entdecke in seinem Ansatz einen logischen Fehler. Soll ich es ihm sagen? Ich frage ihn: ‚Bist du sicher, daß euer Lehrer euch das so erklärt hat?‘ ‚Natürlich hat er es so erklärt! Du hast keine Ahnung, was verstehst du davon‘, schreit er in höchster Erregung. Ich versuche es noch einmal. Er springt auf, wirft den Stuhl um, schleudert den Füller auf den Boden, läuft raus und tritt mir für den Rest des Tages nicht mehr unter die Augen. Ich weiß schon, was er später sagen wird: Er wollte doch nur gelobt werden und hatte mich nicht um Kritik gebeten. Das soll ich dem Lehrer überlassen. Aber sagen Sie einmal ehrlich: Ich kann ihn doch nicht für etwas Falsches loben!“

Mutter des neunjährigen Grundschülers Dragan: „In den ersten beiden Schuljahren war die Verwirrung am größten, ob er dort bleiben kann oder in die Sonderschule, das heißt die Sprachheilschule, wechseln soll und was besser für ihn ist, dableiben oder wechseln. Wechseln wäre auch nicht schön gewesen. Er hätte weit fahren müssen. Die Lehrer waren auch sehr unterschiedlicher Meinung, ob sie Dragan ausreichend fördern könnten oder nicht. Ich habe mich gewundert, daß die Lehrer so unsicher sind. Sie haben doch bestimmt immer wieder einmal einen solchen Fall. Ich muß zugeben, daß die erste Klassenlehrerin für Dragan viel Zeit geopfert hat und sich um die anderen Kinder vielleicht nicht genug kümmern konnte. Vielleicht hat Dragan von daher einen schwierigen Stand in der Klasse. Dragan verstand immer nicht, was die Lehrerin zur Klasse sagte. Sie mußte immer noch extra zu ihm hin und es nochmal besprechen. Dabei ging das Gejohle und Gehänsel los. Dragan schrie dann und ging auf die anderen Kinder los.

Dragan war damals völlig fertig, ich wurde immer wieder zur Lehrerin zitiert, weil er wieder einen Weinkrampf oder einen Wutanfall bekommen oder die Mitarbeit verweigert hatte. – Dragan hat erst mit vier Jahren sprechen gelernt. Sein Wortschatz ist gering. Wir haben in den ersten Jahren zuhause fast nur Kroatisch gesprochen. Die BK (Bildende Kunst)-Lehrerin war die erste, die sich für Dragan einsetzte. Sie war beeindruckt von den schönen Bildern, die er malen konnte. Er war ein guter, schneller Rechner. Die Buchstaben hat er rasch gelernt. Er konnte sich auch geschriebene Worte gut merken, aber nicht vom Diktat schreiben. Zuhause wußte er nie, was er aufhatte, bis die zweite Lehrerin, die er jetzt hat, beschloß, alles in sein Heft zu schreiben. Nachmittags geht er seit langem in eine Therapie, wo er übt, nach dem Gehör Aufgaben zu lösen und ähnliche Sachen. In der Schule wurden seine Diktate zwei Jahre lang nicht benotet. Trotzdem ist er schrecklich empfindlich, daß er für dumm oder für blöd gehalten werden könnte. Zur Zeit haben wir das Problem, daß er aus geringfügigem Anlaß seine Mitschüler schlägt, wenn sie über ihn reden und lachen, auch wenn sie es nicht böse meinen. Er kann sich überhaupt nicht anders wehren."

Ohne die einfache Wahrheit verwischen zu wollen, daß es unterschiedliche und begrenzte Begabungen gibt, muß nun noch auf zwei Sonderfälle hingewiesen werden, die in der Allgemeinheit weniger häufig sind, aber in der kinderpsychiatrischen und psychotherapeutischen Praxis eine Bedeutung haben. Im einen Fall entsteht die Leistungsangst aus primär neurotischen Gründen. Eine Begabungsschwäche ist hierzu keine Voraussetzung. Im zweiten Fall ergibt sich die Leistungsangst aus der Verarbeitung schulischer Mißerfolge bei „Teilleistungsschwächen". Solche Teilleistungsschwächen kommen bei guter Begabung vor, aber erschweren deren Umsetzung unter schultypischen Bedingungen.

Im Falle der primär neurotischen Versagensangst handelt es sich um Kinder, die einen übersteigerten Leistungswillen haben und hiermit einen dringenden, leicht in Verzweiflung umschlagenden Wunsch nach Mutterliebe zum Ausdruck bringen. Es ist auch für den Fachmann meist unmöglich zu ergründen, warum diese Kinder eine Frühentwicklung durchlaufen haben, bei der sie sich nicht ausreichend geliebt gefühlt haben. Gemeint ist eine bedingungslose Liebe, die nur darin begründet liegt, daß es das Kind gibt, nicht in besonderen Eigenschaften des Kindes, etwa seinem besonderen Liebreiz oder besonderen Fähigkeiten. Es läßt sich aber festhalten, daß diese Mangelsituation nicht auf mangelnder mütterlicher Liebe oder mangelnder Fürsorge beruht, eher schon auf zwiespältigen Gefühlen zwischen Mutter und Kind, die sie nicht miteinander klären konnten.

Während der Schulzeit wirkt sich die narzißtische Störung zwischen Mutter und Kind so aus, daß das Kind aufgrund seiner Schulleistungen von der Mutter bewundert und geliebt werden möchte, stets in der Angst, daß dies erneut mißlingen könnte. Narzißtisch gestörte Kinder können auch dann, wenn sie schulisch erfolgreich sind, bei leiser Kritik und bei kleinen Fehlern, die man ihnen aufzeigt, enorm kränkbar sein und hysterisch zusammenbrechen. Sie bewahren sich heimlich ein Traumbild von ihrer eigenen Unantastbarkeit und Größe. Das Traumbild paßt leider nicht auf die enttäuschende Wirklichkeit.

Nun zu Kindern mit Teilleistungsstörungen und Aufmerksamkeitsstörungen: Sie können unter günstigen Bedingungen vieles doch noch leisten, was ihnen zunächst nicht gelingt. Oft fehlen die günstigen Bedingungen. Sie sind in der Normalschule derzeit nicht herstellbar. Auch bringt das Kind nicht immer die erforderliche hohe Anstrengung und Eigenmotivation auf. So ergeben sich Wechselbäder zwischen Erfolg und Versagen. Das Leistungsverhalten bleibt widersprüchlich. Die psychologischen Untersuchungen decken auf, daß diese Kinder in Teilbereichen, die eine Gesamtbegabung ausmachen, versagen, in anderen sehr gut abschneiden. An bestimmten Abschnitten einer Leistung bleiben sie hängen, etwa dort, wo etwas Gehörtes im Gedächtnis zwischengespeichert werden muß. Wenn sie sich mühsam, mit Tricks oder Hilfen, über die Hürde hinweggebracht haben, begreifen sie den Rest der Aufgabe mühelos.

Andere Kinder, die hier auch zu denen mit Teilleistungsstörungen gezählt werden sollen, haben generelle Probleme, ihre Aufmerksamkeit festzuhalten. Sie müssen bei der schulischen Arbeit ständig vor Ablenkungen geschützt und neu motiviert werden. Alle diese Kinder, die Kinder mit Teilleistungsstörungen und jene mit Aufmerksamkeitsstörungen, beanspruchen viel Zeit und Geduld. Wenn diese Kinder unter Zeitdruck geraten oder wenn man wegen gelegentlicher „Sternstunden“ zu hohe Erwartungen an sie richtet, brechen sie ein. Übende und motivationsfördernde Ansätze haben durchaus eine Wirkung. Sie ist aber begrenzt. Sie dürfen nämlich nicht zu weiterem Streß führen. Am besten gibt man diesen Kindern für ihren Bildungsweg etwas mehr Zeit, nutzt den zweiten Bildungsweg und berufliche Weiterbildungsmöglichkeiten und setzt sie in der Kindheit nicht zu stark unter schulischen Druck. Je älter sie werden, desto besser haben sie gelernt, ihre Schwächen auszugleichen. Die seelische Entmutigung, die sie zuvor erlitten haben, kann freilich lange Schatten werfen und sollte deshalb möglichst gering gehalten werden.

Schulphobie bei Jugendlichen

Eltern des inzwischen achtzehnjährigen Rudi, der seit seinem 16. Lebensjahr keine Schule mehr besucht und seine Zeit in seinem gut eingerichteten Zimmer des elterlichen Hauses verbringt. Mutter: „Rudi ist unser jüngster. Wir haben noch zwei ältere Kinder, die schon verheiratet sind. Sie sind aus meiner ersten Ehe. Es begann vor zweieinhalb Jahren mit einer Klassenfahrt nach Italien. Dort muß es eine Auseinandersetzung zwischen Rudi und seinem Freund wegen eines Mädchens aus der Parallelklasse gegeben haben. Kurz darauf zog noch ein anderer Freund weg und Rudi hatte nicht mehr allzuviel

Anschluß in der Klasse. Aber man kann auch nicht sagen, daß er ein Außenseiter war. Leistungsmäßig war er guter Durchschnitt, er hat graphische Begabung und wir haben immer erwartet, daß aus ihm einmal ein Architekt wird. – Nach der Klassenfahrt wurde Rudi krank. Erst war es eine richtige Magenschleimhautenzündung. Dann waren wir in Urlaub mit ihm. Dann schlossen sich verschiedene Krankheiten an, wo wir nicht so recht wußten, ob man sie ernst nehmen mußte oder nicht. Rudi hat uns mit seinen Beschwerden ziemlich verrückt gemacht. Mal war er überzeugt, er habe Blutkrebs, dann wieder war es ein ungeklärter Schwindel, dann Kopfschmerzen und die Angst vor einem Hirntumor. Er fand, daß sein Hals zu dick sei und sah sich immer im Spiegel an. Seine Schilddrüse sei vergrößert. Er aß nicht mehr regelmäßig mit uns und wenn, dann seine eigenen Sachen. Ich war zunehmend genervt. Ich wurde täglich, ob ich wollte oder nicht, in Streitgespräche über Rudis Symptome verwickelt und sollte sagen, ob sie gefährlich seien. ‚Dann geh' doch zum Arzt, wenn es unbedingt sein muß' ... ‚Wenn du meinst, es muß nicht sein, dann gehe ich eben nicht' ... ‚Doch du gehst, sonst gibst du ja doch keine Ruhe' ... ‚willst du meine Schmerzen haben? Mir hilft ja doch keiner' ... ‚Dann gehe ich eben mit dir zum Arzt' ... ‚zu dem Arzt gehe ich nicht mehr, der glaubt mir doch nicht' ... ‚dann gehen wir eben zu einem anderen'. Ich hielt diese Diskussionen für absurd, habe mich aber dabei ertappt, wie ich selbst Angst um Rudi bekam, daß er etwas haben könnte. Manchmal habe ich dieselben Beschwerden bei mir entdeckt, die er bei sich beschrieben hatte! Es war der reinste Terror. Ich sagte auch: ‚Ich rede nicht mehr mit dir darüber'. ‚Gut dann rede ich auch nicht mit dir'. Dann saßen wir beide in unseren Zimmern und haben gelauscht, welche Bewegungen der andere macht. – Zur Schule ging Rudi damals schon Monate nicht mehr."

Der Vater von Rudi: „Das kam so. Er wollte nach der längeren Pause nicht mehr in seine alte Klasse zurück. Er wollte sich nicht den peinlichen Fragen stellen. Das habe ich akzeptiert. Ich habe ihn bei einem anderen Gymnasium angemeldet. Der Direktor hatte volles Verständnis und sah in dem Vorgang kein Problem. Das Problem war, daß er in diese Schule auch nicht ging. Ich wurde nun etwas gereizt. Rudi merkte das wohl. Er versprach mir hoch und heilig, er würde mich nicht noch einmal in eine solche Verlegenheit bringen. Um Gerede im Ort abzuwenden, habe ich ihn dann in einer Privatschule angemeldet. Das hat uns im voraus eine größere Summe Geldes gekostet. Drei Tage ging er in diese Schule! Dann sagte er, keine zehn Pferde würden ihn dort mehr hinbringen. Nun waren wir wirklich verzweifelt. Die Blamage hätte nicht größer sein können. Von dem Geld will ich gar nicht reden. Monatelang habe ich bei Anrufen der Schule Ausreden gebraucht, bis ich ihn richtig abgemeldet habe. Eine zeitlang war er noch formell bei der örtlichen Hauptschule und Berufsschule gemeldet. Es hat aber niemand Schritte unternommen, ihn dorthin zu zwingen.

Die Mutter von Rudi: „Am Anfang hat er sogar noch Anrufe von einigen Bekannte aus der alten Klasse bekommen. Ich kann mich erinnern, daß er mit denen auch ein paarmal ausgegangen ist. Schließlich wurde es Rudi wohl zu kompliziert, denen zu erklären, daß er weder in die Schule ging, noch überhaupt irgendetwas tat. Er hat sie daraufhin abgewimmelt, keine Lust, keine Zeit. – Er besucht manchmal seine ältere Schwester. Wenn man ihn auf der Straße sieht oder ihn anspricht, kommt man nicht auf den Gedanken, daß etwas mit ihm nicht in Ordnung ist. Ich bin inzwischen mit meinen Nerven am Ende. Seit einiger Zeit gehe ich zu einem Psychotherapeuten. Wir haben auch schon andere Dinge versucht. Einmal ist uns von einem Therapeuten geraten worden, Rudi mit der Absurdität der Lage zu konfrontieren und ihm zu sagen, daß wir das nicht länger mitmachen würden. Wir sollten uns aus der Lage losreißen und einfach ein paar Tage zu zweit wegfahren. Rudi war davon tatsächlich sehr beeindruckt. Aber nicht so, wie wir es uns erhofft hatten. Er geriet in offene Wut und Verzweiflung. Er riß Bilder von der Wand. Er versuchte, mich in der Waschküche einzuschließen. Er war wie rasend. Er hinterließ uns dann einen Brief, in dem er uns erklärte, daß es ihm leid täte, was er getan hätte, aber daß er ohne uns nicht leben könnte. Wir seien das letzte, was er noch hätte. Die Tage außer Haus waren für uns keine Erholung, sondern eine einzige Qual. Manchmal gab es später kleine Lichtblicke. Dann konnte man ganz offen mit Rudi sprechen. Das ist auch heute noch so. Die meiste Zeit lebt er zurückgezogen in seinem Zimmer. Er hält dort sogar einigermaßen Ordnung. Er hat dort einen Fernseher, Videorekorder, Computer, Zeichenbrett, Werkzeug, Lebensmittel, alles. Stellen Sie sich einmal vor, was die Leute über uns denken würden, wenn wir ihnen unsere Lage schildern würden. Nicht einmal unsere Verwandten wissen, was bei uns los ist. So ist es. Wir wissen nicht, was sich je daran noch ändern wird. Jedenfalls ist Rudi nicht bereit, in eine Therapie zu gehen."

Von Jahr zu Jahr ihres Lebens müssen sich die Kinder mit veränderten äußeren Bedingungen auseinandersetzen und erleben dabei zumeist auch einen Zuwachs ihrer eigenen Möglichkeiten: Lehrerwechsel, längere Schultage, Klassenfahrten ins Ausland, mehr Taschengeld, Erfahrungen in der Arbeitswelt durch Berufspraktika und Ferienarbeit, intensive Interessen für andere Personen, Verliebtheiten und Bindungswünsche an das andere Geschlecht, Erfahrung, von jemand anderem sexuell begehrt zu sein, außerhäusige Aktivitäten, Einladungen, Entscheidung über Mitwirkung in einem Verein oder einer Jugendgruppe. Immer mehr Lebensbereiche und Geschmacksbildungen können und sollen nicht mehr mit den Eltern geteilt werden oder werden von diesen sogar abgelehnt.

Alte Ängste können abgeschüttelt werden, neue Ängste tauchen möglicherweise auf. Es kommt auch vor, daß ein Jugendlicher, der in der Kindheit nahezu angstfrei war, unerwartet von Ängsten heimgesucht wird, die ihn nun bei der Entfaltung seines Lebens als Jugendlicher behindern. In der Pubertät werden die Karten der seelischen Entwicklung gleichsam noch einmal neu gemischt. Die Eltern können sich mit einem Kind vor eine vollkommen neue Situation gestellt sehen. Ab der Pubertät entwickeln sich neurotische Störungen, die ins Erwachsenenalter überdauern: Eßstörungen, Zwangsneurosen, Depressionen. Dies war schon immer so.

Relativ neu aber ist die Erscheinung, daß Jugendliche, die bislang die Schule problemlos besucht haben, den Schulbesuch einstellen und schulphobisch werden. Dieses Phänomen ist noch rätselhaft. Nach einer Bagatellerkrankung kehren diese Jugendlichen nicht in die Schule zurück. Sie haben dort weder unter Leistungsproblemen noch unter deutlichen sozialen Schwierigkeiten zu leiden gehabt. Auch wenn sie nicht direkt im Mittelpunkt ihrer Schulklasse gestanden sind, sind sie keinesweg völlige Außenseiter gewesen. Sie besorgen sich nun Atteste von verschiedenen Ärzten, entwickeln psychosomatische Beschwerden vielfältiger Art und ängstigen sich übertrieben, daß sie krank sein könnten. Sie sind keine „Schulschwänzer", Sie zeigen den Eltern ihren Zustand ganz offen und verbergen ihn nur gegenüber der Schule. Sie bleiben zuhause. Ein Schulschwänzer würde sich zur Schule abmelden, dort aber nie auftauchen und stattdessen durch die Ladenpassagen der Innenstadt ziehen, bis die Schule aus ist. Er würde sein Schwänzen vor den Eltern geheimhalten.

Eine Zeitlang bekommen sie noch Besuch von der Schulklasse und halten ein paar Nachmittagstermine aufrecht, zum

Beispiel den Sportverein und privaten Unterricht für ein Musikinstrument. Sie wirken dabei normal und ungezwungen. Diese Kontakte schlafen jedoch ein. Der Vorrat an Gemeinsamkeiten wird aufgebraucht, der Lebenskreis schrumpft schließlich ganz auf die Familie zusammen. Das Verhalten dieser Jugendlichen und die hierdurch entstehende Situation der Familie erinnert an die Schulphobie bei Schulbeginn, wo sich das Kind nicht von der Mutter lösen kann. Alte Bindungen und Abhängigkeiten des Kindes zu den Eltern kommen wieder zum Vorschein. Hinzu kommt eine tiefe innere Unzufriedenheit mit der eigenen Person, mit der gesamten Umwelt und mit den Eltern. Die Unzufriedenheit wird vor allem an letzteren ausgelebt.

Im Grunde nehmen die Jugendlichen es sich selbst und den Eltern übel, daß sie sich aus der Abhängigkeit nicht befreien können. Die Familien wirken nach außen abgeschlossen und gewähren wenig Einblick. Das Kind nötigt die Mutter, sich mit ihm zu verschiedenen Ärzten zu begeben und mit ihm die Angst auszustehen, es könnte ernsthaft krank sein. Die Jugendlichen sind häßlich und tyrannisch zu ihren Eltern und bringen sie an den Rand der Demütigung. Die Scham hierüber verbietet es den Eltern, irgend jemanden einzuweihen. Die Schulphobie bei Jugendlichen tritt zur Zeit häufiger auf. Fast jede weiterführende Schule und jede Erziehungsberatungsstelle oder kinderpsychiatrische Praxis kennt inzwischen solche Fälle zur Genüge. Bisweilen wenden sich nur die Eltern an einen Therapeuten, und das betroffene Kind weigert sich mitzukommen.

Zu Recht darf man vermuten, daß das Auftreten der Schulphobie etwas mit den gesellschaftlichen Rahmenbedingungen zu tun hat. Es scheint, als würden die schulphobischen Jugendlichen ihre eigene Familie an den Pranger stellen, so behütet und wohlgeordnet diese Familien auch immer sein mögen. Was damit am Pranger steht, sind keine „bösen" Familien, die sich etwas vorzuwerfen hätten, allenfalls depressive und ratlose Familien, die sich in eine absurde Lage versetzt sehen, wo sie unfreiwillig zusammen mit dem Kind aus der

„normalen“ Gesellschaft ausgeschlossen sind. Sie müssen tatenlos ansehen, wie sich ihr Kind seinen Weg in die Zukunft verbaut.

Möglicherweise kommt im Verhalten der Kinder eine Angst vor einer feindlichen, abweisenden Gesellschaft zum Ausdruck. Die Jugendlichen verstecken sich in der Familie, ohne dort den gewünschten Schutz vor der feindlichen Welt zu finden. In der Tat kann keine Familie diesen Schutz geben, wenn es die Gesellschaft nicht ihrerseits fertigbringt, einen Teil der Schutzfunktion zu übernehmen. Dennoch hat man den Eindruck, als würden die Jugendlichen ihren Eltern vorwerfen, sie hätten sie nicht gut genug auf die Unwirtlichkeit der Gesellschaft vorbereitet. Möglich wäre, daß die Eltern das Kind zu eng an sich gebunden haben.

Aber auch in einem solchen Fall hätte die Gesellschaft eine Mitverantwortung. Sie müßte Familien aufgrund geeigneter Rahmenbedingungen davor schützen, daß diese ihre Kinder zur eigenen Angstbewältigung bei sich festhalten. Die Familien müßten sich selbst in der Gesellschaft besser gehalten fühlen. Das Problem könnte also im Auseinanderdriften von Familie und Gesellschaft liegen. Eine allzu anonyme und unwirtliche Welt darf sich auf ihre „heimeligen“ Familien als Horte der Geborgenheit nichts einbilden: Rettungsinseln auf einem Ozean sind keine Alternativen zu festem Land. So wäre immerhin denkbar, daß schulphobische Jugendliche die heutige gesellschaftliche Wirklichkeit mehr noch als ihre eigenen Eltern an den Pranger stellen.

Angst in der Schule – in aller Kürze

Wie entsteht Angst in der Schule?

- Sie entsteht nicht immer auf die gleiche Weise. Verschiedene Ursachen können zu ihr beitragen.
- Sie kann aus Schwierigkeiten von Mutter und Kind herrühren, sich voneinander zu trennen.

- Sie kann dadurch ausgelöst werden, daß ein Kind zum Opfer eines böswilligen Gruppengeschehens wird.
- Sie kann dadurch ausgelöst werden, daß zwischen dem Kind und einem bestimmten Lehrer eine negative Gefühlsübertragung entsteht. Hier spielen charakterliche Besonderheiten des Lehrers eine Rolle.
- Sie kann auf der Grundlage charakterlicher Besonderheiten des Kindes entstehen. Es gibt Kinder, die sich mit den sozialen Anforderungen in der Schule nicht gut zurechtfinden („Ich-Schwäche")
- Sie kann auf der Grundlage neurotischer Besonderheiten des Kindes entstehen. Es gibt Kinder, die mit Hilfe schulischer Leistungen verzweifelt gegen das Gefühl ankämpfen, nicht geliebt und anerkannt zu sein. Dieses Problem bezieht sich im Grunde auf die Familie.
- Sie kann ihren Grund in einer allgemeinen Überforderung haben. Dem Kind werden in diesem Fall ständig Leistungen abverlangt, die es nur unter großer Anstrengung und Entbehrung oder gar nicht erbringen kann.
- Sie kann ihren Grund in einer teilweisen Überforderung haben. In diesem Fall zeigt das Kind teilweise mühelos gute Leistungen, zum Teil versagt es kraß. Die Überforderung liegt in umschriebenen Teilbereichen der Intelligenz (Teilleistungsschwächen).
- Sie kann der Gipfelpunkt einer Entwicklungskrise sein. Die Krise bezieht sich auf die Ablösung vom Elternhaus im Jugendalter.

Welche Denkanstöße ergeben sich?

- Die Schule ist die Meßlatte, die Kinder überspringen müssen, wenn sie einen Weg aus der Familie heraus in die Gesellschaft finden wollen.
- Die Schule ist ein gestalteter Lebensraum für Kinder, welcher den Weg in die Gesellschaft ebnen soll.
- Die Schule ist geprägt durch kulturelle Traditionen, die von Land zu Land sehr verschieden sein können.

- Die Schule richtet Entwicklungshürden in Form von Leistungsanforderungen auf.
- Irgendwelche Hürden werden in der Entwicklung immer aufgerichtet. Im Zweifelsfalle baut sich das Kind solche Hürden selbst.
- Das Kind erlebt Leistung ursprünglich nicht als Joch. Kinder sind leistungsbereit und erleben Leistungen lustvoll.
- Die Gesellschaft, die Schule und die Eltern haben ein gespaltenes Verhältnis zum Leistungsprinzip. Dadurch wird den Kindern die Orientierung erschwert.
- Wie die Schule gestaltet wird und wie sie von den Kindern und Eltern erlebt wird, hängt unmittelbar vom Zustand der Gesellschaft und der Familien ab.
- Die Schule kann und sollte nicht als böse, fremde Welt betrachtet und angeprangert werden.
- Schulische Überforderung ist ein wichtiger, zentraler Faktor für psychische Krisen bei Kindern und Jugendlichen. Art und Ausmaß dieser Überforderung wird leicht unterschätzt.

Was sollen Eltern tun?

- Die Schule als außerfamiliäre Realität anerkennen und trotzdem Mitverantwortung für die Schule übernehmen.
- Bei Schulphobie dürfen sich die Eltern nicht über das Vorgehen streiten. Sie müssen eng mit der Schule zusammenarbeiten, damit das Kind Vertrauen zur Schule aufbauen kann.
- Bei Schulphobie keine ärztlichen Atteste erwirken. Das Kind nicht in eine Krankenrolle versetzen.
- Bei Schulphobie auch die psychotherapeutische Behandlung nicht als Alibi gegen den Schulbesuch einsetzen.
- Bei kontaktscheuen Kindern nach einer Stütze suchen: nach einem Lehrer oder (besser:) einem Mitschüler als Beschützer und Fürsprecher. Die Eltern selbst müssen sich als Fürsprecher zurückhalten.
- Sich die begrenzten Möglichkeiten klarmachen, das eigene Kind im Raum der Schule zu beschützen. Keine Elternak-

tionen im Alleingang. Alles vorher mit dem Kind absprechen.

- Bei Schulversagen: Die familiäre „Betriebsblindheit“ bedenken: Nicht die Eltern, sondern das Kind selbst und seine Lehrer wissen in aller Regel am ehesten, welche Leistungen zur Zeit zumutbar sind und welche nicht.
- Bedenke: die meisten Kinder, die angeblich nicht lernen „wollen“, wissen genau, daß sie nur unter großer Mühe „könnten“, das heißt im Grunde „nicht können“. Sie wollen dem vorprogrammierten Mißerfolg ausweichen.
- Keine Hausaufgabenbetreuung durch die Mutter (oder den Vater), wenn diese Betreuung unter seelischen Strapazen für Mutter und Kind verläuft, wie auch immer diese Strapazen begründet sein mögen! Professionelle Nachhilfe ist besser.
- Faustregel: Alles tun, um die Lust an der Leistung nicht kaputtzumachen. Eher unterfordern als überfordern. Druck wegnehmen. Mehr Zeit einräumen, wenn ein bestimmtes Bildungsziel gewünscht ist. Spätere Möglichkeiten der beruflichen Weiterbildung bedenken.

Angst bei Krankheit

Einführung

Mutter eines dreijährigen Sohnes: „Eben hatte er noch auf der Schaukel gesessen, frech wie Rotz, und tat so, als könnte niemand ihm etwas anhaben. Schon längst sollte er herunterkommen und den anderen Kindern Platz machen. ‚Komm jetzt endlich von der Schaukel runter!‘ und: ‚Paß auf und halte dich wenigstens fest!‘, hatte ich gerufen. ‚Nein‘, hatte er zurückgerufen und kam sich großartig vor. Als er am Boden lag, schrie er ganz entsetzlich und war nicht zu beruhigen. Ich frage mich, ob es wirklich so weh getan hat, das Blut am Kopf konnte er ja nicht sehen. Aber er dachte bestimmt, jetzt habe ich der Mama nicht gehorcht und darum bin ich von der Schaukel gefallen. Diese prompte Strafe hat ihn wohl fassungslos gemacht. Er tat mir natürlich leid. Aber eigentlich geschah es ihm wirklich nur recht.“

Der dreizehnjährige Karl: „Was ist nun, wenn der Arzt mir eine Spritze gibt und es ist etwas Falsches drin und ich sterbe daran?“
Mutter von Karl: „Er hat schon lange eine Angst vor Spinnen. Unser größtes Problem ist aber jetzt seine Angst vor Spritzen. Seit zwei Jahren versuche ich ihn zum Zahnarzt zu bekommen. Jetzt wird es sehr dringend, sagt der Arzt. – Karl hat es zuhause nicht leicht. Vielleicht kommen seine Ängste daher. Er hat einen sehr kranken Vater. Schon vor fünf Jahren hieß es, er würde bald sterben. Dann wurde er doch operiert, und sein Überleben glich einem medizinischen Wunder. Seither pflegen wir ihn zuhause. Er ist fast hilflos aber er hat durch die Folgen der Operation ein bösartiges Wesen. Früher hat Karl seinen Vater sehr geliebt, jetzt muß er sich täglich von ihm beschimpfen und schikanieren lassen. Manchmal halten wir es kaum noch aus. Wir denken manchmal, es wäre besser, wenn der Vater von diesem Leben bald erlöst würde. Das sind nur kurze Momente. Wir sind religiös und der Glaube hilft uns, stark zu bleiben und unsere Aufgabe zu erfüllen.“

Mutter des siebenjährigen Franz: „Er ist und bleibt ein außerordentlich anstrengendes unruhiges Kind, eines wie ich es niemandem wünsche. Die einzige Zeit, wo ich ihm einmal näher kam – und er mir – war während seiner Hirnhautentzündung, wo er mehrere Wochen im Bett lag und ich mich um ihn kümmern mußte. Das konnte er annehmen.“

Ein Kleinkind, das binnen kurzer Zeit spürbar erkrankt, zum Beispiel Ohrenschmerzen mit hohem Fieber bekommt, oder einen Unfall erleidet, versteht seine Lage nur mangelhaft. Es beginnt schon damit, daß es nicht weiß, ob der Zustand von den Eltern oder von ihm selbst ausgeht, ob er eine Strafe für Fehlverhalten ist und ob die Eltern ihm böse sind. Das Kind wird im Gesicht und im Verhalten der Eltern dringend nach Signalen und Erklärungen suchen. Das Kind wird Angst haben, in seiner Hilflosigkeit alleingelassen zu werden. Bei anhaltenden Schmerzen und wenn eine fremde Person das Kind untersucht, wird das Kind schlimmstenfalls mit Panik reagieren. Bei unserem Beispiel wird der Arzt den Ohrenspiegel in den schmerzenden Gehörgang einführen und mit einer Kanüle Blut aus dem Arm holen. In seiner Hilflosigkeit muß das Kind, selbst wenn die Eltern in der Nähe sind, jeden derart massiven Zugriff einer fremden Person bedrohlich finden.

Bei Kleinkindern ist das Bewußtsein von der Ganzheit und Zusammengehörigkeit des eigenen Körpers noch nicht sicher genug ausgebildet. Bei schmerzhaften Eingriffen befürchtet das Kind, in Stücke zu gehen. Freilich wird das gleiche Kind, wenn es wieder gesund ist, bereit sein, seine Gesundheit wieder unbekümmert aufs Spiel zu setzen, es wird seinem Körper sogar mutwillig Schmerzen zufügen, etwa probieren, ob es sehr weh tut, wenn man sich die Zinken einer Gabel in den Arm drückt. Es wird dabei weitaus weniger Angst empfinden. Hier ist gut zu erkennen, wie sehr das Kind zur Kontrolle seiner Angst die Situation, in der es sich befindet, zunächst einmal aktiv kontrollieren muß. Das Gefühl, einer Situation passiv ausgeliefert zu sein und handlungsunfähig zu werden, erzeugt größere Angst als der Schmerz selbst.

Ältere Kinder haben bereits ausgebildete Phantasien über ihre Körperteile und Körperregionen. Diese Phantasien gestalten die Ängste nun entscheidend mit. Das Kind verfolgt mit Schaudern, wie das Blut aus dem Inneren des Körpers herausfließt, und erlebt den Verlust eines ureigenen Besitzes. Scharfe Gegenstände, Nadeln und Skalpelle dringen durch die Haut ins Körperinnere ein. Dieser Vorgang kann schon bei dreijährigen

Jungen die Angst wecken, ihren Penis zu verlieren, der ihnen als Attribut ihres Körpers sehr wichtig geworden ist. Ärztliche Eingriffe erregen auch Bestrafungsphantasien. Zahnärztliche Behandlungen lösen besondere Ängste aus, weil sich der betroffene Mundraum mitten im Kopf befindet, wo sich das Kind den Mittelpunkt des eigenes Ichs, also seiner Person, vorstellt. Die Angst vor Injektionen kann ab der Vorpubertät das Ausmaß einer schweren Neurose annehmen und einen inneren Kampf mit aggressiven und sexuellen Phantasien anzeigen.

Eine Krankheit bricht nicht „aus heiterem Himmel" herein, sondern reiht sich in andere Ereignisse ein, die im gleichen Zeitraum stattfinden. Diese mögen medizinisch nicht das geringste mit der Krankheit zu tun haben. Im Erleben der Kinder, übrigens auch noch im Erleben mancher Erwachsener, ist es anders. Ein Kleinkind bringt alle Ereignisse des Tages und alles, was sonst seine Vorstellungen bewegt, mit dem Ausbruch der Krankheit in Verbindung. Durch diese Verbindung kann das Erleben der Krankheit dramatisiert werden, etwa wenn sich zu einer Kolik oder einem Brechdurchfall oder zu einem Unfall die Angst vor Bestrafung hinzugesellt.

Die Eltern hängen sich ungewollt in solche Ängste ein. Sie sagen oder denken: „Es ist zwar nicht schön, daß du jetzt krank bist, aber jetzt siehst du einmal, wie es ist, wenn man schwach ist ... Es tut dir gut, wenn du dich einmal nicht so aufspielen kann, wie du es sonst immer tust ... Da siehst du, wie es einem gehen kann ... Wie oft haben wir dir gesagt, wenn du so weiter machst, dann wird noch etwas passieren!" In den Wartezimmern der Kinderärzte ereignen sich derartige Kämpfe zwischen Eltern und Kind. Das Kind befürchtet, daß die Eltern den Arztbesuch zu seiner Disziplinierung unternehmen. Der Arzt muß in diesem Fall dringend durchschauen, daß er zum verlängerten Arm der Eltern zu werden droht. Die Krankheit kann im Zusammenhang mit anderen Tagesereignissen aber auch positiv verbucht werden. Sie kann helfen, einen Streit, den das Kind gerade mit den Eltern austrägt, zu besänftigen. Den Eltern kann es nun leichter fallen, sich dem Kind wieder zuzuwenden und Mitgefühl zu zeigen.

Wenn sich die Aufnahme eines kranken Kindes in der Klinik als notwendig erweist, werden hiermit weitere Ängste heraufbeschworen. Das Kind gelangt in eine vollkommen fremde Situation. Die Fremdheit ergibt sich aus der Berufskleidung, den Apparaten, dem andersartigen Tagesablauf, dem ständigen Auf- und Abtreten unterschiedlicher Personen, die unterschiedliche Aufgaben erfüllen. Zu den wenigsten Personen kann das Kind je eine Beziehung aufbauen. Es mangelt an einer besonderen Person, die für das Kind umfassend zuständig wäre. Dies ist vor allem für Kleinkinder ein Problem. Schulkinder sind im Umgang mit Funktionsträgern bereits geübt.

Ein weiteres Problem bei der Klinikaufnahme ist die drohende Trennung von der Mutter. Diese Drohung trifft das Kind in einer Situation, in der es sich ohnehin besonders anlehnungsbedürftig fühlt. Solange das Kind noch jünger als vier Jahre ist (siehe Kapitel über Trennungen) kann es die Bedeutung der neuen Umgebung und die Notwendigkeit der Trennung nicht verstehen und die Dauer der Trennung nicht überblicken. Eine Mutter sollte sich daher zusammen mit dem Kind in der Klinik aufnehmen lassen (Rooming-In) und sich vor allem während des Tages in der Nähe des Kindes, nicht unbedingt und stets an seiner Seite, aufhalten.

Krankheitsverhalten, Krankheitsängste und Krankheitsverlauf

Melanie, vierzehn Jahre alt: „Ich bin schon immer mit Krankheiten ein wenig eigen gewesen. Als meine Oma einen Herzinfarkt hatte, wollte ich wissen, ob mein Herz gesund ist und bin mit ihr zu den Nachuntersuchungen gegangen. Meine ‚Herzphase' habe ich aber längst hinter mir. Das war vor zwei Monaten. – Man denkt ja nicht freiwillig an Krankheiten und Tod. Aber man liest einiges in den Zeitungen, und neulich ist bei uns in der Nachbarschaft jemand an einem Melanom gestorben. Der Mann hatte einen ganz normalen Leberfleck, und sechs Monate später war er tot. Zufällig habe ich dann an meinem Bauch auch einen Leberfleck gefunden. Ich weiß, daß das nichts Besonderes ist. Andere haben unzählige Leberflecken. Ich fand es auch ärgerlich, daß ich immer wieder daran denken mußte. Wir haben zuhause so ein

Gesundheitslexikon. Was da drin stand, konnte mich auch nicht gerade beruhigen: Das Ozonloch, die UV Strahlung und so, Sie wissen schon. Es ist schwer, Ihnen diese Angst zu beschreiben. Jetzt, wo ich davon rede, kommt es mir auch weit weg vor. Aber wenn ich wieder allein bin, dann geht das Grübeln wieder los. Ganz sicher. Zum Beispiel mein Name, Melanie. Vielleicht bin ich zu dieser Krankheit vorherbestimmt? Wie wäre es, wenn ich jetzt bald nicht mehr leben würde? Was würden meine Eltern empfinden, was meine beste Freundin? – Es war sehr komisch. Irgendwie war ich mir nicht mehr sicher, ob dieser Fleck schon früher da gewesen war, ob er größer, dunkler, erhabener geworden war. Ich bin dann zum Hausarzt gegangen. Der hat mich zum Spezialisten geschickt. Das hat mich schon einmal stutzig gemacht: Also war doch etwas dran! Der Hautspezialist wollte mich beruhigen. Er hat aber nur mit einer Lupe draufgeguckt. Ich habe danach in einer Zeitschrift gelesen, wie viele Fehldiagnosen gestellt werden, wenn man keine Speziallampen und Mikroskope benutzt. Meine Mutter war schon ganz närrisch, weil ich von nichts anderem mehr reden konnte. Ich konnte mich nicht mehr auf die Schule konzentrieren. Meine Mutter war dann bereit, mit mir in die Hautklinik zu gehen. Dort hat man mir angeboten, den Leberfleck herauszuschneiden, wenn es mir keine Ruhe ließe. Also doch. An diesem Abend konnte ich nicht einschlafen. Ich war fast in Panik."

Mutter eines Elfjährigen: „Unser Sohn hatte neulich eine Grippe. Nach einer Woche haben wir ihn zurück in die Schule geschickt. Er kam bald darauf wieder nach Hause und sagte, ihm sei so schlecht. Noch mehrmals in dieser und den folgenden Wochen passierte das Gleiche. Zuhause konnten wir ihn nicht besonders krank finden. Wir mußten ihn überzeugen, daß es keinen besonders guten Eindruck macht, wenn er morgens die Schule verläßt und nachmittags draußen spielt. Zwischendurch bekam er auch zuhause ‚Anfälle', wo er plötzlich jammerte, ihm sei so schlecht, was sei bloß los mit ihm, man nehme ihn nicht ernst. Es war dann immer gleich hochdramatisch. Er wollte ins Bett und alles. Wir schwankten zwischen Besorgtheit und Verärgerung. Wieviel Rücksicht sollten wir nehmen? Als es uns zu bunt wurde, sind wir noch einmal zum Kinderarzt. Der stellte dann fest, daß Marco Pfeiffer'sches Drüsenfieber hatte. Es hieß, wir müßten uns auf eine langwierige milde Krankheit einstellen. Es war tatsächlich so. Wir haben nie den Punkt bestimmen können, wo er wieder richtig gesund war. Wir sind die ganze Zeit den Verdacht nicht losgeworden, daß er seine ‚Krankeit' ausnutzt, um irgendwelche Vorteile zu ergattern."

Kevin zehn Jahren alt, schon zweimal am offenen Herzen operiert: „Na klar kann ich Fahrrad fahren. Ich fahre immer zu meinem Freund ins nächste Dorf. (Allein?) Ja klar."

Mutter von Kevin: „Wir haben es ausprobiert, sind im Auto nebenhergefahren. Es geht jetzt ganz gut. Die Strecke ist abschüssig. Auf dem Rückweg holen wir ihn im Auto ab. Der Anstieg würde ihn zu sehr anstrengen."

Thomas sechs Jahre, Bluter, beim Spielen hingefallen, jetzt haben die Eltern Angst, daß es durch die Prellung im Gelenk bluten könnte. Sie kommen in die Klinikambulanz und verlangen nach Dr. K. Der ist gerade nicht da. Die Eltern sind enttäuscht. Ein anderer Arzt gibt dem Jungen eine Injektion mit Gerinnungsfaktoren. Vater: „Eigentlich wohnen wir schon ein Jahr lang nicht mehr hier. Wir sind extra hierhergefahren, 2 Stunden auf der Straße, weil Dr. K. uns immer so gut behandelt hat. Dr. K. hat uns damals einen Überweisungsbericht mitgegeben. Den haben wir immer noch zuhause. Wir wissen einfach noch nicht, wie es in der Klinik in R. aussieht, ob man da auch hingehen kann. Praktischer wäre es ja und auch näher. Aber das Vertrauen fehlt noch."

Eine Angst vor Krankheit kann zum Selbstläufer werden. Krankheitssymptome können ganz fehlen. Wir sprechen dann von Hypochondrie. Hypochondrische Ängste suchen vor allem die neun- bis vierzehnjährigen heim, oft nur für kürzere Zeit. Dem Kind und den Eltern wird bald klar, daß die Sorge, krank zu sein, relativ abwegig ist. Das Kind merkt aber, daß es sich gegen die Angst mit Verstandeskräften und Selbstüberredung nicht wehren kann. Es sucht nach Signalen im eigenen Körper, inspiziert die Körperoberfläche mißtrauisch und bedrängt die Eltern mit seinen Vermutungen. Hypochondrische Anfälle werden oft durch tatsächliche Erkrankungen im Verwandtenkreis oder in der Schulklasse ausgelöst. Die Eltern sind am Ende so entnervt, daß sie selbst ein körperliches Unbehagen verspüren. Die hypochondrische Angst ist nämlich ansteckend.

Wider besseres Wissen hoffen sie, der Arzt möge doch endlich etwas finden oder ein für allemal erklären, daß nichts zu finden ist. Weder ein positiver noch ein negativer Befund kann freilich die hypochondrische Angst beseitigen. Denn hinter der bewußten Angst stehen andere unbewußte Ängste: im klassischen Fall Ängste vor verräterischen körperlichen Zeichen oder Gefühlen, die mit der erwachenden Sexualität zu tun haben. Das Kind ist hierüber alarmiert und reagiert mit Schuldgefühlen. Auf der Flucht vor dem eigenen Großwerden wünscht sich der oder die Pubertierende zurück in die Kindheit, und will näher an die Eltern heranrücken. Mit Hilfe der hypochondrischen Befürchtungen zwingt das Kind die Eltern tatsächlich, sich ihm wieder emotional zu nähern. Hinter der Angst vor dem Großwerden und vor der Sexualität steht auch die Angst vor dem Alleinsein und dem Tod.

Manche wirklich vorhandenen und nicht nur befürchteten Krankheiten haben einen verzögerten Verlauf über Wochen und Monate, obwohl die Beschwerden nur gering sind. Die bloße Dauer der Krankheit, die lange Zeit, in der mit dem Kind irgendetwas nicht in Ordnung ist, bereitet dem Kind und seiner Familie hierbei Probleme. Das Kind kann zum Beispiel lange Zeit Appetitstörungen haben, leicht ermüdbar sein, unter Übelkeit leiden. Zwischendurch hat es Phasen, wo ihm wenig Beeinträchtigung anzumerken ist, dann wieder klagt das Kind. Die Familie ist verunsichert, wie krank ihr Kind denn nun wirklich ist. Wieviel Schonung verdient es? Wie sehr sollen sie auf seine Probleme eingehen? Ist es ratsam, die Klagen des Kindes einfach zu ignorieren? Der milde Krankheitszustand ist schwer greifbar. Auch dem älteren Kind fällt es noch schwer, sich darüber mitzuteilen. Das Kind befürchtet, es könnte von den Eltern für gesund gehalten, überfordert oder nicht ernst genommen werden. Aus diesem Grund neigen diese Kinder zur Wehleidigkeit. Die Umwelt soll nun einmal nicht vergessen, daß irgendetwas nicht in Ordnung ist.

Solche milden, sich dahinschleppenden Krankheiten sind zum Glück irgendwann vorbei. Dies ist anders bei den wirklich chronischen Erkrankungen. Diese sind oft ein lebenslanges Schicksal der Kinder und der Familien und erfordern eine grundlegende Anpassung und Änderung der Lebensweise. Viele chronische Krankheiten sind angeboren oder frühzeitig im Leben erworben, zum Beispiel Herzfehler, Asthma, Mukoviszidose, Muskelerkrankungen, Hämophilie (Bluterkrankheit), Epilepsie, verschiedene Stoffwechselerkrankungen, Nierenversagen. Je jünger das Kind bei Beginn des Leidens war, desto tiefer wird die Abhängigkeit des Kindes von der Mutter ausgeprägt sein. Es ist für die chronisch kranken Kinder sehr schwer, sich einen Lebensraum zu schaffen, der frei ist von den Wahrnehmungen, Ängsten und Gedanken der Mutter. Manche Forscher haben versucht, die einzelnen Krankheiten mit der Herausbildung bestimmter Charaktereigenschaften zu verknüpfen: Herz- und Atemwegserkrankungen sollen Lebensangst und Abhängigkeitsgefühle hervorrufen. Behinderungen des Bewegungsapparates sollen Versagensängste und Selbstwertprobleme begünstigen. Man wird kritisch einwenden müssen, daß neben der Krankheit viele andere Lebensumstände und Eigenschaften der Kinder auf deren seelische Entwicklung einwirken können.

Eine Eigenschaft der meisten chronisch kranken Kinder hat sich freilich als typisch erwiesen. Diese Kinder streben danach, so weit wie möglich am normalen Leben teilzunehmen. Sie wollen keine Sonderrechte beanspruchen. Sie machen keine Anstalten, ihren Zustand zu übertreiben. Sie behaupten von sich am liebsten, daß sie ein fast normales Leben führen. Dies ist zumindest ihr Anspruch an das Leben, so schwer ihnen dessen Erfüllung auch fällt und so wenig ihnen unsere Umwelt dabei auch leider hilft.

Familien mit chronisch kranken Kindern halten ihrem Arzt und ihrem Krankenhaus lange die Treue. Dahinter verbirgt sich, kritisch betrachtet, eine einseitige Abhängigkeit. Die Familien können sich kaum erlauben, ihre Frustrationen, ihren Groll und ihre Unzufriedenheit zu zeigen – aus Angst, für undankbar gehalten zu werden und die notwendige Unterstützung zu verlieren. Wenn die Familie wegziehen muß, unternimmt sie oft lange Fahrten, um ihren alten Arzt oder ihre Klinik weiter aufzusuchen. In Kliniken mit Spezialabteilungen für chronisch Kranke wird heute viel getan, um den besonderen Bedürfnissen der kranken Kinder und ihrer Angehörigen besser gerecht zu werden und um ihnen tatsächlich eine Art medizinische Heimat zu geben.

Bekanntlich verlaufen viele chronische Krankheiten in Schüben und mit Verschlimmerungen, etwa chronische Darmentzündungen. Bösartige Tumoren und Leukämien können geheilt werden oder aber zurückkehren, auch noch nach langer Zeit. Die Angst vor solchen Gefahren muß von allen Betroffenen bis zu einem gewissen Grade verdrängt werden. Ohne eine solche Verdrängung ist kein annähernd normales Leben möglich. Die Verdrängung ist unvollständig, die Angst ist jederzeit abrufbar. Kreative Kinder versuchen ihre Angst in eine erträgliche Form zu bringen. Sie geben ihrem Leben vor dem Hintergrund der ständigen Ungewißheit und Bedrohung eine besondere Würde und innere Kostbarkeit. Die Angst vor dem Tod ist bei chronisch kranken Kindern, während sie gesund sind, kaum ein Thema, das dem nicht Eingeweihten besonders auffiele. Die Auseinandersetzung mit dem Tod ist zu abstrakt. Sie paßt in die meisten Alltagssituationen, in denen sich das Kind aufhält, nicht hinein. Wohl aber bringen die Kinder ihre Angst vor einer erneuten Krankheit zum Ausdruck und erwarten hierzu eine Stellungnahme der Eltern. Sie fürchten sich vor erneuten Schmerzen und vor dem Verlust ihrer körperlichen Unversehrtheit. Auch haben die Kinder Angst, wiederum aus den vielfältigen Freuden des normalen Lebens unter Gleichaltrigen ausgeschlossen zu werden. Somit wird aus der Angst vor dem Tod eine Angst vor Trennung und Verlust. Möglicherweise wird die Angst vor dem Tod im Denken der Menschen zeitlebens vor allem von dieser Verlustangst beherrscht. Genau auf dieser Ebene liegen auch die Möglichkeiten der Eltern, im Gespräch mit den Kindern die Angst zu bearbeiten und dem Kind zu versichern, daß sie bei ihm bleiben werden.

Die Eltern beim Arzt oder in der Klinik

Mutter von Robert, vier Jahre: „Erst die Nachbarn, dann unser Hausarzt, dann meine Mutter, und jetzt kommen auch noch Sie: jeder sagt etwas anderes. Eigentlich wollen wir diese Behandlung nicht. Aber die Verantwortung, wenn etwas schiefgeht, möchten wir natürlich auch nicht übernehmen! Wir werden den Verdacht nicht los, daß hier niemand weiß, was richtig ist. Warum sollen wir ausgerechnet Ihnen glauben, daß er operiert werden muß?"

Arzt in einer Kinderklinik: „Wenn ich mit bestimmten, besonders ängstlichen Eltern zu tun habe, beschleicht mich eine böse Ahnung: ‚gleich steche ich daneben', wenn mir die Eltern dabei zuschauen, zum Beispiel bei einer Rückenmarkspunktion. Das fängt damit an, daß die ängstliche Mutter das Kind ängstlich macht und es dann nicht stillhält, geht damit weiter, daß die Mutter das Kind nicht entschlossen genug festhalten kann und hört damit auf, daß ich selbst von der allgemeinen Nervosität angesteckt werde und mein Selbstvertrauen verliere. Lieber sage ich gleich vorweg: ‚Bleiben Sie einen kurzen Augenblick draußen, nach dem Eingriff können Sie sofort wieder zu Ihrem Kind', oder so ähnlich ..."

Ärztin in einer Kinderklinik: „Wenn ich selbst Mutter wäre, wollte ich unbedingt bei meinem Kind bleiben. Also lasse ich die Eltern dabei, wenn ich Rückenmarkspunktionen durchführe. Bei Blutentnahmen sowieso. Ich muß aber zugeben, daß es viel Mühe bedeuten kann, nicht nur auf das Kind, sondern auch noch auf die Eltern aufzupassen, damit sie keine Angst bekommen. Ich würde einmal schätzen, daß bestimmt die Hälfte aller Eltern bei solchen Eingriffen keine große Hilfe ist. Trotzdem bleibe ich bei meiner Methode."

Mutter des fünfjährigen Anton: Unser Anton sollte die Gaumenmandeln herausbekommen. Es hieß, es sei keine große Sache, abends sollten wir ihn wieder nach Hause mitnehmen können. Der Abschied war vor der großen Tür des Operationstraktes. Eigentlich sollte er vorher schon ein Medikament erhalten, was ihn müde macht. Das wurde wohl vergessen. Ich hätte es gerne jemandem gesagt aber man weiß ja überhaupt nicht, wie man sich in einem solchen Krankenhausbetrieb bemerkbar machen oder durchsetzen soll. Überall huschen Leute herum, alle schwer beschäftigt, immer wieder andere. An wen soll man sich wenden? Die Schwester, die ihn abholte, zuckte nur mit den Schultern, sie war sehr jung, sie wußte von nichts. – Das Geschrei von Anton bei unserem Abschied war groß, ich habe ihn noch eine Weile in der Ferne schreien gehört. Dann wurde es still und die Zeit verging. Zwei Stunden blieb Anton hinter dieser Tür verschwunden. Niemand hielt es für nötig, mir zu erklären, warum diese kurze Operation so lange ging und was dort drinnen geschah. Später hieß es, ein Notfall sei dazwischen gekommen. Andere sagten, er wäre halt so lange im Aufwachraum gewesen. Ich lief auf dem Gang auf und ab, traute mich nicht weg und fühlte mich sehr, sehr schlecht, wütend, ängstlich und ohnmächtig. Muß so etwas eigentlich sein? Hat in einer solchen Klinik niemand genug Phantasie, um sich die Situation der Eltern vorzustellen und etwas daran zu ändern? Von meinem Kind will ich gar nicht sprechen. Ich nehme an, daß er die meiste Zeit nicht viel mitgekriegt hat. Ich weiß, daß es anders geht. Ich habe aber von verschiedenen Seiten ähnliche Geschichten gehört. Solche Pannen kommen scheinbar noch viel zu oft vor."

Oberschwester in einer Kinderklinik (45 Jahre alt): „Ich kann mich noch an meine ersten Berufsjahre auf einer Säuglingsstation erinnern. Die Mütter durften nur zu einer bestimmten Zeit am Nachmittag zu ihren Kindern. Auf diese Zeiten achteten wir streng. Wir waren nicht unfreundlich. Aber wir fühlten uns den Eltern irgendwie überlegen, wir dachten, daß wir die kleinen Patienten ‚besser' pflegen könnten, gerade jetzt wo sie krank waren, mit unserer Routine. Wir achteten auch damals darauf, daß eine bestimmte Schwester für ein bestimmtes Kind zuständig war. Das hatte freilich zur Folge, daß man mit einzelnen Müttern zu tun hatte und mit ihnen in eine Konkurrenzsituation geriet, wer besser wüßte, was das Kind bräuchte. Wenn die Besuchszeit um war, komplimentierten wir die Eltern hinaus. Die Säuglinge waren viel länger in der Klinik als jetzt. Es gab bestimmte Schemata, und daran hielten wir uns. Die Eltern trauten sich nicht, etwas dagegen zu sagen. Jetzt ist die Partnerschaft zwischen den Eltern und uns Schwestern viel besser geworden. Wir können die Anwesenheit der Eltern auch besser würdigen und sehen, daß die Kinder dadurch zufriedener sind. Ohne die Eltern wüßten wir manchmal gar nicht, wie das Personal reichen soll – bei den vielen Untersuchungen, die heute durchgeführt werden. Manchmal sehe ich allerdings, daß eine Mutter, die mehrere Tage und Nächte bei ihrem Kind geblieben ist, nervlich völlig am Ende ist. Ich empfehle ihr dann, sich wenigstens nachts vom Kind zurückzuziehen, wenn es eingeschlafen ist. Ob dies der Mutter gelingt, hängt natürlich auch vom Zustand des Kindes ab. Aber ich habe die Erfahrung gemacht, daß man die Mütter zum Weggehen ermutigen muß, weil sie sonst ein schlechtes Gewissen haben. In der Anfangszeit des Rooming-In hat man die Eltern dazu noch einladen müssen, jetzt muß man sie vor Übertreibungen bewahren."

Allen Eltern mit einem kranken Kind ist zu wünschen, daß es ihnen gelingt, einem bestimmten Arzt ihr Vertrauen zu schenken. Wo dieses Vertrauen fehlt oder zerstört wird, steigern sich die Angst und Verwirrung bei den Eltern. Sie konsultieren dann mehrere Ärzte hintereinander und schwanken dazu noch zwischen dem sogenannten „Laiensystem" und dem professionellen System. Das Laiensystem besteht aus den Ratschlägen der Verwandtschaft, Nachbarschaft und Freundschaft. Bei schweren, ungeklärten und langwierigen Krankheiten werden die Eltern nicht umhin kommen, sich neben dem Laiensystem verschiedener Ärzte, darunter auswärtiger Spezialisten, zu bedienen. Um so wichtiger ist es, daß die Familie zusätzlich einem Hausarzt die Treue hält, bei dem alle Informationen zusammenlaufen, damit er sie noch einmal erläutern kann. Vertrauen bindet Angst.

Es ist schlimm, das eigene Kind leiden zu sehen. Zusammen mit dem Kind stehen auch die Eltern vor einer Prüfung ihrer Leidensfähigkeit. Die Rollen sind aber klar verteilt: Das Kind muß die Schmerzen aushalten, die Eltern müssen aushalten, daß ihr Kind die Schmerzen hat. Sie können ihm diese nicht abnehmen. Einem kranken Kind in dieser Form beizustehen, ist eine Aufgabe, welche die Eltern bewußt in Angriff nehmen müssen. Die Aufgabe erfordert also einen Entschluß. Es müssen Reserven freigesetzt werden. Der Tagesplan muß umgestellt werden, die Prioritäten müssen anders gesetzt werden. Alles dieses ist notwendig, damit die Familie nicht jeden Tag, den die Krankheit länger andauert, aufs neue von deren Problemen überrollt wird.

Die Kinder verhalten sich während ihrer Krankheit nicht mehr auf der Höhe ihres Alters. Sie sind quengelig und stellen unmäßige Forderungen. Hiergegen dürfen sich die Eltern zur Wehr setzen. Ein Stück Normalität muß auch während der Krankheit verteidigt werden. Das Kind fühlt sich durch eine solche Haltung der Eltern beruhigt. Je weniger unnormal sich die Eltern verhalten, desto weniger schlimm steht es um das Kind. Daß ein krankes Kind in seiner besonderen Bedürftigkeit auch angenommen werden muß und verwöhnt werden darf, versteht sich von selbst!

Alle voraussehbaren und geplanten Behandlungsmaßnahmen sollten mit dem Kind vorher besprochen werden. Hierfür können Bilder und Bücher benutzt werden, die der Buchhandel reichlich anbietet. Die angebotenen Informationen, Text, Bilder, Gespräche, Rollenspiel, müssen dem Alter, den Kenntnissen und der Wißbegierde des Kindes angemessen sein. Sie müssen auch seinem gegenwärtigen eingeschränkten Zustand Rechnung tragen. Ein fieberndes Kind mit starken Bauchschmerzen will vor allem, daß die Ärzte es schnell aus seinem Zustand befreien. Die Detailinformationen über die Blinddarmoperation können warten, bis alles vorüber ist. Ein Kind, das wegen zu großer Rachen- und Gaumenmandeln zur Operation angemeldet ist, wird schon vorher wißbegieriger sein. Ungewißheit macht Angst. Auf Gefahren, die das Kind kennt, kann es sich besser einstellen. Es kann eigene psychische Energien in Richtung auf die Gefahr mobilisieren. Somit kann sich das Kind vor der Ohnmacht schützen, die ja der wichtigste Auslöser der Angst ist.

Bei einer Vorbereitung, die nicht unter Schmerzen und Zeitdruck steht, braucht das Kind mehrere Wiederholungen und eingeschobene Pausen. Das Kind will das Gesehene und Gehörte verarbeiten und selbst in seine Phantasiespiele einbauen. Einmalige Instruktionen sind gerade bei Kleinkindern wirkungslos. Eine übergenaue Darstellung von Einzelheiten sollte vermieden werden. Sie verrät nur die Unsicherheit und Angst der Eltern. Das Kind freut sich, wenn es eindrucksvoll sichtbare Merkmale der Klinik geschildert bekommt und später tatsächlich wiederentdeckt. Auch der allgemeine Rahmen und der grobe Ablauf des Klinikaufenthaltes sind ein wichtiges Thema. Sobald die Kinder im Kindergartenalter sind, ist es empfehlenswert, mit ihnen bei einer unbelasteten Gelegenheit eine Kinderklinik anzuschauen, zum Beispiel den Warte- und Anmeldebereich und das Spielzimmer.

Kinderkliniken haben seit den 70er Jahren viel gelernt, wie sie den Eltern und Kindern den Aufenthalt erleichtern können. Die Räumlichkeiten sind freundlicher geworden. Die Eltern haben freien Zugang zu den Stationen erhalten und werden in die Pflege der Kinder zwangloser einbezogen. Alle diese Verbesserungen haben sich vor allem für Säuglinge und Kleinkinder positiv ausgewirkt. Ältere Kinder sind auf die Verfügbarkeit der Eltern nicht mehr in so hohem Maße angewiesen. Bisweilen tragen Kinderärzte und Pflegepersonal keine Kittel mehr. Das mag für Kleinkinder hilfreich sein, Säuglingen ist es egal. Fremd ist die Person allemal. Ab dem Schulalter wird das Kind eher mißtrauisch sein, wenn eine medizinische Person keine Kittel trägt. Das Nicht-Tragen des Kittels wird als Täuschungsmanöver entlarvt. Das Kind weiß ja, was es von den Berufen, die in einer Klinik arbeiten, zu erwarten hat.

Die Entscheidung, ob ein Elternteil bei größeren oder kleineren Eingriffen anwesend sein oder ferngehalten werden sollte, muß Ermessenssache des einzelnen Arztes bzw. der einzelnen Ärztin sein. Er oder sie müssen entscheiden, wie sie den Eingriff optimal ausführen können. Es gibt auch Kliniken, in denen diesbezüglich eine bestimmte „Philosophie" vertreten wird. Auch die Eltern müssen sich, falls ihnen die Entscheidung überlassen wird, klar darüber sein, ob sie ihrem Kind durch emotionalen Abstand oder durch emotionale Nähe während des Eingriffes am besten helfen können. Sie müssen sich fragen, wie sie sich selbst während ihrer Anwesenheit fühlen, und welche Gefühle sie auf das Kind übertragen werden.

Bei Operationen in Narkose werden die Eltern meist nicht dabeisein. Sie werden außerhalb des Operationsbereichs auf die Rückkehr ihres Kindes warten müssen. Bisweilen werden sie nicht einmal während der Einschlaf- und Aufwachphase, in der das Kind medizinisch betreut werden muß, Zugang zum Kind haben. Während dieser Zeit, die viele Stunden dauern kann, sind die Eltern innerlich verwundbar und voller offener oder versteckter Angst und Mißtrauen. Für die Eltern existiert in vielen Kliniken während dieser Zeit kein definierter Ort. Schlimmstenfalls ist es der Flur vor der Tür des Operationstraktes. Niemand ist für die Eltern in dieser Situation zuständig. Sie werden vergessen. Die Eltern sollten sich auf diese schwierige Situation innerlich vorbereiten. Sie sollten erreichen, daß sie über den Zeitplan der Operation, wenn sich diese lange hinzieht, auf dem Laufenden gehalten werden.

Die Mitaufnahme der Eltern in der Kinderklinik (Rooming-in) ist nur bei Kindern unter vier Jahren sinnvoll. Selbst während des Rooming-in sollte die Mutter aber erwägen, ob sie nicht nachts der Klinik den Rücken kehrt, nachdem sie das Kind in den Schlaf gebracht hat. Dieses Vorgehen entspricht dem Normalfall beim Zubettgehen in der Familie. Sobald sich das Kind an einzelne Personen auf der Station gewöhnt hat, sollte sich die Mutter auch tagsüber stundenweise von der Station entfernen, auch wenn sie nichts Besonderes zu erledigen hat. Sie sollte sich nicht zum Ausharren am Bett des Kindes verpflichtet fühlen. Der Aufenthalt in der Klinik ist für die Begleitpersonen ungemein anstrengend. Dies erscheint verwunderlich, wenn man bedenkt, daß alle Dienstleistungen von der Station erledigt werden. Die Anstrengung dürfte daher rühren, daß sich die Mutter an eine völlig fremde Situation anpassen muß und daß sie aus Angst um ihr Kind unter einer besonderen Anspannung steht. Wenn der Aufenthalt des Kindes über mehrere Tage anhält, sollten sich die Familienmitglieder beim Rooming-in abwechseln. Auch die Großeltern können sich in den Schichtdienst einteilen lassen. Für Schulkinder ist es ausreichend, wenn sie täglich Besuch erhalten. Ein ständiger Aufenthalt am Bett des älteren Kindes kann in Ausnahmen gerechtfertigt sein, wenn das Kind schwer krank ist. Jede Ausnahmesituation erfordert ein Ausnahmeverhalten. Die Eltern müssen aber einkalkulieren, daß ihr Kind aus ihrem Ausnahmeverhalten auch zurückschließt, daß es sich in einer entsprechend ernsten gesundheitlichen Lage befindet.

Angst bei Krankheit – in aller Kürze

Wie entsteht Angst bei Krankheit?

- Aus dem Unverständnis und der Befremdung des Kindes über seinen Zustand.
- Aus der Wahrnehmung der elterlichen Angst über den Zustand des Kindes.
- Aus der magischen Vorstellung, daß die Krankheit als Strafe für die Bosheit des Kindes eingetreten ist.
- Aus magischen Vorstellungen, die den Schmerz begleiten: Der Körper wird zerstückelt oder löst sich auf. Etwas Bedrohliches dringt in ihn ein.
- Aus dem Gefühl der Hilflosigkeit und des Verlustes der Herrschaft über den Körper und die Umwelt.

- Aus Angst vor Trennung und Verlust (siehe dort)
- Als fixe Idee, hinter der sich Reifungs- und Ablösungsprobleme verbergen (Hypochondrie).
- Aus befremdlichen Erfahrungen bei Ärzten und in Krankenhäusern.

Welche Denkanstöße ergeben sich?

- Besonders schwere Krankheiten lösen nicht automatisch besonders schlimme Angst aus.
- Schleichende Krankheiten und chronische Beschwerden können Angst erzeugen, wenn der Patient und seine Angehörigen den veränderten Zustand nicht richtig einordnen können.
- Das Ausmaß der empfundenen Hilflosigkeit ist für die Angst entscheidender als zum Beispiel die Schmerzen.
- Chronisch Kranke suchen Vertrauensbeziehungen. Sie stehen freilich auch in der Gefahr, von ihren Ärzten und Kliniken allzu abhängig zu werden.
- Chronische Abhängigkeit von den Eltern ist bei chronisch kranken Kindern das wichtigste seelische Problem.
- Angst vor dem Tod besteht vor allem in Angst vor dem Alleinsein.
- Rooming-in, d.h. die Möglichkeit beim Kind im Krankenzimmer zu übernachten, ist kein unbedingtes Gebot zur Abwendung von Angst. Vor- und Nachteile sind im Einzelfall gegeneinander abzuwägen.
- Regelmäßige, organisierte Betreuung mit Erholungspausen und Unterbrechungen ist besser als intensive Einzelzuwendung bis zur Erschöpfung.

Was sollen Eltern tun?

- Die Kinder je nach ihrem Verständnis wiederholt über Krankheiten und die typischen Folgen aufklären und auf die entsprechenden Erfahrungen vorbereiten.
- Bei akuten Erkrankungen und Verletzungen dem Kind beistehen und jemand anderen losschicken, um Hilfe zu holen.

- Sich von hypochondrischen Ängsten nicht einfangen lassen.
- Einem einzelnen Arzt oder einer Klinik vertrauen. Wanderschaften von Arzt zu Arzt vermeiden.
- Sich tatkräftig auf die andersartige Familiensituation bei einem Krankheitsfall einstellen, aber zugleich ein Stück Normalität verteidigen und nicht überreagieren.

Angst und Gewalt

Einführung

Mutter eines acht Monate alten Säuglings: „Letzte Woche hat er mich beim Stillen in die Brust gebissen. Es hat ordentlich wehgetan. Muß ich mir das eigentlich gefallen lassen? Ist das immer so, wenn die Babys Zähne bekommen? Soll ich darüber hinweggehen oder das Beißen als Angriff auf mich ernst nehmen? Ich glaube fast, die Zeit des Stillens geht für meinen Sohn und mich allmählich zuende."

Mutter eines zweijährigen Mädchens: „Je böser und trotziger sie tagsüber ist, desto ängstlicher ist sie bei Nacht."

Vater zweier Söhne: „In den Tagen des Golfkriegs waren meine beiden Jungs acht und zehn Jahre alt. Ich erinnere mich noch, wie betroffen wir Erwachsenen in der Nachbarschaft von diesem Krieg waren, davon, wie schnell ein solcher Krieg losbrechen kann und mit welchen lumpigen Begründungen. Die Kinder haben das natürlich mitgekriegt. Damals wurden alle Faschingsveranstaltungen in der Schule abgesagt. Wir haben es auch nicht mehr so gern gesehen, wenn die Kinder mit ihren Platzpatronen und Pistolen unterwegs waren. Das Erstaunliche war: Die Kinder haben alle Einschränkungen klaglos akzeptiert. Man kann sagen, sie haben sich auf die Betroffenheit und Pietät ihrer Umwelt geschickt eingestellt. – Aber in ihren Phantasiespielen gab es keinen Waffenstillstand. Zu dieser Zeit haben sie so aggressiv wie noch nie gespielt und ihre Legomänner gemetzelt, ihnen die Beine abgerissen, sie eingesperrt und abstürzen lassen. Als hätten sie sich in der Phantasie abreagieren müssen, weil es öffentlich nicht mehr erlaubt war. Oder sie wollten damit ihre Verunsicherung über das ‚neue' Verhalten der Erwachsenen bekämpfen. Interessant war, *wie* sie es taten."

Man braucht keine tiefenpsychologischen Kenntnisse, um sich vorzustellen, daß die Kinder Angst vor ihren eigenen Aggressionen haben, die in ihnen schlummern. Diese Angst hört das ganze Leben nicht auf. Die Tiefenpsychologie verfolgt dieses Phänomen aber bis in die Säuglingszeit zurück. Schon der ältere Säugling, wenn er brüllend nach der Mutter verlangt, soll eine Ahnung davon haben, daß seine Wut gerade das zerstören könnte, wonach er am meisten verlangt und was er zum Leben am meisten braucht – die ihn versorgende Mutter.

Das verzweifelte Verlangen des Säuglings nach der Mutter ist demnach Ausdruck seiner erbarmungslosen Liebe, einer primitiven Form der „Liebe“, die noch nicht deutlich zwischen der darin enthaltenen zerstörerischen Gewalt und dem schöpferischen Gefühl der reiferen Liebe unterscheiden kann.

Schließlich gelangt das Kleinkind so weit, daß es sich hütet, seine bösen Gefühle noch allzu freimütig zu offenbaren. Das Kind versucht nun, der Mutter möglichst oft „gute“ Gefühle zu zeigen. Die „böse“ Seite wird zurückgedrängt. Der Preis, den das Kind dafür zahlen muß – von Trotzanfällen abgesehen – ist die Angst – Angst zum Beispiel davor, daß die Wut plötzlich hervorbrechen könnte und die Grundlage der Liebe zur Mutter zerstören könnte, oder Angst, daß die Mutter etwas ähnliches tun könnte.

Je abhängiger sich das Kind noch von der Mutter fühlt, desto mehr Grund hat es, darüber in Wut zu geraten. Auch noch im späteren Leben, bei sehr elementaren aggressiven Ausbrüchen, stellt sich heraus, daß der Betreffende mit Gefühlen tiefer hoffnungsloser Abhängigkeit zu kämpfen hatte und sie nicht mehr ertragen konnte. Als Fazit können wir also festhalten: Menschen, die sich abhängig fühlen, haben besonders viel innere Wut zu verbergen und zeigen deshalb zeitweise besonders viel Angst.

Eltern, die ihre Kinder bei Trotzanfällen oder im Spiel beobachten, kann nicht entgehen, wie leidenschaftlich sie um ein Gleichgewicht zwischen ihrer Liebe und ihrem Haß kämpfen und sich in ihrem Spiel die Frage nach der eigenen Gefährlichkeit stellen, im Wechsel mit der ebenso wichtigen Frage, wieviel Gefahr ihnen von außen droht.

Diese Fragen versetzen Kleinkinder und auch noch Schulkinder während des Phantasiespiels in Spannung und Erregung. Im Spiel werden ständig Gefahren erfunden oder heraufbeschworen. Mädchen und Jungen sind gleichermaßen besessen von riskanten Spielideen, wo Puppen, Lego- und

Playmobilpersonen zermalmt werden, von Mauern stürzen, ihre Glieder verlieren, in Hinterhalte gelockt werden, ertrinken, jämmerlich schreien und um ihr Leben winseln, bevor endlich die Guten herannahen und in letzter Sekunde doch noch den Sieg davontragen, woraufhin es den Bösen schlecht ergeht. Die Zeiten der Freude über einen Sieg oder eine Befreiung sind extrem kurz, gemessen an den langen Torturen davor und danach. Nach einem ähnlichen Muster verlaufen die Handlungen auf allen Theaterbühnen, in allen Märchen und Abenteuerbüchern. Überall werden Gefahren und Spannungen kunstvoll aufgebaut, bevor sich eine Lösung abzeichnet. Die Lösung der Spannung ist das eigentliche Ziel, der Wunsch nach einer Versöhnung ist auch das zentrale Motiv aller Spielideen der Kinder. Offenbar ist aber eine Versöhnung nur über einen vorausgegangenen Konflikt erreichbar. Schärfer formuliert: eine Befreiung und Entspannung ist nur über eine vorherige Versklavung und Erregung zu haben.

Medien und Angst

Protokoll aus einer Studie über Kinder und Familien in einer benachteiligten Wohngegend in einer Großstadt: „Wir haben Videoaufnahmen in den Wohnungen mit Einverständnis der Familien gemacht. In einem Film sieht man eine Mutter, wie sie ihren Säugling füttert. Der hängt in einem Hochstuhl. Die Mutter sitzt seitlich davon und lehnt sich gegen den Hochstuhl. Sie hält einen Teller mit Brei in der Hand. Der Löffel mit dem Brei wandert mit atemberaubender Geschwindigkeit immer wieder in den Mund des Babys. Das Baby schaut mit entgeistertem Blick geradeaus. Die Mutter schaut in die gleiche Richtung. In der Wohnung ist ein ohrenbetäubender Lärm. Der Fernseher ist an. Beide, Mutter und Baby, starren in diesen Fernseher, sie sind davon wie gebannt, als gäbe es dort für beide noch etwas mit den Augen zu essen. Sie schenken sich gegenseitig keinen Blick. Beide sprechen kein Wort.“

Mutter eines Zehnjährigen: „Seit dem Umzug haben wir Kabelfernsehen. Das hat der Teufel erfunden. Jetzt ertappe ich meinen Sven dabei, wie er morgens vor der Schule schon Kindersendungen ansieht, wenn ich vor ihm aus dem Haus gehen muß. Wenn er aus der Schule zurückkommt und ich bin noch nicht gleich da, passiert dasselbe. Wenn ich ihn zurechtweisen will, wird er patzig und sagt, was er denn tun solle. Es sei eben ‚langweilig'. Für Hausaufgaben würde es sich vor dem Essen nicht mehr lohnen. Außerdem habe er sich in der Schule ‚geärgert' und durch das Fernsehen könnte er sich ‚beruhigen'. Das ist doch pervers!"

Terminator I (Arnold Schwarzenegger), Kultfilm der Jugendlichen in den 90er Jahren des 20. Jahrhunderts. Die Handlung: Eines Tages in unserer Zeit fallen in künstlichen Blitzgewittern zwei nackte menschliche Kreaturen auf die Erde, der eine krümmt sich dabei vor Schmerz, als werde er geboren. Er gerät sofort in Gefahr und muß um sein Leben rennen. Der andere, an einem anderen Ort, steht unberührt, kühl, ruhig und gerade aufgerichtet und beginnt seinen Auftrag. Der zweite ist ein metallischer Roboter, mit einem Überzug aus Fleisch und Blut, in perfekter Menschengestalt.

Beide Kreaturen sind aus der Zukunft in die Gegenwart gekommen, um hier eine Frau zu suchen, deren Sohn – er ist noch nicht einmal gezeugt – in Zukunft zum Führer und Hoffnungsträger in einer hoffnungslosen Welt werden wird. In dieser zukünftigen Welt kämpfen menschliche Rebellen gegen übermächtige Roboter. Rückblenden führen in diese Welt. Es ist eine apokalyptische dunkle Szenerie aus Schutt und Ruinen nach einer globalen Atomkatastrophe. Die überlebenden Menschen leben elend und verhungernd unter der Erde und werden von den Maschinen verfolgt und ausgerottet.

Der Roboter „Terminator" kommt in perfekter fleischlicher Menschengestalt, um die ahnungslose Frau und zukünftige Mutter zu töten, und damit die Existenz des Rebellenführers zu vernichten, bevor sie überhaupt begonnen hat. Der menschliche Held, Gefolgsmann des Rebellenführers, soll die Frau retten. Er opfert sich für die Reise in die Vergangenheit. Er hat ein Bild von der Frau gesehen und innerlich sehnsüchtig bewahrt. Er sucht die Frau, die ja die Mutter seines Führers ist bzw. sein wird, kämpft mit ihr gegen den Roboter und geht dabei selbst zugrunde. Zuvor kommt es noch zu einer sexuellen Vereinigung zwischen ihm und der Frau. Damit ist wohl der spätere Rebellenführer gezeugt worden. Die Frau ist es schließlich, die den Roboter unschädlich machen kann. Am Schluß begibt sie sich auf die Flucht vor der bevorstehenden atomaren Katastrophe. Durch die ihr auferlegten Prüfungen wirkt sie gereift. Sie wird von einer Aura heldenhafter Entschlossenheit umgeben. Schließlich wird sie die Mutter eines zukünftigen Führers sein.

Aber alles ist von Hoffnungslosigkeit überlagert. Wenn in diesem Film überhaupt jemand triumphiert, so ist es die am Anfang völlig ahnungslose Frau. Sie ist am Schluß die große Projektionsfläche für Schmerz und Angst, sexuelle Begierde, Inzucht, Geburt, Wiedergeburt und Größenphantasien. Letztlich bietet sie den einzigen Grund für die

Zerstörung. Sie ist der Anfang und das Ende des ganzen Gemetzels. Der Film ist kompromißlos brutal. Alles ereignet sich und wird gerechtfertigt unter einem unentrinnbaren Verhängnis. Die Menschen sind einem Schicksal ausgeliefert, welches sie nicht ändern können. Dennoch kämpfen sie. Sie sind also Opfer, verstehen sich auch so, betätigen sich aber dennoch als aktive Kämpfer. Hinter dem Aktivismus ist der Wunsch nach Kindheit, Versorgung und Hingabe spürbar. Er wird nicht zugegeben, ist aber im ganzen Film gegenwärtig.

Vater einer dreizehnjährigen Tochter und eines elfjährigen Sohnes. „Wir waren neulich bei Nachbarn zum Abendessen. Dort gibt es zwei Jugendliche von siebzehn und neunzehn Jahren. Damit wir uns in Ruhe unterhalten können, wurden meine Kinder zum Videoschauen ins Kinderzimmer eingeladen. ‚Jugendfreie Filme', hieß es. Bald darauf kam mein Sohn blaß um die Nase zurück, dann meine Tochter. ‚Robocop', hieße der Film. Nein, den könne er nicht sehen, der sei ihm zu grausam, davon werde er heute nacht träumen. Dann ging er wieder weg, kam aber schnell zurück. Er hatte es nochmal versucht. Ich muß zugeben, daß ich noch ziemlich ahnungslos war. Ich bin dann selbst ins Kinderzimmer und habe ein Stück von dem Film gesehen. Gerade wurde ein Mensch von riesigen Geschossen in Stücke gerissen. Ich war entsetzt. Die anwesenden Jugendlichen kannten den Film und schauten kaum hin. Sie waren mit Aufräumen beschäftigt. Sie schienen überhaupt kein Gespür zu haben, wie schrecklich dieser Film auf uns und vor allem auf die Kinder wirkte. Es muß lange Gewöhnung sein, dies nicht mehr zu merken. – Ich war im Grunde beruhigt, daß mein Sohn, der ja auch ziemlich bösartig sein kann und sich gerne aggressive Geschichten ausdenkt, vor solchen Filmen zurückschreckt und nicht etwa aus Ehrgefühl weitergucken will – daß er also weiß, wo seine Grenzen sind. Ich nehme einmal an, daß die Grenzen bei ihm dort liegen, wo sie auch bei mir liegen. Irgendwo hat er doch etwas von seinen Eltern übernommen, und die Erziehung ist nicht ganz umsonst gewesen. Er hat beim Gutenachtsagen mit mir über alles noch einmal sprechen müssen, was er da gesehen hat und hat seine Befürchtung geäußert, daß er davon wohl träumen werde. Er hat sich immer wieder bei mir rückversichert, daß die Erinnerung an den Film hoffentlich mit ein oder zwei bösen Träumen überstanden wäre. – Er hat übrigens gar nichts davon geträumt, hat mir jedenfalls nichts mehr davon erzählt. – Meine Frau hat an diesem Abend mit meiner Tochter über dieselbe Sache geredet. Die hat den Vorfall weniger schwer genommen und konnte ihn als Absurdität abtun. Sie wirkte auf uns sehr viel unempfindlicher als ihr Bruder, was wir nicht unbedingt erwartet hätten. Das, was wir an diesem Abend erlebt haben, war natürlich alles andere als eine Absurdität. Es war der normale tägliche Wahnsinn in unseren Kinos und Videoshops."

Mutter zweier Kinder im Grundschulalter: „Meine Kinder schauen zuviel fern. Natürlich, wenn die Sonne scheint und der beste Freund vor der Tür steht und die absolut zündende Idee hat, dann machen sie den Fernseher aus und gehen raus. Aber an durchschnittlichen Tagen hat das Nachmittagsprogramm im Fernsehen immer die besseren Karten. Ich bin heilfroh, wenn die Kinder nachmittags in die Schule müssen oder Vereinstermine haben. Dann weiß ich wenigstens, daß sie beschäftigt sind und das Fernsehen kein Thema ist."

Typische Szene aus einer Serie im Vorabendprogramm eines beliebigen TV-Anbieters: Ein unbekannter Mann dringt durch die Haustür in die Wohnung der Mutter mit einem fünfjährigen Kind ein. Die Mutter versucht ihn noch zurückzuschieben. Es stellt sich heraus, daß er die Frau früher einmal gekannt und sexuell belästigt hat. Jetzt will er wieder etwas von ihr. Die Frau hat offensichtlich Angst. Der Mann grinst immer so und sagt, er wolle nur guten Tag sagen und mal ihr Kind sehen. Die Mutter schreit: „Rühr' das Kind nicht an." „Und wenn es nun meines ist?", höhnt der Mann. Die Mutter will das Kind zu den Nachbarn schicken. Der Mann sagt, „das Kind bleibt hier." Die Mutter zieht das Kind zu sich heran, drückt es an sich und weint. Der Mann sagt betont süßlich, „komm mal her, Kleiner, du brauchst vor mir keine Angst zu haben." „Raus", schreit die Frau plötzlich los, „ich lasse die Polizei kommen, du hast kein Recht, mich hier zu belästigen". Der Mann bewegt sich zur Haustür und dreht sich noch einmal um: „So leicht wirst du mich nicht los. Das wirst du noch zu spüren bekommen." Er geht. Sobald er draußen ist, gerät die Mutter in heftige, erregte Aktion. Sie reißt einen Koffer aus einem Wandschrank und wirft wahllos Sachen auf das Bett. „Wir können hier nicht länger bleiben." Das Kind sieht seine Mutter fragend an. „Das erkläre ich dir später einmal". Aus einer plötzlichen Gefühlsregung reißt sie das Kind noch einmal an sich und schluchzt auf. (Es folgt der nächste Werbeblock.)

Spätestens in der Pubertät haben die aggressiven Phantasiespiele mit Legomännern ausgedient. Auch die perfekt auf diese Bedürfnisse abgestimmte Werbemaschinerie mit gesponsorten Zeichentrickserien und passenden He- und Super- und Batmännern aus dem Spielwarensortiment verfängt nicht mehr. Diese Medienprodukte erregen keine unmittelbare Angst und dürften auch kaum zu aggressivem Handeln verführen. Sie verfolgen das Thema von Gefahr und Erlösung, Gut und Böse, Stärke und Schwäche in einer künstlich verfremdeten Welt. Diese Welt liegt zu weit von der Lebenswirklichkeit der Kinder entfernt, als daß sie mit ihr verwechselt werden könnte. Das gleiche gilt für Serien, die auf weibliche Konsumenten zielen, und in denen glückselige oder entsagungsvolle, sich unsäglich anstrengende, laut keuchende Heldinnen dargestellt sind, die für eine gute Sache kämpfen.

Wir müssen freilich bedenken, daß bestimmte, ich-schwache Kinder auch schon ohne den Druck der Medien Realität und Phantasie schlecht unterscheiden können. Gerade diese Kinder, die wenig Zeit mit ihren Freunden verbringen und kontaktgestört sind, verbringen lange Zeiten täglich vor dem Fernsehen. Das Erleben vor dem Bildschirm rückt in den Mittelpunkt ihres Tagesablaufs. Dieses Problem trifft, wie gesagt, nicht auf alle Kinder zu. Nicht jedes Kind sieht tatenlos zu, wie die Bilder im Fernsehen die eigene Phantasie ersetzen. Die Reaktionsweise hängt vom Entwicklungsstand des Kindes ab. Kleinkinder haben Angst vor Hexen und Geistern. Ab dem Schulalter werden angsterregende Phantasien stärker durch die Darstellung körperlicher Verletzungen und Naturkatastrophen angestoßen. Wir brauchen uns die Gesamtheit der Kinder nicht als eine formlose Masse vorzustellen, die von den Medien überschwemmt und wehrlos gemacht wird. Kinder leben einzeln eingebunden in einer Umwelt und sind geprägt durch ihre zwischenmenschlichen Bindungen. Sie verarbeiten ihre Medienerlebnisse aktiv und bewußt. Gerade eine soziale Verankerung der Kinder bietet den besten Schutz vor unkontrollierten Angriffen der Medien auf die Seele der Kinder. Auch haben die Kinder in den letzten Jahren gezeigt, daß sie mit der Fülle der neuen Medienangebote, zum Beispiel mit der Werbung, spielerisch umgehen und mit den dort verwendeten Klischees jonglieren können. Sie werden es am Ende besser können als die heutigen Erwachsenen, die bis heute aus dem Staunen über die neue Welt der Medien nicht herausgekommen sind.

Dennoch sollen die Gefahren der modernen Medien nicht verharmlost werden. Im Unterschied zu den verfremdeten Zeichentrickfilmen müssen schon die Vorabendsendungen, die sogenannten Seifenopern, durchaus kritischer beurteilt werden. Durch diese Serien, die auf scheinbar so harmlose Weise direkt aus dem Leben gegriffen sind, wird das Denken der Kinder nachhaltig beeinflußt. Denn die Handlungen erwecken den Anschein, als würden die Kinder und Jugendlichen wirklich so leben, wie sie filmisch dargestellt werden und als würde man durch den Bildschirm in ihr Alltagsleben hineinblicken. Sogar viele Erwachsene betrachten die Ereignisse in den Serien wie ein Stück aus ihrem wirklichen Leben und diskutieren ernsthaft unter Nachbarn, wie sie sich selbst verhalten hätten und was sie den Serienhelden raten würden. Oder sie rufen die Sender an und beschweren sich. Die im Film vertretenen Meinungen sind „anschlußfähig", das heißt, sie hängen sich nahtlos an die Gefühle und Gedanken der Menschen an, ergänzen sie und verbiegen sie dabei. Es wird zum Beispiel vermittelt, daß Frauen wie von selbst oder selbstverschuldet in eine Opferrolle geraten. Die Bösewichter tauchen aus dem Nichts auf, ohne Lebensgeschichte und ohne Seele. Sie haben meist nur kurze Auftritte, werden als Personen nicht durchgezeichnet, empfinden weder Leid noch Angst und verschwinden, sobald sie erledigt sind, von der Bildfläche. Gefahren sind allgegenwärtig und haben die Eigenschaft, die Opfer unerwartet zu überrumpeln. Selbstverständlich muß man sich gegen Gefahren rüsten. Wer es nicht tut, ist dumm. Die Ordnungskräfte sind schwach oder erpreßbar und gewaltbereit genau wie die Bösen. Sie flößen kein Vertrauen ein. Wer Hilfe braucht, muß sich selbst helfen. Dies sind nur einige Beispiele für anschlußfähige Medienbotschaften.

Eine weitere Wirkung kommt hinzu, die kaum mit den Inhalten, umso mehr aber mit allgemeinen Merkmalen der neuen Fernsehprogramme zu tun hat: Der Konsum der Medien wirkt allgemein erregend und anregend. Wie beim kindlichen Aggressionsspiel wird über den Aufbau einer Erregung letztlich eine Entspannung und Lösung gesucht. Dieser Effekt wird mit immer gleichen, stereotypen Mustern erzielt. So werden zum Beispiel sexuelle und aggressive Eindrücke miteinander gekoppelt. Mit dieser Verbindung können besonders rasch hohe zentralnervöse Reize beim Zuschauer ausgelöst werden. Der Zuschauer soll in kurzer Folge immer wieder zu irgendwie gearteten Spannungen hingeführt werden, möglichst so rasch, daß er nicht mit der Fernbedienung weiterschaltet, sondern gefesselt bleibt. Dazu werden ganz bestimmte Stilmittel eingesetzt. Die Handlung hetzt von Mini-Höhepunkt zu Mini-Höhepunkt. Die Geschichten haben keinen roten Faden oder längeren Spannungsbogen, sie sind aus einzelnen Szenen zusammengeflickt. Sie bieten keine Angriffsfläche für eine vertiefte Auseinandersetzung. Nur in dieser Oberflächlichkeit ist der neue Medienkonsum für die Menschen überhaupt durchführbar, ohne daß sie dabei seelisch erschöpfen.

Ein Fernsehkonsum jedoch, der in dieser Weise auf einen körperlichen Erregungsprozeß abzielt und eine vertiefte seelische Auseinandersetzung unterlaufen will, kann zu Recht mit einem Genußgift wie Alkohol und Nikotin verglichen werden und kann im schlimmsten Fall suchterregend sein. Beim Gebrauch von Videospielen ist suchtähnliches Verhalten eindeutig belegt worden. Wiederum sind Kinder, die nicht in festen Beziehungen und in einer funktionierenden sozialen Umwelt beheimatet sind, besonders gefährdet. Ähnlich wie beim Nikotin und Alkohol sollte man es auch beim Medienkonsum von Kindern fordern, daß die Bevölkerung durch öffentliche Werbekampagnen auf die Gefahren hingewiesen wird und auf diese Weise ein breiteres Bewußtsein von der Gefährlichkeit der Medien geweckt wird. Auch Verbote und Beschränkungen, so sehr sie mißachtet werden dürften, könnten mithelfen, die Bevölkerung überhaupt erst einmal auf die Gefahr aufmerksam zu machen, die hier für Kinder droht, und die Konsumenten zu einer Auseinandersetzung mit dem Verbot zu zwingen. Im Vergleich zur heutigen Kritik- und Ahnungslosigkeit wäre das schon ein Fortschritt.

In der Auseinandersetzung mit der eigenen Erregbarkeit, der Angst und der Aggression geht ein Teil der Jugend sogar noch einige Schritte weiter. Diese Jugendlichen, zum Teil sogar schon Kinder, konsumieren Action- und Horrorfilme, die das gleiche Thema nochmals abwandeln. Die Eltern der Jugendlichen werden gegen diese Filme Widerwillen empfinden. Dennoch führt ein Verständnis des Lebensgefühls dieser Kinder nur über ein Verständnis dieser Filme und der Art, wie sie konsumiert werden: Das Betrachten dieser Filme, speziell der besonders schrecklichen Szenen, hat den Charakter von Mutproben. Die Filme üben eine beträchtliche Anziehungskraft aus. Die Jugendlichen treffen sich und schauen die Filme gemeinsam an.

Es scheint, als ob beim Betrachten dieser Filme – vergleichbar den kindlichen Aggressionsspielen – eine Modellangst erzeugt werden soll. Die Modellangst soll ein Gegengewicht zur tatsächlich vorhandenen Angst erzeugen und diese betäuben. „Cool" zu werden, ist das ultimative Ziel der Jugendlichen. Wer einen besonders unangenehmen Film so oft anschauen kann, bis er nichts mehr empfindet, ist „cool". Die Faszination des Terrors ist nur verständlich vor dem Hintergrund des Terrors, den die eigene innere Erregung ausübt. Es ist übrigens kein Zufall, daß in den beliebtesten Action-Filmen Frauen vorkommen, die einerseits gnadenlos und grundlos verfolgt werden, andererseits aber selbst so mächtig sind, daß sie gefürchtet werden. Ihnen stehen Männer gegenüber, die sich von den Frauen abhängig fühlen oder die sie grenzenlos verehren. Gerade deshalb werden die Frauen bekämpft.

Nicht alle angsterregenden Filme, von denen sich die jungen Leute angezogen fühlen, sind roh und primitiv. Einige sind kunstvoll gestaltet, freilich nicht weniger furchtbar in der Darstellung der Gewalt und für Eltern nicht weniger unerträglich anzuschauen. Die Gewalt in diesen Filmen bricht plötzlich und unerwartet hervor. Sie zerstört die Menschen in tiefstem Frieden und größter Arglosigkeit. Als negative und positive Helden werden in den Filmen immer wieder menschenähnliche Roboter gestaltet. Sie haben übermenschliche Kräfte, empfinden keine Schmerzen und zeigen keine Gefühle. Sie überstehen die schlimmsten Angriffe und Verstümmelungen. Es ist auch kein Zufall, daß die besseren dieser Filme mit einem nahezu religiösen Horizont ausgestattet sind: Sie erzählen vom Überleben in einer hoffnungslosen Welt, von Treue und Gefolgschaft und vom Glauben an einen Sinn mitten in der Sinnlosigkeit.

Angst vor konkreter Gefahr

Vater einer zwölfjährigen Tochter: „Seit einiger Zeit wird unsere Tochter immer ängstlicher. Ich hoffe, es ist nur eine Phase in ihrer Entwicklung und hört wieder auf, denn sie macht sich und uns das Leben ziemlich schwer. Wenn es nur ihre Pingeligkeit beim Essen wäre, könnten wir es noch ertragen. Sie pickt irgendwelche dunklen Reiskörner heraus und geniert sich, wenn sie zugeben soll, daß sie diese für giftig hält. Sie geht nicht mehr hinten aus dem Gartentor, weil sie glaubt, jemand könnte ihr dort auflauern. Wenn sie vorne aus dem Haus geht, muß jemand an der geöffneten Tür stehen bleiben, bis sie außer Rufweite ist. Sie kommt sonst zurück und macht uns eine Szene, wenn man das nicht beachtet. Am ärgerlichsten ist aber das Theater, das sie macht, wenn wir abends weggehen wollen. Erst mußte das Haus auf allen Etagen taghell beleuchtet sein, jetzt dürfen wir gar nicht mehr gehen. Es gab eine Einbruchsserie hier in der Gegend. Aber das kann nicht der alleinige Grund sein. Sie überlegt sich, was sie den Einbrechern alles antun würde. Arme Einbrecher! Einmal ging abends gegen 23.00 Uhr eine Tür im Haus durch den Wind hin und her und quiekte dabei. Ich habe später entdeckt, woran es lag. Vorher kam meine Tochter schreiend in unser Schlafzimmer gelaufen. Das mache sie nicht mehr mit. Sie weigerte sich, in ihr Zimmer zurückzugehen. Sie wurde in ihrer Panik richtig bösartig zu uns."

Die Alltagserfahrung, der Medienkonsum und das wachsende Verständnis der Kinder hinterlassen ihre Spuren: Schon das Schulkind kann sich gut vorstellen, was es anderen Kindern konkret antun könnte und was ihm selbst angetan werden könnte und welche Gefahren ihm selbst, der Familie, der Nachbarschaft, dem Land und der Welt drohen. Das Kind weiß inzwischen auch, welche Maßnahmen zu seinem Schutz getroffen worden sind: Es muß einen Fahrradhelm tragen, im Auto hinten sitzen, einen Sicherheitsgurt anlegen, zuhause pünktlich erscheinen, bei Dunkelheit warten, bis es abgeholt wird, es muß Früchte waschen, bevor es sie ißt und ungiftige Filzstifte kaufen, auch wenn sie mehr kosten. All dieses und noch viel mehr sei wichtig, erklärt man dem Kind, damit weder das Kind noch andere zu Schaden kommen. In der Familie gibt es vielleicht noch Regeln, durch welche die Aggression unter

Geschwistern eingedämmt werden soll. In manchen Familien ist das Thema „Gewalt“ gänzlich tabuisiert.

Auch die Gesellschaft tabuisiert die Gewalt, falls sie sie nicht gerade verherrlicht. Sie kultiviert Bilder eines behüteten, gewaltfreien Lebens vor allem im Schoße der Familie, in der Natur, in der Werbung und bei öffentlichen Kulturveranstaltungen. Aber auch die Kinder unterwerfen sich nun Regeln zur Unterdrückung ihrer aggressiven Phantasien. Ab der Vorpubertät wissen die Kinder sehr genau, daß die Gesellschaft schwere Aggressionsdelikte, Raub, Totschlag, Mord unnachgiebig verfolgt und bestraft. Dieses Alter ist die klassische Zeit der neurotischen Ängste. Es handelt sich nunmehr um bewußte, gezielte und begründete Ängste. Typisch ist die in der Phantasie ausgestaltete Angst, ein Findelkind und von den Eltern ungeliebt zu sein, die Angst, vergiftet zu werden, die Angst allein zurückgelassen zu werden, nachdem alle anderen umgekommen sind. Die Kinder fürchten sich vor dem Ausbruch von Feuer, vor Einbrechern, Dunkelheit, Gewittern, Hunden und Spinnen. Die Gefahr kommt durchweg von außen, nicht von innen. Zur äußeren Bedrohung gehören auch Polizei, Staat oder Gott. Diese Ausprägung der Ängste verrät, daß das Kind inzwischen über ein gut funktionierendes, strenges Gewissen verfügt. Dieses Gewissen sorgt dafür, daß die von dem Kind selbst ausgehende Aggressivität tabuisiert wird und alle Angst mit äußeren Gefahren begründet wird.

Aus den Ängsten ergeben sich hochvernünftige Diskussionen mit den Eltern, warum ein bestimmtes Fenster oder ein Balkon für Diebe gut geeignet ist, warum eine bestimmte Beleuchtung des Hauses abschreckend wirkt und warum bestimmte Tiere besonders furchterregend aussehen, auch wenn sie im Endeffekt harmlos sind. Die Eltern werden ärgerlich darauf eingeschworen, sich um die Sicherheit ihres Kindes zu kümmern und sich für alle möglichen Gefahren aufzurüsten. Sicherheit ist das zentrale Wort. Aber wie sicher kann die Familie sein, und wie sicher ist diese Welt?

Wie gut können die Eltern ihr Kind davon überzeugen, daß die meisten Menschen in dieser Welt im Grunde friedliebend sind, wenn im Nachbardorf auf dem Acker einige Mittelstrekkenraketen eingebunkert liegen? Letztlich werden sich alle „vernünftigen“ Diskussionen über die Gefahren dieser Welt und ihre Kalkulierbarkeit im Kreise drehen. Alles wird darauf ankommen, ob sich die Familie damit beruhigen kann, daß ihre eigene Aggressivität kalkulierbar ist, jene des Kindes und jene der Eltern. Jede Angst vor äußerer Bedrohung, so real diese immer sein mag, hat auch einen Bezug zu Phantasien über die eigene Bedrohlichkeit!

Erziehen ohne Angst

Mutter eines Vierjährigen, Leo: „Ich gebe zu, ich bin ein Nervenbündel. Mein Mann hat mich dazu gemacht. Ich könnte ihnen Geschichten erzählen ... Aber sprechen wir jetzt von Leo. Der schlägt ganz nach seinem Vater, obwohl er ihn nicht mehr kennt. Er bringt mich zur Weißglut mit seinem Trotz. Leo müßte inzwischen wissen, wo meine Geduld am Ende ist. Er geht immer einen Schritt zu weit. Er kriegt dann auch von mir was hinten drauf. Ich weiß, das nützt auch nichts, vielleicht sind Sie sogar dagegen, aber ich weiß mir nicht anders zu helfen. Gerade, wenn er selbst so in Rage ist, scheinen ihm mein Drohungen, daß er gleich was abbekommt, nichts auszumachen. Ich weiß dann nicht mehr, wie ich ihm beikommen soll. – Neulich, im Urlaub, bei einem Strandspaziergang, war es einmal anders. Aber so anders, daß es mir auch nicht recht war. Wir hatten nämlich keinen Streit. Es war nur so, daß Leo mich immer wieder mit Sand beworfen und dabei albern gegackert hat. Als mir der Sand ins Auge flog, haben ich die Hand erhoben. Nur zum Spaß habe ich ihm gedroht. Wirklich zum Spaß. Das hätte jeder gemerkt. Da ist er ganz stark zusammengezuckt und hat mich so merkwürdig entsetzt und voller Angst angeguckt und ist lange nicht mehr in meine Nähe gekommen. Das hat mir einen Stich gegeben. Das hat mir weh getan. Hat er inzwischen so viel Angst vor mir? Liegt es wirklich an mir? Bin ich mit meinen Strafen so unberechenbar für ihn? Versteht er so wenig, daß ich es gut meine? Versteht er nicht, wann ich böse bin und wann nicht? Hat er möglicherweise irgendeine seelische Störung? Ist er im Kopf nicht ganz in Ordnung? Hat er zuviel Streit zwischen mir und meinem Freund mitgekriegt? Ich wäre bereit, meinen Freund aufzugeben. Es läuft zwischen uns sowieso nicht besonders gut. Einen Freund, der meinen Leo nicht akzeptiert, kann ich nicht gebrauchen. Ohne meinen Freund bin ich vielleicht ausgeglichener. Aber wie kann Leo mich so mißverstehen? – Und Sie sagen, er ärgert mich nur deshalb, damit er meine Launen besser ertragen kann? Das wäre der Hammer."

Erzieherin in einer Tageseinrichtung über den achtjährigen Marco: „Wir haben einen Jungen, mit dem wir nicht zurechtkommen. Er hat es wohl zuhause nicht leicht. Die ersten Jahre war er bei der Uroma. Die Eltern trinken beide, schlagen sich und vertragen sich. Die Mutter flüchtet manchmal spätabends mit ihm und seiner jüngeren Schwester zur Oma. Manchmal muß er sich vor die Mutter stellen, wenn der Vater betrunken nach Hause kommt. – Wir kommen an Marco nicht heran. Er ist vollkommen verschlossen. Erst allmählich entdecken wir seine Ängste. Er traut sich z.B. nicht allein auf die Toilette und macht lieber in die Hose und kann Dunkelheit und geschlossene Räume jeder Art nicht aushalten. Er schreit hysterisch herum, wenn wir ihm einen Vorwurf machen. Oder aber: er reagiert vollkommen stur. Er behauptet, ohne rot zu werden, daß ihm irgendetwas gehört, und ist nicht davon abzubringen. Eigentlich ist niemand mit ihm bisher richtig warm geworden. Aber er macht einen unbeschreiblich wütend. Er hat wenig Mitgefühl mit den anderen, ist manchmal hinterhältig und kann sehr grausam zu den Tieren sein. Das wundert einen um so mehr, als er selbst so viel Angst hat. Wenn sie ihn sehen, werden Sie sich wundern, wie klein, zart und unschuldig er aussieht, als könnte er niemandem etwas zuleide tun. Wehe, ihn faßt mal jemand etwas härter an. Sofort schreit er, daß man ihm wehgetan habe. Man soll das ja nicht noch einmal machen. Er droht dann unflätig. Wenn er etwas im Schilde führt und man sagt ihm, ‚tue das nicht, wehe, laß das ...', dann macht er es gerade. Und er macht es immer wieder. Er provoziert gnadenlos. Er kann endlos stören, immer dieselben Grimassen ziehen, einen Klotz hundertmal gegen eine Wand werfen. Er ist rastlos und planlos, kann sich nicht mit Freude einem Spiel widmen oder bei etwas bleiben. Wir wissen, daß er zuhause geschlagen wird und immer wieder mit dem Schlimmsten rechnen muß. Das Jugendamt überlegt sich, ob er aus der Familie herausgenommen werden muß. Er kommt uns ja auch wie ein verwundetes Tier vor. Zugleich ist er aber stur wie ein Elefant und macht es uns unmöglich, ihm Zuwendung oder Verständnis zu zeigen. Er lehnt das ab. Früher hätte man vielleicht gesagt, er ist ‚schwer erziehbar'."

Beobachtung auf einem Bahnsteig der U-Bahn. Mutter zu ihrem etwa siebenjährigen Sohn. „Komm' sofort von der Bahsteigkante weg!" Keine Reaktion. Die Mutter geht zu ihm hin und reißt ihn unbeherrscht zurück. „Du willst wohl unbedingt sterben. Ist dir klar, wie oft es passiert, daß jemand auf die Gleise fällt und vom Zug zerquetscht wird, nur weil er zufällig zu nahe da vorne steht? Willst du das? Hast du schon mal gesehen, wie man aussieht, wenn man da unten liegt? Glaub' ja nicht, daß der Zugfahrer dich noch sehen würde oder bremsen könnte!“ Mißmutig bleibt der Junge in der Nähe der Mutter stehen, aber schaut in die andere Richtung, als ginge ihn die Mutter nichts an.

Die Bewältigung der Angst – das ist also die Bewältigung der eigenen inneren Erregbarkeit und des eigenen zerstörerischen Potentials. Angst und Aggression müssen ins Gleichgewicht kommen. Das eine darf nicht zugunsten des anderen vollkommen unterdrückt werden. Einen Ausgleich zwischen Angst und Aggression kann das Kind aber nicht ohne fremde Hilfe erreichen. Es wäre allzu schön, wenn das Kind bloß Selbstbeherrschung üben müßte und ab und zu den eigenen Trieben freien Lauf lassen könnte, wenn der Druck zu groß wird. Das Kind reagiert mit seiner Angst eben nicht nur auf den eigenen aggressiven Trieb, sondern auf tatsächliche Gewalt, die es von außen, also von anderen Menschen erfährt. Die meiste Gewalt erfährt ein Kind in unserer Zivilisation nicht von Fremden, sondern von Personen, die ihm eng verbunden sind. Das Kind hat nunmehr also Angst vor der zerstörerischen Wut seiner Eltern, seiner Geschwister und seiner engsten Umwelt. Es hat vor allem Angst vor der Unberechenbarkeit dieser Gewalt.

Seine Angst kann jederzeit in Wut und Erregung umkippen. Damit wird das Kind, das eben noch Opfer seiner Umwelt war, selbst zum Täter. Grund genug, nun wieder Angst vor der eigenen Wut zu bekommen. Nun ist die Angst scheinbar wieder ein inneres Problem. Der Kreis schließt sich. Es wird deutlich, daß sich das Angstproblem nur voll verstehen läßt, wenn man ehrlich genug ist zuzugeben, daß es ebenso viele innere Konflikte wie auch äußere Gründe gibt, die zur Angst beitragen können. Die Bezugspersonen können mit ihrer Angst *oder* mit ihrer Aggression dem Kind Angst einjagen. Auf die gleiche Weise können sie erreichen, daß das Kind aggressiv wird. Die Gesellschaft kann den Kindern Angst einjagen oder kann sie aggressiv machen, meist beides zugleich. Jede Gesellschaft und jede Erziehung muß mit ihren Regeln und Normen mithelfen, daß die Gewalt nicht überbordet und die damit einhergehende Angst beherrschbar bleibt.

Mühelos könnte man die Spielregeln, welche die Gesellschaft gefunden hat, um die Gewalt zu begrenzen, kritisieren. Besonders fragwürdig sind ja die Rechtfertigungen für staatlich verhängte Gewalt oder kriegerische Auseinandersetzungen. Es wäre freilich noch verhängnisvoller, wenn es jedem einzelnen überlassen bliebe, wie er seine aggressiven Regungen rechtfertigen will oder wie er sie eindämmen will oder was er gegen Angst tun will.

Kinder und überhaupt alle Menschen empfinden besonders starke Angst, wenn sie den erwähnten Kreisprozeß nicht gut genug durchschauen: wenn sie nicht erkennen, wieviel Aggressivität von ihnen selbst ausgeht und wieviel von außen kommt. Ein Beispiel: ein Kind verflucht seine Mutter und muß kurz darauf ansehen, wie die Mutter einen Unfall erleidet oder wie sich die Eltern eine Prügelei liefern. Das Kind fühlt sich mit seiner inneren Wut für die äußeren Folgen verantwortlich. Diese Erfahrung wird dazu beitragen, daß das Kind seine eigenen Wutgefühle für besonders gefährlich hält.

Was geschieht aber, wenn Kinder selbst Gewalt erleiden? Automatisch nehmen sie an, daß sie diese Gewalt provoziert haben und somit verdienen. Das Kind, vor allem das junge Kind, stellt einen typischen Zusammenhang zwischen der eigenen und der erlittenen Aggression her. Es sagt sich: „Es ist normal, daß ich geschlagen werde, denn ich bin ja selbst auch wütend. Wenn ich wütend bin, dann könnte ich selbst Schläge austeilen." Ein Kind, das sich so verhält, rüstet sich innerlich auf und steckt die Schläge, die es erhält, leichter weg. Auf diese Weise versucht sich das Kind vor einer seelischen Verwundung zu schützen: Es beruhigt sich damit, daß es seine eigene Erregung in der gegen sich gerichteten Handlung wiederfinden kann. Wenn sich erst beide, Täter und Opfer, beruhigt haben, darf das Kind auf eine Versöhnung hoffen.

Kinder erleben besonders starke Angst, wenn sie die Gewalt aus der Situation vollkommener Ohnmacht erleiden. Diese Ohnmacht ist auch schon gegeben, wenn sie nur zu Zeugen von Gewalt werden, ohne zu verstehen, was dort geschieht. Alle erregenden Ereignisse, die das Kind passiv erleiden muß und die es nicht verstehen kann und die anschließend nicht zur Konfliktauflösung oder Versöhnung führen, bleiben länger im Gedächtnis des Kindes haften. Das Kind kann sie unter Umständen lebenslang nicht mehr abschütteln. Während ein Kind solchen schrecklichen Ereignissen ausgeliefert ist, reagiert es nicht etwa panisch und kopflos, sondern verhält sich still und gesammelt, in einer gespenstischen Duldsamkeit. Es versucht „abzuschalten", nichts mehr zu hören, zu sehen oder zu spüren, um die Situation auf diese Weise irgendwie zu überleben. Es wird später solche Erfahrungen in einem monotonen Spiel wiederholen und wird dabei immer wieder im Ansatz die gleiche Angst empfinden. Irgendwann wird das Kind versuchen, seine Erinnerung zu bekämpfen, indem es aus der Rolle des Opfers ausbricht und selbst die handelnde Person wird. Das Kind wird Rachephantasien entwickeln und diese möglicherweise an anderen unbeteiligten Kindern ausprobieren.

Angst mag über alles Gesagte hinaus neurotische Ursachen haben und muß dann auch psychotherapeutisch behandelt werden. Der Umgang mit Angst bei Kindern steht aber nie außerhalb erzieherischer Einflüsse. Es gibt eine veraltete Erziehungsmeinung, daß man Kinder zum Verzicht auf Gewalt erziehen könnte, indem man ihnen Angst einjagt. Tatsächlich kann Angst, zumindest vorübergehend, eine aggressive Neigung hemmen. Auf längere Sicht werden durch eine solche Erziehung erst aggressive Phantasien geweckt. Durch eine solche Erziehung würden Kinder schlimmstenfalls in eine ohnmächtige Opferrolle geraten, wie sie oben skizziert wurde. Alle Opfer werden zu einem späteren Zeitpunkt zu Tätern. Diese Kinder sind zunächst nur ängstlich, am Ende aber auch aggressiv. Viele erwachsene Personen, die sich als „ängstlich" bezeichnen, sind keineswegs frei von Aggressionen. Jeder der mit ängstlichen Menschen zusammenlebt, kann dies bestätigen. Ängstliche Personen üben einen Druck auf die Umwelt aus. Dieser Druck erzeugt Unbehagen und Verärgerung.

Kein Erzieher wird heute absichtlich seinen Zöglingen Angst einjagen, und auf diese Weise Druck ausüben, damit sie

Aggressionen unterlassen. Ein solcher Erziehungsstil wird heute überall abgelehnt. Leider ist das Angst-einjagen in der Erziehung damit noch nicht abgeschafft. Denn wie soll es ängstlichen Erziehern gelingen, ihr eigenes Erleben abzuschalten? Die Antwort lautet: Sie können es nicht und sollen es auch gar nicht. Sie sollen sogar zu ihrer Angst stehen! Das Kind kann seine eigenen Gefühle besser bestimmen, wenn die Eltern die ihrigen bestimmen. Die ängstlichen Eltern dürfen nur nicht erwarten, daß ihr Kind vor den gleichen Dingen Angst hat, wie sie. Sie dürfen die Angst des Kindes zum Beispiel nicht anheizen, indem sie eine Herausforderung extra so gestalten, daß eine Angstreaktion unausweichlich wird. Sie dürfen eine Angelegenheit, vor der sie selbst Angst haben, nicht als objektiv gefährlich darstellen, wenn dies nur ihr subjektives Gefühl ist. Natürlich gibt es viele Dinge, die von der großen Allgemeinheit für gefährlich gehalten werden. Dies sollte den Kindern natürlich zur Kenntnis gebracht werden. Es geht ja nicht darum, die Kinder zur Waghalsigkeit oder Rücksichtslosigkeit zu erziehen. Zum Glück brauchen die Eltern bei der Warnung vor Gefahren nicht auf die eigenen Anmutungen zurückzugreifen. Sie können sich auf allgemeine Auffassungen berufen: Was denkt die Schule, was denken die Nachbarn, was sagt die Justiz, was sagt der gesunde Menschenverstand? Hier erweist sich die Beziehung der Angst zu gesellschaftlichen Regeln als segensreich. Ängstliche Eltern sollten sich also nicht auf die eigenen Gefühle verlassen. Sonst machen sie ihre Kinder genauso ängstlich, wie sie selbst eigentlich nicht sein wollen, und üben Druck auf sie aus.

Nichts ist angsterregender für ein Kind, als wenn ein Erzieher – aus Angst vor dem eigenen Kontrollverlust – Drohungen gegen das Kind ausstößt und dabei seine Gefühle im Zaum hält. „Wenn Du das noch einmal tust, dann ..." Das Kind wird eingespannt in ein Korsett des Wohlverhaltens. Es wird mit seinem Verhalten zuständig dafür, ob der Erzieher die Kontrolle über sich verlieren wird oder nicht. Die Situation ist für das Kind unkalkulierbar. Niemand kann sagen, wann die Strafe tatsächlich vollstreckt wird oder ob die Drohung verschärft und auf das nächste und übernächste Mal verschoben wird. Wenn Kinder diese Ungewißheit nicht mehr ertragen, sorgen sie aktiv dafür, daß der Zusammenbruch des Erziehers endlich eintritt, in der Hoffnung, daß wenigstens dies zu einer gewissen Entspannung führt. Somit provozieren die Kinder gerade jene Krise, vor der sie gewarnt worden sind. Es versteht sich von selbst, daß häufige Erfahrungen dieser Art die Charakterbildung des Kindes in Richtung auf Aggressivität beeinflussen. Dereinst werden diese Kinder mit ihrer Nachkommenschaft vor dem gleichen Problem stehen. Sie werden wiederum merken, daß sie die Erregungen ihres Kindes nur schwer ertragen können und werden drohen. Dies ist einer der Gründe, warum bestimmte Formen der Aggressivität gleichsam „erblich“ sind.

Die Erziehung sollte also darauf bedacht sein, im Kind keinen durch Drohungen provozierten, lang dauernden Zustand von ängstlicher Anspannung zu erzeugen. Eine Erziehung ganz ohne Angst und ohne Aggression wäre hingegen ein unrealistisches Ziel. Erzieher sollten keine Aggressionen oder Ängste absichtlich heraufbeschwören, aber sich auch nicht dabei verkrampfen, diese Regungen zu vermeiden. Viel wichtiger ist es, daß die Eltern nach aggressiven Auseinandersetzungen alsbald echtes Bedauern zeigen und sich mit ihrem Kind wieder versöhnen. Und bei allen Ereignissen, wo das Kind durch Angst unter Druck geraten ist, sollten die Eltern alsbald für sich klären, wieviel Angst sie selbst dabei empfunden haben und abwägen, wie die Gefahrenlage denn wirklich war.

Angst und Gewalt in aller Kürze

In welchem Verhältnis stehen Angst und Gewalt zueinander?

- Mit Angst werden die eigenen aggressiven Wünsche in Schach gehalten.
- (Nicht nur) Kinder bringen gemeinsam mit ihrer Angst auch Wut zum Ausdruck: die Wut enthält den Vorwurf, daß ihnen niemand hilft.

- Bei Babys vermischen sich Angst und Wut besonders deutlich, wenn sie nach der Mutter schreien.
- Kinder beschwören in ihren Spielen künstliche Gefahren herauf. Sie machen sich selber Angst, um sich dann davon zu befreien. Sie entlasten sich auf diese Weise von ihren inneren (aggressiven) Spannungen.
- Angst und Gewalt sind Ausdruck derselben inneren Erregung. Sie können stets ineinander übergehen. Das eine kann aus dem anderen hervorgehen:
- Angst kann Aggression auslösen.
- Aggression kann Angst auslösen.

Welche konkreten Gewalt-Erfahrungen können zur Angst beitragen?

- Es handelt sich in der überwiegenden Zahl nicht um Erfahrungen mit Fremden.
- Es handelt sich in den meisten Fällen auch nicht um Naturkatastrophen.
- Die meisten Erfahrungen liegen im engsten vertrauten Lebenskreis des Kindes.
- Besonders angsterregend sind Situationen, bei denen das Kind in eine wehrlose Lage versetzt wird und in dieser Lage etwas Schmerzhaftes, Unverständliches erleiden muß.
- Besonders folgenreich sind nicht kurze akute Schreckerlebnisse, sondern andauernde oder wiederholte Erlebnisse, auch dann, wenn sie verdeckt ablaufen oder gar nur angedroht werden.
- Gewohnheitsmäßiges Androhen von Gewalt versetzt das Kind in hohe innere Spannung. Oft wird die Drohung noch gesteigert, weil sich das Kind aktiv gegen die ohnmächtige Situation zu wehren versucht.
- Gewohnheitsmäßiges Androhen von Gefahren und die Dramatisierung von Risiken, wenn das Kind ein bestimmtes Verhalten nicht unterläßt, beschwören sowohl Trotz wie Angst herauf.
- Kinder reagieren mit Angst, wenn sie oft erleben müssen,

daß lustvolle Situationen aus der Kontrolle geraten und gefährlich enden.

Welchen Beitrag zur Verstärkung der Angst leisten die Medien?

- Fernsehkonsum mündet nicht automatisch in aggressives Handeln.
- Fernsehkonsum macht nicht automatisch Angst.
- Fernsehkonsum raubt den Kindern nicht ohne weiteres ihre Phantasie.
- Das Fernsehen ist freilich geeignet, vorhandene Eigenschaften und Risiken im Kind zu verstärken.
- Das Fernsehen wirkt um so schädlicher, je labiler und unselbständiger ein Kind ist.
- Das Fernsehen wirkt um so schädlicher, je weniger zwischenmenschliche Bindungen ein Kind besitzt.
- Das Fernsehen wirkt um so schädlicher, je länger die Zeit ist, die ein Kind täglich davor verbringt.
- Das Fernsehen wirkt „bildend". Es wird vom Lebensstil des Kindes und der Familie abhängen, welche anderen Bildungseinflüsse in Konkurrenz zum Einfluß des Fernsehens noch wirksam bleiben.
- Viele Fernsehsendungen vermitteln ein einseitiges, verzerrtes Bild vom Verhalten der Menschen und vom Zustand der Welt.
- Besonders gefährlich sind Sendungen, in welchen den Kindern der Eindruck vermittelt wird, daß ihr eigener Alltag täuschend echt abgebildet wird.
- Das Fernsehen bietet Rechtfertigungen für aggressives Handeln, wenn das Kind ohnehin hierzu neigt.
- Das Fernsehen bietet Vorlagen für Angst, wenn das Kind ohnehin hierzu neigt.
- Die größte Gefahr des modernen Fernsehens liegt in seiner Eigenschaft als Genußmittel!
- Fernsehgenuß wird zur allgemeinen Anregung und Beruhigung gebraucht – unabhängig von einer inhaltlichen Auseinandersetzung mit dem Gesehenen.
- Fernsehgenuß kann sucht-ähnliches Verhalten auslösen.

Welche Denkanstöße ergeben sich?

- Das Ausmaß der Angst bezieht sich auf das Ausmaß von Vorstellungen, die sich jemand über die Gefährlichkeit der Welt macht.
- Das Ausmaß der Angst hat auch damit zu tun, für wie gefährlich man sich selbst hält!
- Aus eigener Kraft können die Eltern ihr Kind nicht vor seinen Ängsten schützen.
- Zum Schutz vor Angst muß sich jeder an allgemeinen Meinungen, öffentlichen Einschätzungen und am gesunden Menschenverstand zu orientieren versuchen.
- Leider gibt es „wirkliche“ Gefahren (z.B. Atomkraft), deren Ausmaß die Vorstellungskraft sprengt. Dadurch werden sie „unwirklich“.
- Auch für den Umgang mit diesen schwer greifbaren Gefahren können Eltern nichts anderes tun, als sich einer öffentlichen Meinungsbildung anzuschließen und die Angst nicht zur ihrer Privatsache zu machen.
- Kinder, die mit der Angst ihrer Eltern belastet werden, reagieren nicht selten trotzig, aggressiv. Dies erscheint unsinnig, weil sie sich damit noch mehr in Gefahr bringen. Kinder haben aber vor nichts mehr Angst als davor, wehrlos zu werden.
- Bezüglich des Fernsehens darf gehofft werden, daß die Kinder Anpassungsprozesse leisten, die sich die Eltern noch nicht vorstellen können, da sie als Erwachsene von der Medienentwicklung überrascht worden sind.
- Verbote, Normierungen und Beschränkungen sind ein unverzichtbares Element in der Auseinandersetzung mit den neuen Medien. Diese Auseinandersetzung muß geführt werden – vor allem wegen der Bedeutung der Medien als neues „Genußmittel“.

Was sollen Eltern tun?

- Sich um eine realistische Gefahreneinschätzung bemühen.
- Hierzu den gesunden Menschenverstand und die allgemeine öffentliche Meinung nutzen.

- Die Kinder nicht mit der eigenen Angst unter Druck setzen.
- Die eigene Angst bekennen und von der Angst der Kinder abgrenzen.
- Den Kindern attraktive soziale Betätigungen vor der Haustür, in Schule und Verein bieten.
- Sich selbst als Eltern sozial entfalten und betätigen. Das vorleben, was von den Kindern erwartet wird.
- Bedenken, daß die Gefahr, Angst zu erleben und chronisch angstbereit zu werden, innerhalb der Familie weitaus größer ist als draußen im „feindlichen Leben". (Gilt für die hiesigen Lebensbedingungen)
- Fernsehen reglementieren, nicht verbieten. Fernsehzeiten und Sendungen bestimmen. Immer neu darüber verhandeln.
- Zusammen mit den Kindern Sendungen anschauen. Fernsehen als Gemeinschaftserlebnis anbieten.
- Bei passender Gelegenheit auf gemeinsam gesehene Sendungen zurückkommen. Damit zeigen, daß es am Fernsehen etwas inhaltlich zu verarbeiten gibt.
- Meinungen zu bestimmten Sendungen äußern.
- Wirklichkeit und Unwirklichkeit eines Films aufklären helfen. Beschreiben, wie er entsteht.

Therapie der Angst

Einführung:

Mutter eines achtjährigen Jungen, Jörg, zu ihrer besten Freundin: „Seit Stefan sich über seinen Rechtanwalt gemeldet hat, ist unsere Ruhe dahin. Weißt Du zufällig einen guten Kinderpsychiater oder Psychologen, der sich mit Scheidungssachen auskennt? Ich weiß, daß Du mich immer vor Psychiatern, Psychologen, Psychotherapeuten, oder wie sie heißen, gewarnt hast, weil bei Dir alles schief gegangen ist. Aber bei mir muß es jetzt sein. Ich brauche wenigstens eine Untersuchung für Jörg. Was, meinst Du, ist besser für Jörg und mich, ein Mann oder eine Frau? Ich kann mir schon denken, daß der oder die mich dann ausfragt. Aber ich brauche einfach jemanden, der sich unseren Fall einmal ansieht. Jörg hat sich so verändert, ich kenne ihn nicht mehr wieder. Stefan will Jörg unbedingt sehen. Seit er von der Lehrerin gehört hat, was in der Schule los ist, will er ihn erst recht sehen. Jörg soll mitten im Unterricht zu weinen anfangen, wenn er einen Fehler macht. Er soll oft abwesend wirken, Ich kann es mir vorstellen. Zuhause ißt er kaum noch was. Er will morgens nicht in die Schule. Gestern hat er sich absichtlich in den Finger geschnitten. Dann hat er gesagt, jetzt will er sterben. Daß ein kleines Kind so etwas sagen kann, hat mich tief getroffen. Nachts ruft er mich und fragt, was ich mache, ob ich da bin. Er will nicht mehr in sein eigenes Bett.

Stefan hat beim letzten Anruf verlangt, er will Jörg jetzt endlich sehen. Er sagt, er hätte ein Recht dazu, Du weißt schon, „Besuchsrecht". Stefan meint, Jörg vermisse ihn. Ich habe ihm geschrieben, ganz diplomatisch, Stefan soll Geduld haben, nach allem was passiert ist, Jörg brauche Zeit. Stefan hat mir über seinen Anwalt eine Antwort zukommen lassen: er könne nicht glauben, daß Jörg Angst hat. Ich würde ihn festhalten. Ich würde spinnen. Ich wäre nicht normal. Das ist schon ein starkes Stück. Als ob Jörg nicht lange genug die Hölle bei uns zuhause mitgekriegt hätte. Wie oft hat Jörg mir gesagt, daß er seinen Vater nicht sehen will, daß er Angst vor ihm hat.

Stefan hat jetzt gedroht, daß er einen psychiatrischen Gutachter einschalten will. Das hat gerade noch gefehlt. Ich komme mir richtig verfolgt vor. Was Stefan kann, das kann ich schon lange. Ich werde nicht zulassen, daß Jörg verrückt gemacht wird. Sonst werde ich auch noch verrückt.

Ist es Dir damals auch so gegangen, daß Du gedacht hast, Du bist selber nicht mehr normal, als Du zu diesem Psychotherapeuten gegangen bist?

Was hat er Dich gefragt? Was meinst Du, wie oft man dort hingehen muß? Was werden die Leute denken? Für meine Eltern ist es schlimm genug, daß ich durch die Scheidung Schande über die Familie bringe. Meine Mutter würde die Hände über dem Kopf zusammenschlagen, wenn sie von dem Psychiater wüßte.

Ich will aber auf jeden Fall, daß Jörg Hilfe bekommt. Ich weiß auch, daß ich selbst keine Kraft mehr habe, ihn zu beruhigen. Ich weiß nicht mehr weiter, ich habe selbst den Kopf so voll mit Sachen, die sich immer im Kreis herumdrehen, Tag und Nacht. Ich muß eine Schlaftablette nehmen, um einmal abzuschalten. Mir ist schon klar, daß Jörg mein Zustand nicht gut tut und daß er das mitkriegt. Dafür brauche ich keinen Fachmann. Das braucht mir niemand vorzuhalten, dankeschön. Aber dieser Psychiater wird sich auch einige Geschichten aus meiner Ehe mit Stefan anhören müssen. Er ist doch zum Stillschweigen verpflichtet, oder? Er wird dann schon verstehen, warum jemand wie Stefan alles noch viel schlimmer machen würde, wenn er sich Jörg zu Besuchen holen würde."

Was unternehmen Eltern mit einem erregten oder ängstlichen Kind, einem Kind, das bestimmte Handlungen zwanghaft ausführt, andere angstvoll vermeidet oder verweigert? Was sollen Eltern tun, wenn ihr Kind sie fassungslos macht oder in Angst versetzt. Was sollen sie tun, wenn sie befürchten, durch ihr Verhalten die Angst des Kindes zu verschlimmern, was, wenn sie ihrem Kind eine Aufgabe, die ihm bevorsteht, nicht zutrauen, weil es mehrmals schon in Panik geraten ist. Der Weg, den die Eltern gehen müssen, bis sie eine für sie akzeptable und wirksame Hilfe gefunden haben, kann mühsam sein. Der Weg verläuft oft über mehrere Stationen. Es ist selbstverständlich, daß die Eltern erst einmal in der eigenen Familie, im Freundeskreis und in der Nachbarschaft Rat suchen. Hier wissen sie wenigstens, daß sie die erbetenen Ratschläge nicht befolgen müssen, diese Ratschläge tragen keine Verpflichtung. Sie kosten auch nichts. Die Eltern und das Kind behalten die Situation im Griff.

Ab wann versagt dieses Laiensystem? Es ist unmöglich, diese Frage allgemein zu beantworten. Man kann jedoch festhalten, daß professionelle Hilfe um so notwendiger wird, je länger die Angst beim Kind andauert und je öfter sie auftritt. Hilfe von außen wird um so notwendiger, je schlimmer die Betroffenen wirklich leiden. Unter „Leiden" sind seelischer Schmerz,

Verwirrung, Ratlosigkeit und sozialer Druck gemeint. Die Schule oder Nachbarschaft, im Extremfall sogar Ämter können darauf drängen, daß es „so“ nicht weitergehen kann. Das Kind kann Ablehnung und Isolation erleiden, die Eltern auch. Alle genannten Umstände versetzen die Betroffenen unter Zugzwang.

Kurzum, wenn Hilfe bei einer Fachfrau oder einem Fachmann gesucht wird, hat dies meist eine längere Vorgeschichte. Angst und Ängstlichkeit sind seelische Schwierigkeiten im Unterschied zu körperlichen Krankheiten. Ein seelisches Problem öffentlich vorzutragen, erfordert vom Kind und von den Angehörigen größeren Mut. Sie plagen sich mit der Frage, ob sie nicht „normal“ und nicht „richtig im Kopf“ seien. Mit diesem volktümlichen Urteil wäre eine gesellschaftliche Ächtung verbunden. Vielleicht wollen die Eltern deshalb auch nicht jedem erzählen, was sie vorhaben und an wen sie sich wenden. Es könnte zu peinlichen Rückfragen kommen.

Wenn sich die Eltern erstmals an eine Fachperson wenden, ist es zunächst noch völlig offen, ob sich daraus eine Psychotherapie ergeben wird und wie diese aussehen könnte. Die Erwartungen an die Fachperson sind oft unerfüllbar hoch, so hoch wie die Sehnsucht nach erlösender Hilfe. Zugleich herrscht große Angst, daß man in eine Abhängigkeit geraten könnte. Zum Schutz vor dieser Abhängigkeit hat man daher „nur ein paar Fragen“ und will einige wenige Dinge „klären“. In der Tat sind Klärungen und Ratschläge, und nichts weiter als das, der erste vernünftige Schritt. Alles dieses ist noch weit von einer Psychotherapie oder gar von einer Abhängigkeit entfernt.

Psychotherapie wird gewiß nicht stattfinden, wenn gegenüber dem allgemeinen Wunsch nach Hilfe ein gezieltes Anliegen zu früh in den Vordergrund rückt: eine Schulbefreiung, ein Antrag auf ein Wohnungs- oder Arbeitsgesuch, ein Platz für das Kind in einer bestimmten Einrichtung, ein Attest für eine Beschwerde oder eine gerichtliche Klage, der Beweis der eigenen Erziehungstauglichkeit oder der Untauglichkeit eines anderen. Natürlich kann sich hinter einem solchen Versuch, sich einen Vorteil zu verschaffen, eine seelische Notlage der Eltern verbergen. Ein Psychotherapeut wird sich aber erst engagieren, wenn er sicher geworden ist, daß es diese seelische Notlage wirklich gibt und daß der Betreffende auch Hilfe wünscht.

Viele Psychotherapeuten hegen zu Recht Zweifel, ob es sinnvoll ist, die seelische Behandlung eines Kindes zu übernehmen und gleichzeitig den Angehörigen einen Vorteil im wirklichen Leben zu verschaffen, zumal der Vorteil sich alsbald zum Nachteil verändern kann. Ein typisches Beispiel ist die Schulbefreiung von schulphobischen Kindern. Der Therapeut hat das Kind und die Eltern zunächst scheinbar entlastet. Er macht sich aber nun selbst zum Richter über die Schulpflicht, ihren Sinn oder Unsinn. Er wird früher oder später, wenn er den Schulbesuch wieder wünscht und selbst am Sinn einer weiteren Befreiung zweifelt, zum Gewissen des Kindes und der Eltern, zur Amtsperson, zum Kameltreiber, Tröster und so weiter. Seine besondere therapeutische Rolle wird dadurch verschlissen.

Auch wenn es darum geht, Kindern getrennt lebender Eltern Atteste auszustellen, in denen begründet werden soll, warum ein Kind den anderen Elternteil lieber nicht besuchen sollte, gerät der Psychotherapeut in eine heikle Situation mit rechtlichen Folgen. Sie wird noch heikler, wenn das Attest Vermutungen enthalten soll, daß der Vater oder die Mutter sich am Kind vergriffen hätten oder dem Kind Traumen zugefügt hätten. Es ist keine Frage, daß eine Mutter oder ein Vater in einer derart schwierigen Zeit Helfer benötigen, die sich eindeutig auf ihre Seite begeben und sich für sie einsetzen. Das Dilemma ist nur, daß sich jede Partei um solche Mitstreiter bemühen und „psychotherapeutische" Argumente sammeln wird. Der Begriff der „Psychotherapie" wird hier wohl doch überstrapaziert, und ein Psychotherapeut, der in dieser Form Partei ergriffen hat, wird, sollte es zu einer gerichtlichen Auseinandersetzung kommen, als Sachverständiger wenig oder gar kein Gewicht haben. Ein weiterer Sachverständiger wird im Auftrag des Gerichts benannt werden.

Natürlich ist mit jeder Psychotherapie eine Parteinahme verbunden, denn jeder Psychotherapeut muß eine enge, einfühlsame Beziehung zum Patienten herstellen. Die beste Parteinahme ist aber in strittigen Fällen dieser Art immer die Parteinahme für das Kind selbst. Diese Parteinahme beinhaltet aber, daß sich der Therapeut nicht auf die Seite eines Elternteils und gegen den anderen Elternteil stellen darf. Eine derartige Einseitigkeit würde den Interessen des Kindes zuwiderlaufen. Ich bin daher überzeugt, daß derjenige, der eine Psychotherapie des Kindes übernimmt, Atteste der oben beschriebenen Art nach Möglichkeit nicht ausstellen sollte.

Die erste Anlaufstation für Eltern mit einem ängstlichen Kind sind die Kinderärztin, beziehungsweise der Kinderarzt, vor allem wenn das Kind noch klein ist, denn normalerweise genießen Kinderärzte viel Vertrauen bei den Eltern. Dank ihrer Berufserfahrung, insbesondere wenn sie eine spezielle Ausbildung besitzen, können sie den Eltern eine erste Hilfe bieten oder sie an eine kinderpsychiatrische Praxis oder Ambulanz überweisen. Schulkinder gelangen schon häufiger auf direktem Weg zum Kinderpsychiater.

Andere Eltern ziehen es je nach den örtlichen Gegebenheiten vor, nicht zu Ärzten, sondern in die Sprechstunden von Selbsthilfeorganisationen und Beratungsstellen zu gehen. Hier sind überwiegend nicht-ärztliche Psychotherapeuten tätig. Der Zugang ist informeller, und vielleicht fühlt man sich weniger krank, wenn man diesen Weg wählt. Wie auch Eltern sich entscheiden: es geht zunächst um eine Beratung, eine Sondierung des Problems, nicht um eine längere therapeutische Vereinbarung.

Folgende Fragen stehen am Anfang jeder Beratung: Welche Möglichkeiten haben die Eltern schon ausgeschöpft? Welche Vorstellungen haben sie von einer Behandlung? Erwarten sie lediglich einige wenige Ratschläge? Wie schätzen sie ihre eigenen Möglichkeiten und die Aussichten auf Besserung ein? Sind sie zu optimistisch oder zu pessimistisch? Müssen die Eltern aufgeklärt werden, daß eine Hilfe langfristig angelegt werden sollte? Oder müssen sie eher informiert werden, daß eine langfristige Hilfe nicht nötig ist? Welche Arten von Psychotherapie werden vor Ort in erreichbarer Nähe angeboten? Welche der betroffenen Personen, Kind und Eltern eingeschlossen, würde sich am ehesten auf welche Art von Hilfe einlassen, wer ist am stärksten dem Leidensdruck ausgesetzt? Wer ist am stärksten an einer Veränderung interessiert? Wer wünscht am stärksten, daß ihm geholfen werde? Sind alle Personen anwesend, die in die Hilfe einbezogen werden sollten? Bei Schulproblemen ist es zum Beispiel mitunter notwendig, den/die betroffene/n Lehrer/in die Hilfe einzubeziehen, vor allem, wenn diese/r auf die Vorstellung gedrängt hatte.

Es gibt Eltern, die dicht vor der Erkenntnis stehen, daß das Problem der Ängstlichkeit nicht nur bei ihrem Kind, sondern auch bei Ihnen liegen könnte oder daß es zumindest auf sie abfärbt und von ihnen auf das Kind zurückwirkt. Solchen Eltern kann man eine Familientherapie vorschlagen. Manche Eltern haben Gutes davon gehört und suchen ausdrücklich eine solche Möglichkeit. Man wird ihnen die familientherapeutische Arbeitsweise noch einmal skizzieren und prüfen, ob keine allzugroßen Mißverständnisse vorliegen. Das gilt auch für Eltern, die Verhaltenstherapie oder ein tiefenpsychologisches Verfahren bevorzugen oder andere Therapien, von denen sie gehört haben, die in der Regel einem der genannten Grundverfahren zugeordnet werden können oder eine Mixtur aus mehreren sind. Alle Eltern brauchen eine grobe Orientierung im Dschungel der „Psycho-Szene". Vor allem muß gewährleistet sein, daß die geplante Therapie die Interessen der Kinder wahrt und zugleich die Erwartungen und Bedürfnisse der Eltern mitberücksichtigt.

Die drei wichtigsten psychotherapeutischen Grundverfahren, die hier vorgestellt werden, sind: Verhaltenstherapie, Tiefenpsychologie und Familientherapie. In jüngster Zeit haben sich die Theoretiker darüber verständigt, daß die Unterschiede zwischen diesen drei Ansätzen geringer sind, als gemeinhin angenommen wird. Diese Entdeckung kann nicht verwundern, bedenkt man, daß sich die verschiedenen Therapien um die Behandlung derselben seelischen Probleme bemühen. Aus der

Psychologie ist bekannt, daß ein und dieselbe seelische Erscheinung sehr verschiedene Begründungen haben kann, die gleichzeitig und nebeneinander richtig sind und alle zur Grundlage einer Therapie gemacht werden können. Jeder kann also in das Problem der Angst etwas anderes hineinlesen.

Die Unterschiede der therapeutischen Zirkel und Schulen sind durch deren Isoliertheit und deren gegenseitige Abkapselung, Profilierungs- und Abgrenzungsbestrebungen überzeichnet worden. Leider sind es nach wie vor diese Unterschiede und nicht die Gemeinsamkeiten, welche sich aufdrängen, wenn man die therapeutischen Schulen in der Praxis anschaut. Vielleicht sind solche Kontraste auch notwendig – als Spiegel der Vielfalt menschlichen Lebens. Jede Schule strebt nach ihrem unverwechselbaren Profil und bildet ihren Stil aus. Sie verleiht sich damit ihre je eigene Überzeugungskraft. Es ist auch unverkennbar, daß die Therapieformen damit unterschiedliche menschliche Naturen ansprechen und in ihrer Art die einen anziehen, die anderen abstoßen. Alles dieses hat mit der Wirksamkeit und der Qualität der verschiedenen Therapieformen noch nichts zu tun.

Auch unter den Therapeuten jeglicher Herkunft gibt es Menschen, die mehr und solche, die weniger zu überzeugen vermögen. Ich stehe mit meiner Meinung, daß die wirksamsten Therapeuten diejenigen sind, die sich die Freiheit nehmen, von der Rechtgläubigkeit ihrer Schule abzuweichen und einen eigenen zu ihrer Person passenden Stil zu finden, nicht allein. Ich halte die Psychotherapie im wesentlichen nicht für eine Wissenschaft, sondern für eine Kunst. Mancher begnadete Therapeut hat sich aus seinem persönlichen Erfolg heraus berufen gefühlt, wieder eine Schule zu gründen. In seiner Nachfolge ist dann eine weitere Generation von Therapeuten herangewachsen, von denen die besten wieder ihre eigenen Wege gehen, (aber hoffentlich nicht alle wieder eine Schule gründen!) So entsteht die kaum noch überschaubare Vielfalt der Angebote.

Die im Gesundheitswesen geforderte Qualitätskontrolle, daß heißt die Aufstellung überprüfbarer Standards der Behandlung, macht auch vor der Psychotherapie nicht halt. Nirgends ist sie so schwer zu verwirklichen wie hier. Sie mag, wo sie funktioniert, die Patienten davor schützen, daß sie in die Hände von Therapeuten fallen, die keine anerkannte Ausbildung absolviert haben, sich nicht regelmäßig beraten lassen und weiterbilden oder sich nicht genug Zeit für den Rat- und Hilfesuchenden nehmen. Diese Mindestanforderungen garantieren jedoch keineswegs eine besonders gute therapeutische Wirkung. Es bleibt zu hoffen, daß die „Qualitätskontrolle" den Blick für die wahren Qualitäten einer Psychotherapie nicht verstellt, nämlich deren Kunstfertigkeit und die persönliche Ausstrahlung eines Therapeuten.

Verhaltenstherapie

Eine Mutter berichtet über ihre zweieinhalbjährige Tochter: „Es fing an, nachdem wir umgezogen waren, aber nicht sofort, sondern mit einer Verzögerung von zwei Monaten. Daher war es uns erst nicht so klar. Direkter Auslöser war, daß sich Verena ihr Händchen im Hamsterkäfig eingeklemmt hatte, während ich ohne sie kurz einkaufen war. Danach ließ sie mich nicht mehr aus den Augen. Sie machte ein Heidenspektakel, wenn ich ihr nur den Rücken kehrte oder in der Nähe der Haustür stand. Ich mußte alles mit ihr zusammen machen, ich durfte nicht einmal die Klotür zumachen. Sie wollte mitkommen, wenn ich den Mülleimer rausbrachte. Sie schrie und tobte, wenn ich nicht auf ihre Forderungen einging.

Unser neuer Kinderarzt kannte einen Therapeuten. Der hat sich erzählen lassen, wie alles anfing, ganz genau, wie sich Verena verhält und wie ich mich verhalte. Es war nicht einfach, weil Verena immer an meiner Seite war und mich abgelenkt hat. Beim nächsten Mal sollte mein Mann mitkommen, damit wir etwas ungestörter sprechen können. Er hat dabei ausprobiert, wie Verena reagiert, wenn ich aus dem Zimmer gehe, während mein Mann mit Verena spielt, und umgekehrt, wie es ist, wenn mein Mann aus dem Zimmer geht. Er hat auch probiert, wie sie reagiert, wenn er Verena fragt, ob er oder die Mama einmal kurz aus dem Zimmer gehen dürfen, oder wenn er ihr den Plan schmackhaft macht, indem er ihr verspricht, daß ich ein Eis kaufen gehe. Verena war in der Praxis des Therapeuten erstaunlich ruhig, aber, was meine Anwesenheit betrifft, da blieb sie hart. Wir haben dann den Papa losgeschickt, um ein Eis zu kaufen. Es war mit Verena ausgehandelt, daß ich zwar im Zimmer bei ihr bleiben würde, aber hinter einem Raumteiler, Verena konnte mich nicht sehen, konnte aber mit mir sprechen und mich hören. Das hat sie natürlich nicht lange ausgehalten. Sie kriegte ihr Eis erst, als sie dem Papa noch einmal vorgemacht hatte, wie sie hinter der Wand stand und die Mama nicht sehen konnte.

Der Therapeut hat uns dann einen Stufenplan vorgeschlagen, den wir Schritt für Schritt abarbeiten sollten. Erfolge und Mißerfolge wurden protokolliert. Dementsprechend wurden die Schritte abgeändert. Da gab es zum Beispiel folgende Inszenierungen: Der Papa ist mit ihr im Zimmer, ich gehe kurz raus und komme wieder, bringe aber etwas Schönes mit, was Verena besonderen Spaß macht. Ich bleibe etwas länger weg. Wir gehen zur Oma, die sie gut kennt, mein Mann ist nicht dabei. Ich spreche davon, daß ich kurz rausgehe, daß ich eine Belohnung mitbringe, aber nur, wenn sie nicht mitgeht. Wir machen Spiele mit Zuhalten oder Schließen der Augen. Wir stellen fest, wer alles noch da ist oder weg ist. Wir rufen. Derjenige kommt. Wir spielen nicht nur Rufen und Antworten, sondern auch Rufen und Nicht-Antworten.

Die Zeiten, wo ich mich von Verena entfernte, wurde langsam gesteigert. Dann fingen wir an, das gleiche Programm bei den Nachbarn durchzuführen. Sie spielt gern mit dem Nachbarskind. Ich ging dann eine Zeitlang in meine Wohnung und kam zurück. Schließlich konnte die Nachbarin Verena zurückbringen. Sie mußte es nach einer gewissen kurzen Zeit tun, auch wenn Verena noch dableiben wollte. Verena sollte während dieser Besuche mit mir telefonieren. Sie wollte das bald nicht mehr. Am Anfang war Verena sehr abweisend und mißtrauisch bei diesen Unternehmungen. Irgendwann wurde ihr das Programm fast zu viel. Es gab einen Ruck in ihr. Wir haben den Plan gar nicht bis zum Ende durchgehalten. Die Angst ist jetzt wie weggeblasen. Verena hat ihr Vertrauen wiedergewonnen."

Die Mutter eines siebenjährigen Jungen berichtet: „Unser Manuel hatte schon seit längerem eine Angst vor Spinnen. Jetzt kam die Angst vor dem Hund des Nachbarn hinzu. Das wurde richtig schlimm. Manuel ging nicht mehr zur normalen Haustür hinein, sondern kam hinten durch den Garten. Vor unserer Haustür war der Hund gegen ihn gesprungen und hatte ihn umgeworfen. Sonst war zum Glück nicht viel passiert.

Die Therapeutin hat gemeint, wir müßten eventuell etwas zuzahlen. Unsere Kasse hat dann aber doch die Kosten ganz übernommen. Wir bekamen am Anfang viele Fragen gestellt. Manuel mußte genau erzählen, wie die Ängste ausgelöst werden, die genauen Umstände, zuhause und auswärts. Ich sollte genau aufschreiben, was ich beobachte, bei Manuel und bei mir selbst. Ich sollte prüfen, ob ich selbst Angst vor Hunden oder Spinnen habe und wie ich reagiere, wenn so ein Tier auftaucht. Es kam heraus, daß ich selbst einen großen Bogen um Hunde mache, auch wenn mir direkt keine Angst bewußt ist. Wir haben dann einen Kalender bekommen, wo für jeden Tag etwas vorgesehen war. Wir sollten mit Manuel über Hunde sprechen und mit ihm Gedankenspiele anstellen, daß wir einen Hund kaufen könnten, wir sollten beraten, wann wir ein Hundebuch kaufen, einen Stoffhund kaufen, wo wir ihn aufstellen, wann und wie wir Tonbandaufnahmen von Hundegebell machen und wann wir es abspielen. Wir haben die Angst so dosiert, daß sie immer gerade noch unterdrückt werden konnte.

Das gleiche galt für die Behandlung der Spinnenangst. Es gibt doch so gräßliche Spinnen aus Gummi als Scherzartikel. Wir haben so ein Ding gekauft und damit gespielt, bis Manuel sie anfassen konnte. Er hat sie sich schließlich in seinem Zimmer an die Wand hängen können. Dann haben wir uns im Museum Spinnen in Schaukästen angesehen, riesige Exemplare. Manuel sollte ganz bewußt seine Gedanken auf Spinnen hinlenken und sich damit beschäftigen, bis es ihm zuviel würde und er keine Angst mehr dabei empfände. Das haben wir auch geschafft. Ich bin eine Expertin in der Angstbehandlung geworden und habe auch viel über mich selbst gelernt. Manuel ist seine Spinnen- und Hundeangst ganz gut losgeworden. Wir haben ein Stück Freiheit zurückgewonnen. Aber ich werde das Gefühl nicht los, daß wir beide, Manuel und ich, einfach ängstliche Menschen geblieben sind und immer bleiben werden."

Die Verhaltenstherapie geht von der Grundannahme aus, daß die abnormen Erlebnisse und Verhaltensmuster, in unserem Fall die Angstreaktion, „gelernt" werden. Die Angst steht am Ende einer Kette von Reaktionen, welche auf die Angst hinführen. Eine Gewöhnung läßt die Reaktionskette immer gleichartig ablaufen. Die Verhaltenstherapie strebt an, diese Reaktionskette aufzulösen und neue Reaktionsmuster einzuüben, die am Ende keine Angst mehr auslösen. Die Verhaltenstheorie nimmt weiter an, daß der Leidensdruck der Betroffenen tatsächlich aus dem Erleben der Angst stammt und daß dieser Leidensdruck entscheidend abgebaut werden kann, wenn die Angstreaktion verschwindet oder nur noch schwach ausgeprägt ist. Es ist dabei gleichgültig, in welchem lebensgeschichtlichen Zusammenhang die Angstreaktion ursprünglich entstanden ist.

Zum „Abgewöhnen" der Angst werden verschiedene Techniken eingesetzt, deren Wirksamkeit, dies ist typisch für die Verhaltenstherapie, in Experimenten zuvor wissenschaftlich erprobt worden ist. Natürlich müssen diese Techniken nun in der Praxis mit Einfühlungsmermögen und Geschick auf jeden Einzelfall angewendet werden. Das Verhalten eines Kindes, so weit es die Angst vorbereitet, wird in kleine Schritte zerlegt. Jeder Schritt wird daraufhin untersucht, wie er ausgelöst wird und wie er den nächsten Schritt bedingt. In der modernen Verhaltenstherapie werden diese Schritt auf möglichst vielen Ebenen analysiert: Nicht nur das Verhalten der Personen, auch ihre Stimmungen, Neigungen, Sinneswahrnehmungen und körperlichen Signale werden beachtet. Dem Auslösereiz für Angst soll gegengesteuert werden. Manche Therapien nutzen die besondere Fähigkeit des Nervensystems aus, seine Funktionen zu hemmen, wenn frühzeitig ein Warnreiz eintrifft, in unserem Fall eine Rückmeldung über die beginnende Angst, die dem Betroffenen vielleicht noch gar nicht voll bewußt ist. Die Übungsschritte müssen so bemessen werden, daß sie unterhalb der Schwelle bleiben, wo eine stärkere Angst bereits ausgelöst wird. Offensichtlich erfordert diese Methode ein hohes Maß an bewußter eigener Mitarbeit und ein klares Verständnis der Lebensschwierigkeiten, die sich als Folge der Angst ergeben haben. Die therapeutischen Schritte sind stark vorbedacht und ausgetüftelt. Die Anordnungen müssen befolgt werden. Bei ängstlichen Kindern werden die Eltern nicht selten zuhause als Co-therapeuten oder sogar als die entscheidenden Therapeuten eingesetzt. Sie müssen die Übungsprogramme nach Anleitung weiterführen. Verhaltenstherapie ist stark erfolgsorientiert. Sie setzt sich klare Ziele, hält an ihnen fest und versucht sie zu erreichen. Weil viele Alltagserscheinungen angesprochen und aufgegriffen werden und den kleinen Details des Erlebens viel Aufmerksamkeit geschenkt wird, fühlen sich die Kinder und Eltern gut verstanden. Kennzeichnend für die verhaltenstherapeutischen Schulen ist, daß sie auf die Überprüfung der Wirksamkeit ihrer Verfahren großen Wert legen. Weitere Ziele der Verhaltenstherapie sind Alltagstauglichkeit, Allgemeinverständlichkeit, Lern- und Lehrbarkeit für jedermann. Die Mehrzahl der Ratgeber-Bücher für Ängste sind von Vertretern dieser Schulrichtung verfaßt. Sie stellen dort ihre Programme vor.

Wie jede Therapiemethode hat auch die Verhaltenstherapie ihre Grenzen. Sie ist nicht für alle Formen der Angst gleich gut geeignet. Manchen Kindern und Eltern liegt sie nicht. Ihr wird vorgeworfen, sie verniedliche die mit schweren Angstzuständen zusammenhängenden Lebensprobleme oder greife sie gar nicht auf, sie wähle einen zu engen Blickwinkel, bleibe zu sehr an der Oberfläche. Bei den Verfahren, die das Üben stark betonen, wird befürchtet, daß – entgegen der erklärten Absicht – ein Kind noch stärker unter Leistungsdruck geraten könnte, statt davon entlastet zu werden, und daß sich die Eltern in ihrer Co-Therapeuten Rolle mit dem Kind verbeißen könnten.

Für die Frage, warum zum Beispiel eine Mutter immer wieder unwillkürlich in Spannung und Angst zu ihrem Kind gerät, fühlt sich die Verhaltenstherapie nicht zuständig. Genauer: Die Nachforschungen nach dem „Warum" enden an dem Punkt, wo geklärt ist, daß die Mutter oder eine andere Bezugsperson unmittelbar vor dem Konflikt mit ihrem Kind ein bestimmtes auslösendes Verhalten zeigt. Falls einer Mutter diese Erklärung nicht genügt und sie tiefere Gründe für die Motive ihres Handelns sucht, wird sich der Verhaltenstherapeut auf diese Art zu fragen nur in begrenztem Umfang einlassen, da sich Eltern, die stets nach dem Warum fragen, eher für die tiefenpsychologische Methode eignen. In der Verhaltenstherapie wird von den Angehörigen erwartet, daß sie aufgrund der erhaltenen Anweisungen und Übungen ihr Problemverhalten so zu vermeiden lernen und dadurch schließlich so entlastet sind, daß sich weitere quälende und unbeantwortbare Fragen nach dem Warum erübrigen. Falls eine psychische Entlastung der Eltern nach mehreren Anläufen nicht gelingt, wird der Knoten mit dieser Therapieform nicht zu lösen sein.

Eine Verhaltenstherapie ist dann unangebracht, ja wäre geradezu zynisch, wenn ein Kind Angst als Reaktion auf unmittelbare äußere Belastungen entwickelt, zum Beispiel als Folge seelischer und körperlicher Mißhandlungen und Drohungen, oder als Folge grober Fehleinschätzungen des Leistungsvermögens und dadurch bedingter schulischer Überforderungen. Hier muß es vorrangig um eine Verbesserung der konkreten Lebensbedingungen gehen. Falls die Eltern diese Bedingungen nicht durchschauen, muß hieran mit den Eltern gearbeitet werden. Natürlich sollte auch das Kind in therapeutischen Gesprächen seelisch entlastet werden, aber nicht mit dem Ziel, daß es sich die Angst abgewöhnen soll. Erst nach längerem Abstand von traumatischen Erfahrungen in einer entlasteten Situation stellt sich die Frage erneut, wie eine noch vorhandene Angst therapeutisch gebessert werden kann. Auch Verhaltenstherapie kommt dann wieder in Frage.

Die Verhaltenstherapie gerät ebenfalls an Grenzen, wenn die Angst des Kindes sehr unscharf und flächenhaft in vielen Lebensbereichen ausgebreitet ist und sich in einer Fülle von Problemen äußert, die sich kaum in eine Rangordnung ihrer Wichtigkeit nach bringen lassen. In diesen Fällen ist nicht zu hoffen, daß man die Gesamtsituation des Kindes verbessert, wenn man ein einzelnes Symptom bessert, da neben der Angst weitere Schwierigkeiten existieren: Erregungszustände und Wutanfälle bei Meinungsverschiedenheiten unter Kindern, allgemeine Scheu und Kontaktschwäche, Stottern, Tics, Schulversagen durch Teilleistungsschwächen, Mutlosigkeit, Schlafstörungen, Nägelbeißen, Bettnässen. Einzeln wären diese Probleme zweifellos verhaltenstherapeutisch angehbar. Selbstbewußtsein und angepaßtes Sozialverhalten lassen sich „trainieren". Nägelbeißen hat eindeutig den Charakter einer „Angewohnheit" und läßt sich mit geeigneten Mitteln „abgewöhnen". Bettnässen kann mit Übungsprogrammen sehr wirksam bekämpft werden. Stottern ist ein ideales Gebiet für Übungsprogramme. Es gibt Hunderte dieser Programme, viele mit guten Erfolgsquoten. Tics können verhaltenstherapeutisch gut gebessert werden. Eine Teilleistungsschwäche kann durch gezielte Förderung abgemildert werden.

Ein Kind jedoch, das im Verlaufe weniger Lebensjahre gleich mehrere der genannten Störungen zeigt, steht offensichtlich unter starkem inneren Druck, der gleichsam überall aus den Ritzen kriecht. Es wäre wenig sinnvoll, auf die einzelnen Erscheinungen zu starren und sie mit Hilfe der Verhaltenstherapie zu beseitigen zu versuchen. Von einem Therapie-Marathon, also jahrelangen Therapiestunden bei unterschiedlichen Spezialisten, möchte ich dringend abraten. Jede dieser

Therapien wird natürlich mit den besten Absichten eingeleitet, weil die Eltern etwas für das Kind tun wollen. Zu wissen, daß das eigene Kind große seelische Probleme hat und nichts zu tun, führt bei den meisten Eltern zu nicht geringen Schuldgefühlen. Passives Verhalten andererseits ist keine Alternative. Eltern, deren Kind über viele Jahre psychisch anfällig und ängstlich ist, bedürfen daher einer behutsamen Beratung, was sie tun und was sie lieber unterlassen sollten, um ihrem Kind zu helfen.

Tiefenpsychologie

Erfahrungsbericht eines analytischen Spieltherapeuten, adressiert an die Mitarbeiter eines Heims, in welchem die zehnjährige Sandra seit einem Jahr lebt, nachdem sich herausgestellt hatte, daß sie vom Lebensgefährten der Mutter und mindestens einer weiteren unbekannten Person sexuell mißbraucht worden war. Sandra zeigte im Heim theatralisches sexualisiertes Verhalten, in das die anderen Kinder hineingezogen wurden. Nachts litt sie unter immer gleichen Angstträumen, daß ein Mann zu ihr käme und sie mit einem Messer bedrohe:

„Die Behandlung findet seit zehn Monaten wöchentlich einmal in meiner Praxis statt. Sandra wird von ihrer Bezugsbetreuerin gebracht und abgeholt. Am Anfang war Sandra sehr ausschweifend und zudringlich. Sie wütete in meinen Spielsachen herum und machte vieles kaputt. Immer wieder schmiegte sie sich ohne erkennbaren Anlaß an mich, war sehr unruhig, rastlos, auch erregbar. Sie spielte lautstark mit den Puppen des Kasperltheaters. Die Personen verführten und betrogen sich gegenseitig. Es gab Szenen voll Neid und Eifersucht. Es wurde gefüttert und gehungert. Einer nahm dem anderen das Essen weg. ‚Du mußt sagen, du kriegst nichts', war ein typischer Ausspruch. Essen wurde ausgekotzt, Essen wurde hineingestopft. Die Situation mit Sandra in meinem Zimmer war für mich eng und bedrängend. Das Spiel von Sandra verlief intensiv und chaotisch. Es war sehr schwierig, steuernd einzugreifen. Ich beschloß, die Tür zum Spielzimmer offen zu lassen, damit ich von meiner Sprechstundenhilfe gehört und gesehen werden konnte. Mir war bewußt, daß ich in Sandras Vorstellung ein potentieller Mißbraucher war und daß meine männliche Rolle durchaus heikel für sie war. In Fachgesprächen mit meinem Supervisor mußte ich diese Schwierigkeit selbst immer wieder reflektieren. Meine Gefühlsbeteiligung ging so weit, daß mir bei einigen ‚Spielen' von Sandra übel wurde.

Erst nach etwa drei Monaten begann Sandras Spiel etwas freier und variantenreicher zu werden. Ich merkte es daran, daß ich den Spielablauf mitgestalten durfte. Ich konnte zum Beispiel die Würde, die Gesundheit oder die Intimsphäre einer Spielfigur verteidigen. Es bildeten sich bei Sandra Lieblingsspiele heraus, mit denen sie unausgesprochen bestimmte Fragen stellte: Wie kann man Schutz finden? Muß man dazu wieder zum Baby werden, also noch einmal ganz von vorne anfangen? Wie fühlt es sich an, wenn man eine erwachsene Frau ist, schön, gefährlich, verführerisch? Wie schlimm ist der Wunsch nach Zerstörung? Kann etwas Schlimmes je wieder gut werden? Was kann der Mensch aushalten, was kann er überleben? Was bedeutet männlich oder weiblich? Was ist eine Schwangerschaft und eine Geburt? Was ist Wirklichkeit und was ist Phantasie?

In letzter Zeit kann sich Sandra sogar an frühere Therapiestunden erinnern und kann vergleichen. Ich hoffe, daß auch die Erinnerung an ihre wirklichen Erfahrungen des Mißbrauchs im Spiel noch greifbarer werden. Zur Zeit versucht sie sich im Spiel davon zu überzeugen, daß eine gefährliche Sache überhaupt gut ausgehen kann. ‚Die Prinzessin beschließt, das Krokodil freizulassen'. Sie erntet dafür von der Polizei heftige Vorwürfe. Das Krokodil benimmt sich anständig. Bemerkenswert, daß die Prinzessin das Krokodil nicht mehr ständig umarmt und begrapscht. Ich habe der Prinzessin in der letzten Stunde einen Orden für ‚menschliche Tierhaltung' verliehen.

Die Tür zum Therapieraum ist inzwischen während der Stunden geschlossen. Sandra erlebt den Raum als Schutz und Sicherheit, möchte wohl dort auch ihre Phantasien einsperren. Ich kann es mit ihr im Zimmer gut aushalten. Sie merkt inzwischen, wann ich gern und wann ich widerwillig mitspiele. Sie behandelt mich besonders freundlich, wenn sie meint, daß sie mich zuvor geärgert hat. Sie kann mich als Person mit eigenen Gedanken und Gefühlen anerkennen. Ich bin nicht mehr nur die Zielscheibe ihrer eigenen Gefühle. Sie hat das Bedürfnis nach Wiedergutmachung. Sie hat mich gefragt, warum die Tür früher offen geblieben war und ob ich meiner Sekretärin erzähle, was sie hier drinnen spielt. Sie kann ihr Innenleben und ihre Außenwelt besser voneinander unterscheiden.

Sandra hat also den Ansatz einer Beziehung zu mir hergestellt. Ich empfehle dringend, die Therapie fortzusetzen. Erst im Zusammenhang mit einer längeren vertrauensvollen Beziehung wird es für Sandra möglich sein, ihre Erinnerungen an die Mißbrauchserfahrungen aus der Verdrängung zu holen und neu zu verarbeiten. Erst dann wird sich möglicherweise ihr äußeres Verhalten auch in der Gruppe verändern."

Tagebuch eines Vaters über eine tiefenpsychologische Erziehungsberatung: Der zweijährige Jan hat andauernde nächtliche Schlafstörungen und Ängste und hält damit das ganze Familienleben „im Würgegriff", wie es der Vater ausdrückt. Die Eltern sind zerstritten und verzweifelt.

30. Dezember: Corinna hat vorgeschlagen, zu der Erziehungsberatungsstelle zu gehen, eine Nachbarin hat ihr davon erzählt. Ich weiß nicht, was

ich davon halten soll. Es kommt mir wie eine Bankrotterklärung vor. Nach erst zwei Ehejahren! Jan macht uns beide unbeschreiblich wütend. Jeden Abend dieses Gezeter, und das alles nach der Arbeit, wo ich sowieso völlig erledigt bin. Diese Schreierei. Diese endlosen Verhandlungen, wovor er wieder Angst hat und was wir zu tun haben, damit er schlafen kann. Und dann steht er wieder vor der Schlafzimmertür. Und dann sitzen wir mit ihm bis spät in die Nacht im Bett. Oder Corinna schläft neben ihm auf dem Boden. Ich habe neulich gedroht auszuziehen. Corinna hat gesagt, sie geht auch ohne mich zu der Erziehungsberatung. Das kommt aber gar nicht in Frage, ich gehe mit.

9. Januar: Die Frau in der Erziehungsberatungsstelle hat nur zugehört, fast gar nichts gesagt. Ich habe vielleicht etwas zu viel geredet, wenn man bedenkt, daß eigentlich Corinna und nicht ich dahin gehen wollte. Ich habe der Beraterin gesagt, sie soll uns gefälligst ein paar gute, handfeste Ratschläge geben, wozu seien wir sonst gekommen. Sie hat gesagt, es sei wohl zuhause viel Ärger in der Luft. Sie hat den Ärger gar nicht auf sich bezogen. Das war imposant.

16. Januar: Frau K., die Beraterin, hat sich nach Corinnas und meiner Beziehung erkundigt: wie wir uns kennengelernt haben, woher wir stammen, wie wir mit unseren Eltern auskommen, unter welchen Umständen Jan entstanden ist, wie wir mit ihm leben, was wir arbeiten. Corinna hat vom Tod ihres Vaters vor drei Jahren erzählt und geweint. Frau K. hat gemeint, der tote Schwiegervater steht vielleicht noch zwischen uns. Ich habe gesagt: „Nein, wenn einer zwischen uns steht, dann ist es Jan, wegen dem sind wir schließlich da und nicht wegen dem Schwiegervater." Da hat die Frau nur gesagt: „Ja, wenn Sie es so erleben, dann ist es für Sie so." Das ist ein typischer Satz, so reden diese Berater nämlich.

23. Januar: Corinna hat diesmal am meisten geredet: darüber, wie abgöttisch die Oma den Jan liebt. Darüber, daß Jan den ganzen Tag wegen unserer Berufe bei der Oma ist, was die Oma mit Jan alles „nicht so ganz in unserem Sinne" macht. Darüber, wie gemischt Corinnas Gefühle sind, daß sie aber nichts dagegen machen könne. Immerhin könnte Corinna nicht arbeiten, wenn die Oma nicht wäre. Vorher hatte Frau K. gefragt, ob Corinna sagen wolle, daß die Oma wie eine Mutter zu Jan wäre. Da hat sie einen wunden Punkt berührt. Es fällt mir schon lange auf, wie sehr sich Corinna mit ihrer Mutter über Jan streitet. Jeder weiß es besser, jeder will die Mutter sein. Ich kriege da keinen Fuß dazwischen, wenn die beiden sich streiten. Ich will das heute erzählen, komme aber nicht zu Wort. Vielleicht will Frau K. nicht, daß ich noch Öl ins Feuer gieße bei diesem heiklen Thema.

Warum spricht Frau K. nicht einfach aus, daß Corinna und ihre Mutter Rivalen um die Mutterrolle sind. Soviel Psychologie verstehe ich auch noch. Die Beraterin kommt mir heute etwas umständlich vor. Sie fragt Corinna nach ihrem früheren Verhältnis zu ihrer Mutter: wie sie sich als

Kind behandelt gefühlt habe. Sie fragt dann: „Denken Sie, daß es Ihre Mutter mit Jan jetzt so schlecht macht, wie früher mit Ihnen?" Corinna sitzt grimmig da und sagt, sie habe sich eine bessere Mutter gewünscht. Frau K. fragt: „Haben Sie Ihrer Mutter dafür eigentlich schon verziehen?" Corinna wehrt ab: „Das ist alles längst vorbei". Frau K. hält dagegen, daß man sich bis ins hohe Alter als Kind fühlen könnte, die Kindheit sei nie vorbei. Ich denke, Corinna ist heute etwas konsterniert. Am Schluß meinte Frau K. noch zu mir, ich wäre wohl aus dem Gespräch etwas ausgeschlossen gewesen. Kein Wunder.

30. Januar: Corinna findet die Therapeutin nicht mehr so gut. Diese merkt es. Sie sagt, sie sei wohl zu etwas ähnlichem wie die Großmutter geworden. Die genieße ja auch kein Vertrauen. Heute fragt Frau K. mich, wie ich zu dem verstorbenen Großvater stand. Sie kann sich denken, daß ich mich mit diesem Mann nicht verstanden habe. Der wollte nicht, daß ich „seine" Corinna heirate. Der hat mich fertig gemacht. Es war ein großes Theater. Ich befürchte, wenn er nicht plötzlich gestorben wäre, wären wir jetzt immer noch nicht zusammen. Als ich das in der Stunde so erzähle, wird Corinna ganz wild und fährt mich an: „Jetzt fängst Du auch noch damit an! Ihr wollt mich alle fertig machen. Natürlich haben wir geheiratet, weil Jan unterwegs war. Was ist schon dabei!"

7. Februar: Corinna war gestern allein bei der Therapeutin. Sie sagt, sie hätten sich über Jan unterhalten und über ihr schlechtes Gewissen, keine gute Mutter zu sein. Sie hat wohl gesagt, sie wüßte manchmal nicht, ob sie das Kind überhaupt gewollt habe, gerade wegen ihrem Streit mit der Mutter. Frau K. und Corinna haben wohl noch mehr über Corinnas Familie gesprochen, über den Vater, denke ich mir, und über mich. Damit rückt Corinna aber nicht heraus. Sie ist in sich gekehrt. Sie will auch von Jan in letzter Zeit nicht viel wissen. Der findet sich erstaunlich gut damit ab und hält sich stattdessen an mir fest und läßt die Mama in Ruhe. Er hat längst nicht mehr so viel Angst, wenn er ins Bett soll.

20. Februar: Es gab noch einen Termin mit Corinna und Frau K. Heute bin ich wieder im Termin dabei und bringe vor, daß ich schon gerne wüßte, ob ich mich auf die Ehe verlassen könne oder ob sie nur auf einem dummen Zufall beruht, weil Jan nämlich unterwegs war und weil Corinna nach dem Tod des Vaters von ihrer Mutter wegwollte. Die Beraterin stellt sich heute ganz auf die Seite von Jan. Sie sagt, Jan würde sich freuen, wenn die Eltern zusammenblieben. Außerdem wäre Jan erleichtert, wenn die Mama ihm erlauben würde, die Oma zu lieben. Die Oma wäre eine wichtige Sicherheit für ihn.

Auf dem Heimweg sagt Corinna zu mir, sie habe immer geglaubt, daß Jan nur zu ihr aber nicht zur Oma wolle und daß es grausam von ihr sei, ihn zur Oma zu schicken. Das habe ihr ein schlechtes Gewissen gemacht, weil sie doch so wenig Zeit habe und weil sie nicht einmal sicher sei, ob sie jemals eine „gute Mutter“ für Jan werden könne und ihm genug geben könne. Sie fühle sich entlastet, wenn es wirklich stimme, daß Jan gerne zur Oma geht. Ich sage ihr noch, daß ich auch finde, daß Jan gern zur Oma geht und daß er sich dort sehr wohl fühle. Corinna sagt: „Eigentlich muß es mir recht sein, weil ich so mehr Freiheit habe. Aber ich muß mich immer wieder wundern, wie Jan mit ihr zurechtkommt.“ Ich sage: „Jan ist eben anders als du. Vielleicht hat er es von mir.“ Tatsächlich muß man weiterhin feststellen, daß es Jan besser geht. Er hat weniger Angst und drängelt weniger. Er interessiert sich stärker als früher für mich. Corinna ist nicht mehr so übertrieben um ihn bemüht und nimmt sich auch mal Zeit für mich. Sie geht selbstverständlicher mit Jan um. Die Beraterin hat ihr offenbar mehr Selbstvertrauen gegeben.

Corinna und ich verstehen inzwischen beide etwas besser, wie die Geschichte unseres Kindes und die Geschichte unserer Ehe mit unserer eigenen Kindheit und mit unseren Eltern zusammenhängt und mit allem, was wir daran noch nicht verdaut haben.

Die Grundannahmen der Tiefenpsychologie bilden gegenüber der Verhaltenspsychologie einen scharfen Kontrast. Dies trifft auf alle Formen der tiefenpsychologischen Behandlungen zu, die auch (psycho)dynamisch, (psycho)analytisch oder verstehend genannt werden. Als Psychoanalyse werden besonders umfassende, gründliche und langwierige Behandlungen dieser Art bezeichnet. Sie fußt auf der ältesten Tradition und geht auf den Nervenarzt Sigmund Freud zurück. Diese Form der Behandlung ist jedoch bei Kindern nicht anwendbar und hat viele Abwandlungen erfahren. Die Vielfalt der Richtungen in der Tiefenpsychologie ist noch unüberschaubarer als im Bereich der Verhaltenstherapie. Dies dürfte an ihrer längeren Geschichte liegen. Die Verhaltenstherapie entstand in der Mitte des 20. Jahrhunderts, die Tiefenpsychologie am Ende des 19. Jahrhunderts.

Die Tiefenpsychologie geht davon aus, daß die Angst ihren Ursprung in Erlebnissen, Spannungen und Widersprüchen hat, die weit zurückliegen und nicht offen erinnerbar sind. Die Angst tritt aufgrund neuer Belastungen zutage, die Voraussetzungen existieren schon lange vorher. Die Tiefenpsychologie macht sich auf die Spurensuche. Sie vermutet, daß sich die Veranlagung zu Angst schon in anderen seelischen Erscheinungen verraten hat. In jeder tiefenpsychologischen Behandlung steckt also die Neugier nach dem Ursprung des Problems, selbst dann, wenn klar ist, daß sich daran nichts mehr therapeutisch ändern läßt. Der Tiefenpsychologe wird auf den Einwand der Unabänderlichkeit erwidern, der Ursprung der Angst müsse neu verstanden und neu verarbeitet werden. Die Ursache der Angst wird nicht eindeutig in einem Fehlverhalten der Eltern oder einer Störung der natürlichen Anlagen gesehen, sondern in einem frühzeitigen Zusammenspiel von beidem.

In jedem Fall liegt für den Tiefenpsychologen das entscheidende Moment der Angst hinter den Kulissen, im Unbewußten oder Vorbewußten. Ziel seiner Behandlung ist daher die Wiederherstellung der Erinnerung und die Bewältigung der Vergangenheit. Das, was hinter den Kulissen liegt, soll zwar nicht grell angeleuchtet werden, soll aber zumindest geklärt, verstanden, bearbeitet und vom Betroffenen nicht mehr als unerträglich empfunden werden. Nur so kann sich nach dieser Auffassung langfristig etwas verändern, ohne daß sich das Problem nur verlagert und an anderer Stelle als neues seelisches Leiden auftritt.

Das zugrundeliegende Problem wird in einem Konflikt gesehen. Im Konflikt prallen widerstrebende Wünsche, Gefühle und Erinnerungen aufeinander oder Wünsche und innere Verbote. Ein Teil der Gefühle wirkt aus dem Unbewußten in den Konflikt hinein. Damit wird der Konflikt nicht mehr durchschaubar. Wenn das Kind sich an die Mutter klammert, durschaut diese vielleicht nicht mehr, daß das Kind von ihr gleichzeitig loskommen will und sich nur festhält, weil es die Rache der Mutter für diesen „bösen" Wunsch fürchtet. Wenn das Kind sagt, es habe Angst vor dem Vater, durchschaut es in diesem Augenblick nicht, daß es sich zu ihm hingezogen fühlt und seine Sehnsucht bremsen muß, um der Mutter nicht wehzutun, und weil es ja weiß, daß die Mutter täglich unter dem Vater zu leiden hat. Wenn das Kind sagt, es habe Angst vor dem Lehrer, ist ihm in diesem Augenblick nicht bewußt, daß es viel größere Angst vor der Trennung von der Mutter hat und daß diese Angst die entscheidende ist, die den Schulbesuch verhindert. Wenn die Mutter das schreiende Kind festhält, um es zu trösten und ihr dies nicht gelingt, verdrängt sie und durchschaut nicht, daß sie eigentlich wütend ist und das Kind ebenso umbringen könnte. Es wäre in diesem Augenblick ein absolut schrecklicher Gedanke, den sie tabuisiert.

Das Problem der Angst wird in tiefenpsychologischen Behandlungen als letzter Anstoß zur Behandlung und als Hilferuf betrachtet. Sie wird auch als Grund für ein „Therapie-Bündnis“ begrüßt. Aber die Behandlung will oft nicht bei der Angst stehen bleiben. Der typische Behandlungsverlauf will das Kind und seine Eltern zu Streifzügen in die Vergangenheit, ins Reich der Phantasien, spontanen Einfälle und Träume einladen, egal, wohin die Reise dabei geht. Die gesamte Lebensgeschichte des Kindes und die Geschichte der Eltern dürfen ins Blickfeld kommen. Alles wird für wichtig gehalten. Durch diesen breiten Ansatz kann es geschehen, daß im Verlauf der Therapie ein anderes Ziel vor Augen rückt, das noch wichtiger erscheint als die Beseitigung der Angst. Die Richtung der Therapie wird vom Kind oder seinen Eltern mitbestimmt. Der Therapeut nimmt sich immer wieder zurück und versucht, durch sein Verhalten lediglich eine seelische Verfassung zu begünstigen, in der die Betroffenen sich besser verstehen und weiterentwickeln können. Die Zurückhaltung geht freilich nicht so weit, daß sich die Therapeuten ganz um Ratschläge drücken. Sie glauben nur, daß es nicht sinnvoll wäre, eine Klarheit vorzutäuschen, die von der Natur des Problems her noch nicht möglich ist. Sie fordern die Eltern auf, die Unklarheit der Situation, solange sie vorherrscht, mit ihnen gemeinsam zu erdulden. Sie muten den Eltern und dem Kind zu, selbst Antworten zu finden und vertrauen darauf, daß diese die besten Antworten sind, die den Betroffenen wirklich etwas bedeuten und nützen.

Manche Eltern empfinden tiefenpsychologische Behandlungen als zu weitreichend, eindringend und anspruchsvoll. Der zeitliche Aufwand kann tatsächlich hoch sein. Es gibt aber tiefenpsychologische Behandlungsformen, die nur auf eine kurze Dauer ausgelegt sind und sich auf eine vertiefte Beratung beschränken. In einigen Formen der analytischen Kinderbehandlung werden die Eltern nur am Rande beteiligt. In anderen Formen stehen sie durchaus im Mittelpunkt. Ein innerer Bereich der Arbeit zwischen Therapeut und Kind soll meist geschützt bleiben. Aus diesem Bereich können sich die Eltern ausgeschlossen fühlen.

Welche Fälle sind für die Tiefenpsychologie weniger geeignet? Ältere Kinder die nicht mehr im Spielalter sind, die andererseits wenig Neigung haben, sich mit einem Therapeuten menschlich auseinanderzusetzen oder sich zum Zwecke einer Therapie an ihn zu binden. Kinder, die weder sprachlich noch durch Phantasieentfaltung gut in sich hineinblicken lassen. Kinder und Eltern, die auf eine rasche Besserung ihrer Probleme drängen, sogar eine Medikation in Kauf nehmen würden, sichtbare eindrucksvolle Aktivitäten im Sinne eines Problem-Managements erwarten, sich selbst unter Erfolgsdruck setzen und somit ein begrenztes Ziel verfolgen: eine Prüfung trotz einer Angst zu bestehen, eine Reise trotz einer Angst anzutreten. Im übrigen sind für die Verwendung der Tiefenpsychologie bei kindlicher Angst keine deutlichen Grenzen aufzuzeigen. Ängstliche introvertierte Kinder sind in der Regel recht gern bereit, sich auf die Umstände einer tiefenpsychologischen Behandlung einzulassen. Sie suchen geradezu eine geborgene zwischenmenschliche Beziehung, während sich die aktiven, provozierenden Kinder hierdurch eingeengt fühlen.

Familientherapie

Herr Dr. R., Assistenzarzt in einer kinderpsychiatrischen Ambulanz, berichtet: „Ich war als Ausbildungskandidat unserer Familientherapeutin, Frau Diplompsychologin D., zugeteilt. Wir hatten eine Familie annonciert bekommen, in der es ein zwölfjähriges Mädchen mit nächtlichen Ängsten und Schlafwandeln geben sollte. Wie immer bei solchen Familienprojekten hatten wir vor dem ersten Termin schriftlich von den Angehörigen einige Informationen eingeholt: zur Klärung, worum es in der Familie geht und zur Klärung, was die Leute von uns erwarten. Die Familie soll sich auf uns und wir uns auf sie einstellen können. Falsche Erwartungen sollen abgebaut werden, Mißverständnisse vermieden werden. Manche Familien sind ja irritiert, wenn sie aufgefordert werden, alle zusammen zu kommen, obwohl nur ein einzelnes Mitglied krank ist.

Wir haben vorher ein Konzept ausgearbeitet und Ziele formuliert: Das ängstliche Kind sollte nicht zum alleinigen Problem erklärt werden, niemand sollte das Gespräch an sich reißen dürfen. Wir wollten den Angehörigen ein Gefühl vermitteln, daß die Angst des Kindes alle betrifft und alle einen Anteil daran haben. Niemand sollte sich von der Mitverantwortung ausschließen. Wir wollten für niemanden Partei ergreifen, auch nicht bei angeblich schreiendem Unrecht für die eine oder andere Seite. Die Angst des Kindes sollte am Ende nicht mehr als die private krankhafte Angelegenheit des Kindes dastehen, sondern als die sinnvolle öffentliche Angelegenheit aller. Sie sollte zu einer Art Verhandlungsgegenstand werden.

Es war dann gleich am Anfang des ersten Familiengesprächs recht schwierig. Es kamen Vater, Mutter und die ältere Schwester. Die Mutter war eine äußerst lebhafte, klagsame Frau. Sie riß das Gespräch an sich und stellte sich als die alleinige Leidtragende der Angst ihrer Tochter dar. Das Kind tauche nachts schlafwandelnd bei ihr auf. Sie müsse aufstehen, keiner kümmere sich darum, alles bliebe an ihr hängen. Sie könne anschließend nicht mehr einschlafen. Ohne sie, die Mutter, wäre die ganze Untersuchung nicht zustande gekommen. Dann gäbe es noch schwerwiegende Auseinandersetzungen mit den Nachbarn. Zunächst konnte ich den Zusammenhang mit der Angst des Mädchens nicht verstehen. Es ging darum, daß die Nachbarn äußerst unangenehme Zeitgenossen seien, nahezu asozial. Wenn es nach der Mutter ging, wären sie längst aus der Gegend weggezogen. Manuela habe Angst vor den Hänseleien der Kinder dieser Leute. Andererseits liege es an Manuela, daß sie noch dort wohnten. Manuela habe nämlich Angst vor einem Umzug. Auch ihr Mann, der Vater von Manuela, habe mit einem Umzug nicht viel im Sinn. Aber der sei ja meist weg und bekomme die Schwierigkeiten nicht so mit.

Ich hätte längst bei der Frage der Nachbarn oder des Umzugs oder der Haltung des Vaters eingehakt oder mich endlich näher nach den Angstzuständen von Manuela erkundigt. Frau D. hielt sich jedoch bedeckt und argumentierte in gegensätzlichen Richtungen: Sie sagte sinngemäß, daß man den Nachbarn wohl tatsächlich schwerwiegende Mängel nachweisen könne. Sie würde persönlich diesen Umständen große Bedeutung beimessen. Sie müsse aber dazu sagen, daß die gleiche Problematik von einem ihr bekannten Kollegen entschieden anders beurteilt würde: der wäre der Meinung, daß ein solcher Streitfall mit der Angst eines Kindes absolut nichts zu tun hätte. Dann wandte sie sich von der Mutter ab und der Schwester zu und wollte von dieser wissen, ob sie auch dächte, was die

Mutter dächte, daß nämlich die Mutter die einzige Leidtragende sei, oder ob es noch andere Personen in der Familie gäbe, die mitlitten, wenn Manuela nachts so ängstlich sei. Sie solle einmal nachdenken, wie die Familie leben würde, wenn diese Angst nicht existieren würde, was dann anders wäre. Angenommen, morgen abend wäre die Angst bei Manuela wie durch einen Zauber verschwunden ... Es folgten weitere Fragen, was sie dächte, was die Mutter dächte und ob sie die Spannungen zwischen Manuela und der Mutter ähnlich beurteilen würde wie die Mutter. Die Schwester meinte schließlich, um sich aus allen diesen Fragen zu befreien: „Also irgendwie ist mir Manuelas Angst rätselhaft, sie ist früher kein ängstliches Kind gewesen."

Hier hakte Frau D. nun ein. Sie wollte vor allem wissen, wer in der Familie gut darin sei, Rätsel zu enträtseln. Vom Vater wollte sie wissen, ob er die Sache mit den Rätseln in der Familie so ähnlich sehe und ob er noch irgendwelche Einfälle hätte. Der Vater war durch die typische „zirkuläre" Frageweise von Frau D. am meisten verunsichert. Er verstand nicht, worauf sie hinauswollte. Als Frau D. sagte, sie wolle auf gar nichts Bestimmtes hinaus, sondern wolle die Probleme nur einkreisen und das Denken in alle möglichen Richtungen anregen, wurde er noch ratloser und rutschte unruhig auf seinem Stuhl hin und her. Ich hatte fast den Eindruck, der Vater hätte irgendetwas zu verbergen.

In dieser Phase des Gesprächs geriet die Mutter vollkommen in den Hintergrund. Dabei tat sie etwas Merkwürdiges, was in dieser Situation ziemlich „daneben" schien. Sie holte sich eine Zeitung aus ihrer Tasche und begann zu lesen, nur kurz, aber immerhin. Klarer konnte sie ihre Mißbilligung darüber nicht kundtun, daß sie als die Hauptleidtragende, als diejenige mit dem einzigen berechtigten Anliegen, vernachlässigt wurde.

Frau D. wandte sich nun Manuela zu: „Denkst du auch, was deine Schwester denkt, nämlich daß deine Angst rätselhaft ist? Das würde ja heißen, daß du der Familie ein Rätsel zu knacken gibst." Dies war nicht alles, was sie fragte: „Was wäre, wenn niemand von deinen Ängsten wüßte, wenn es also wirklich ein Geheimnis in diesem Sinne wäre?" Dann fragte sie: „Willst du uns allen helfen, daß uns deine Angst ein wenig vorstellbarer und weniger geheimnisvoll wird?" Manuela zuckte mit den Schultern, ließ sich aber auf ein Quizspiel ein, bei dem wir zu dem Ergebnis kamen, daß die Angst eine männliche Person sei, die wir auf Manuelas Vorschlag „Zottel" nannten und daß „Zottel" ein alter Bekannter sei. Er wurde folgendermaßen charakterisiert: Er sei eher klein als groß, er mache, was er wolle, er sei unbeherrscht, er tauche überraschend auf. Man könne ihn nicht einfach wegschicken, weil er dann beleidigt sei, und dann wisse man nicht, was er als nächstes tue. Er dränge sich auf. – Manuela und auch ihre Schwester waren am Ende dieses Quiz fast erleichtert. Die Mutter blieb beleidigt, der Vater war peinlich berührt.

Wir kündigten am Ende dieses Termins an, daß Manuela einen Brief von uns erhalten würde. In unserer eigenen Abschlußbesprechung vermuteten wir, daß es in dieser Familie mehr Rätsel als nur Manuelas Angst geben könnte. Frau D. schlug vor, es der Familie zu überlassen, welche Geheimnisse sie öffentlich machen wolle und in welcher Form. Wir beschlossen, den Eltern Gelegenheit zu geben, sich miteinander und mit uns auszusprechen. Anlaß war die Bemerkung des Vaters, daß man schließlich nicht über alles in Gegenwart der Kinder sprechen könnte. Im Termin mit den Eltern kam nun heraus, daß der Vater längere Zeit ein Verhältnis zu der deutlich jüngeren Schwester der Mutter gehabt habe. Frau D. vermied jeden anklagenden oder entschuldigenden Kommentar. Sie wollte statt dessen wissen, was in der Familie die ganzen Jahre anders gewesen wäre, wenn es dieses Verhältnis nicht gegeben hätte und was passieren würde, wenn der Vater die Töchter frühzeitig über dieses Verhältnis aufgeklärt hätte. Sie richtete auch Fragen an die Mutter, aber nicht etwa, was sie selbst über dieses Verhältnis dächte, sondern was sie dächte, wie die Töchter auf eine Offenbarung reagieren würden. Frau D. erklärte dann, sie hielte es für eine hohe Leistung des Zusammenhalts und für den Ausdruck eines starken Wunsches nach Versöhnung, daß die Familie unter dieser Belastung der ehelichen Untreue nicht zusammengebrochen sei. Ich hatte übrigens den Eindruck, daß in der Familie ohnehin jeder von dem Ehebruch des Vaters wußte. Er war aber möglicherweise noch nie so „öffentlich" geworden wie jetzt bei uns.

Von dem nächsten Termin weiß ich nicht mehr viel. Er fand erst vier Wochen später statt. Inzwischen hatte Manuela unseren Brief mit den Verschreibungen erhalten. Manuela sollte sich genau jeden zweiten Abend ab 22.00 Uhr so verhalten, wie sie es immer getan habe, wenn die Angst beziehungsweise wenn „Zottel" gekommen sei. Sie sollte es auch dann tun, wenn sie aus irgendwelchen Gründen momentan keine Angst über Zottel empfinden könne. Sie sollte es auch umgekehrt versuchen: Wenn eine wirkliche Angst käme, dann sollte sie einmal versuchen, diese vor den anderen zu verstecken und sollte abwarten, was passiere. In dem Termin sprachen wir alle mehr oder weniger ungeniert von „Zottel". Frau D. unterstützte diese Redeweise, aber auch Manuela hielt kräftig mit. Frau D. kam noch einmal auf den Brief zurück. Sie fragte Manuela, ob sie – nur als Gedankenspiel – für eine Belohnung bereit wäre, sich häufiger als nötig mit Zottel abzugeben. Manuela kam, glaube ich, bei diesen absichtlichen Sinnverdrehungen nicht mehr ganz mit. Aber es war offensichtlich, daß Manuela seit wir sie zuletzt gesehen hatten, weniger Angst erlebt hatte.

Den folgenden Termin sagte die Familie ab. Wegen der eingetretenen Besserung waren wir darüber nicht beunruhigt. Ich hatte den Einwand, daß es doch viele ungelöste Fragen gäbe, zum Beispiel in bezug auf die Rolle des Vaters und wegen der möglichen sexuellen Färbung der

Ängste bei Manuela. Frau D. meinte, es sei nicht Sache der Familientherapie, solchen Fragen auf den Grund zu gehen. Jeder Grund habe wieder einen Grund und so weiter. Solche Erklärungen hätten nur begrenzten Wert oder seien irreführend. Wichtig sei, daß die Familie sich mit unserer Hilfe aus dem Zwang übertriebener Geheimhaltung befreit habe und nun wieder Spielraum habe, sich selbst zu helfen und neue Wege zu gehen.

Die Familientherapie ist im Vergleich zu den beiden anderen Therapieformen die jüngste. Sie hat sich seit den 70er Jahren rasch ausgebreitet. Sie verlangt von ihren Benutzern ein Umdenken und eine neue Sichtweise abseits der eingefahrenen Bahnen des Denkens und Erlebens im Alltag, auch abseits des Denkens in den beiden anderen Therapieformen. Es wird erwartet, daß zum Beispiel eine Familie mit einem ängstlichen Kind dessen Angst unter neuem ungewohnten Blickwinkel anschaut und zur Bewältigung des Problems neue Wege geht. Drei zentrale Annahmen schälen sich heraus: 1. Die Angst oder Erregbarkeit des Kindes steht mit dem Verhalten der anderen Familienmitglieder in Wechselbeziehung. Das Kind sollte am besten gar nicht als Patient bezeichnet werden, damit der Blick auf diese Tatsache nicht verstellt wird. Man könnte allenfalls die gesamte Familie als Patienten betrachten. 2. Die Angst des Kindes greift in das Beziehungsgefüge der Familie ein, in das „System“ der Familie. 3. In den Familienbeziehungen steckt die Kraft zur Veränderung, was letztlich auch dem ängstlichen Kind zugute kommt, obwohl es vor solchen Veränderungen Angst hat und sie zu verhindern versucht.

In der Familientherapie können zwei Strömungen unterschieden werden, eine, die ihre Herkunft aus der Tiefenpsychologie (analytische Familientherapie) erkennen läßt und eine, die ihre Wurzeln in Traditionen der Sozialforschung hat (systemische Therapie). Viele Therapeuten in Kliniken, Erziehungsberatungsstellen und in freier Praxis sind von dem Gedankengut der Systemiker in den letzten 20 Jahren befruchtet und angeregt worden oder haben Ausbildungen in dieser Richtung absolviert.

Wenn ein Elternteil sich wegen psychischer Probleme des Kindes zu einer familientherapeutischen Maßnahme entschließt, kann dies nur mit dem Einverständnis aller anderen in der Familie gelingen. Personen, die zusammenleben und miteinander in Beziehung stehen, bilden ein System. Es gibt übrigens nicht nur Familiensysteme und Untersysteme, sondern auch Systeme am Arbeitsplatz, in der Schule des Kindes, in dessen Freundeskreis, zwischen Ärzten und Ämtern, mit denen die Familie verhandelt oder innerhalb einer Klinik, wo das Kind behandelt wird. Gerade in Kliniken wird deutlich, wie verschiedene Berufe in unterschiedlichen Rollen auf recht komplizierte Weise mit- oder gegeneinander arbeiten: Schwester, Erzieherin und Stationsarzt/ärztin, Oberärztin/arzt, Klinikpsycholog/e/in, Klinikpfarrer/in, überweisender Arzt, hinzugezogene weitere Fachärzte und so weiter.

Was bleibt von der systemischen Methode übrig, wenn nur wenige aus der Familie oder sogar nur ein/e Betroffene/r zur Verfügung stehen? Übrig bleiben eine bestimmte Art des Nachdenkens und des Stellungnehmens zu den Problemen und ein bestimmter Stil, in dem die therapeutischen Ratschläge formuliert werden. Familientherapeuten stellen viele Fragen, nicht solche, die als Neugier ausgelegt werden könnten, sondern solche, die die Gefragten herausfordern sollen, über sich und ihre Situation auf neue, ungewohnte Weise nachzudenken, andere Standpunkte einzunehmen und sich außerhalb der eigenen Gewohnheiten und Zwangsläufigkeiten zu stellen und gleichsam von außen zu betrachten, dabei aus der unmittelbaren Betroffenheit freizukommen. Dazu wird ein scheinbar selbstverständlicher Sinn umgedreht und das scheinbar Normale in Frage gestellt. Es werden Widersinnigkeiten in den Raum gestellt. Das Beantworten der Fragen soll dem Gefragten neuen Spielraum verschaffen und ihm Möglichkeiten zeigen, die er bisher noch nicht ausgeschöpft hat. Er soll stutzen und innehalten. Er solle alte Reflexe des Denkens vermeiden.

Die Urteile über die Familientherapie reichen von Faszination bis zu Irritation. Was an der Familientherapie oder systemischen Therapie kann als irritierend erlebt werden? Irritation löst vor allem die Tatsache aus, daß sich die systemische Therapie vom Grundgedanken her weigert, das Kind mit seinen seelischen Problemen allein anzusehen und dem Kind in dieser gesonderten Rolle, als Einzelperson, Aufmerksamkeit zu schenken. Diese Haltung wird bisweilen als Verweigerung einer Hilfe für das Kind mißverstanden. Bei einigen Ratsuchenden stellt sich der Verdacht ein, daß statt dessen nun die Familie als wirklicher Urheber der Krankheit des Kindes an den Pranger gestellt werden soll.

Wie ist dieser Verdacht zu erklären? Schuldgefühle der Eltern und Schuldvorwürfe der Umwelt sind das offene oder verdeckte Thema jeder seelischen Behandlung, unabhängig von der gewählten Methode. Tatsache ist, daß die systemische Therapie so eindeutig wie keine andere Therapieform jeglichen Vorwürfen gegen die Familie und überhaupt jeglichen Schuldvorwürfen gegen irgendeine Seite abgeschworen hat und sich etwas darauf zugute hält, daß sie diese Vorwürfe durch die Art ihres Denkens aus der Welt geschafft hat. Die systemische Theorie wendet sich gegen geradlinige Beziehungen zwischen Ursachen und Wirkungen. Sie erklärt, daß menschliche Verhaltensweisen in komplizierten Wechselbeziehungen zueinander stehen, die „kreisförmig" (zirkulär) genannt werden. Alles wirkt auf jedes ein. Die Angst eines Familienmitglieds kann zugleich Ursache von etwas anderem sein und Auswirkungen auf noch etwas Drittes haben, das wieder auf die Angst zurückwirkt. Nur als Gesamtbild, eben als „Struktur", ergeben diese Wirkungen einen Sinn.

Die offene Frage bleibt freilich, ob es überhaupt möglich ist, Schuldvorwürfe und Schuldgefühle, von denen alle Eltern mit seelisch belasteten Kindern geplagt werden, mit einer bestechenden Theorie in relativ kurzer Frist wegzufegen oder umzudefinieren, wenn sie im Gefühl aller nun einmal „da" sind. Vielleicht ist eine Entlastung von der Schuld eben doch nur in mühsamer Annäherung und in langwierigen kleinen Schritten zu erzielen. In der Tat gibt es zwischen den Therapeuten eine Meinungsverschiedenheit, ob durchgreifende Verbesserungen einer seelischen Störung in kurzer Zeit erreicht werden können. Familientherapeuten sind überzeugt davon. Sie zeichnen sich generell durch Optimismus und Fortschrittsglauben aus. Andere Therapeuten bleiben skeptischer. Kein Therapeut hört es gern, wenn ein Kind, das er ein ganzes Jahr wegen seiner Ängste erfolglos behandelt hat, plötzlich nach wenigen familientherapeutischen Sitzungen einen Fortschritt erreicht.

Eine weitere Irritation im Umgang mit der Familientherapie ergibt sich aus ihrer anekdotischen Vorgehensweise. Der Schritt vom Anhören der konkreten Betroffenheit des Einzelnen zum Erklären von typischen Mustern und zum Erteilen von Anweisungen wird relativ schnell vollzogen, also der Schritt vom Speziellen zur allgemeinen Formel, vom Konkreten zum Abstrakten, von der Ausführlichkeit zur Abkürzung. Die Familientherapeuten mischen sich punktuell ein, vermeiden aber bewußt eine weitere Vertiefung des Kontakts. Sie gehen mit den Problemen der Familie scheinbar spielerisch um, und wenden sie hin und her. Irritation kann entstehen, wenn sich die Eltern fragen, ob der Therapeut überhaupt begriffen habe, wie schlecht es ihnen oder ihrem Kind gehe, wenn sie also den Optimismus des Therapeuten als Taktlosigkeit empfinden. Wie in den anderen Behandlungen wird ein Therapeut auch in der Familientherapie also nur Erfolg haben, wenn er menschlich ankommt und das nötige Einfühlungsvermögen zeigt.

Familientherapie wird nicht erfolgreich sein oder gar nicht zustandekommen, wenn eine Familie nur ein geringes Zusammengehörigkeitsgefühl besitzt und wenn sich niemand dem anderen verpflichtet fühlt. Die Therapie kann auch daran scheitern, daß sich ein Familienmitglied, etwa das Kind, strikt weigert, bei den Sitzungen mitzumachen und wenn sich daraufhin auch die anderen zurückziehen. Eltern mit starken Schuldgefühlen werden mitunter die Familientherapie meiden, weil sie irrtümlich Vorwürfe erwarten. Jedenfalls werden sie besonders nachdrücklich eine eigene Hilfe für das ängstliche Kind fordern. Je drängender und akuter die Angst des Kindes in Erscheinung tritt, desto seltener wird die Wahl auf die Familientherapie fallen, da diese eine längere Anlaufzeit benötigt, selten stattfindet und voraussetzt, daß die Betroffenen in den großen Pausen allein zurechtkommen. Es muß ihnen gut genug gehen, damit sie Veränderungen in eigener Regie ausprobieren können.

Therapeutische Zugangswege

Alle drei Therapieformen für Kinderängste bedienen sich ähnlicher Hilfsmittel und Methoden: Es wird mit Eltern und Kind *gesprochen*, das heißt eine sprachliche Verständigung und Aufklärung steht im Mittelpunkt der meisten Therapien. Es wird *gespielt*, das heißt die menschliche Fähigkeit zur Entfaltung der Phantasie und zur Selbstdarstellung wird ausgenutzt. Es werden *Ratschläge* erteilt. Und die Sprache des *Körpers* wird beachtet, angeregt und zum vertieften Verständnis herangezogen. Schließlich kommt keine Therapie ohne *Vereinbarungen* und Rahmenbedingungen aus. Hierüber ist bei den einzelnen Therapieformen schon genügend ausgeführt worden.

Gespräche:

In jeder Therapie werden Gespräche geführt. In der Verhaltenstherapie dienen die Gespräche dazu, dem Kind und den Angehörigen die Technik der Therapie zu erläutern. Es wird vorausgesetzt, daß die Anweisungen bewußt nachvollzogen werden können. Dies muß mit Genauigkeit erfolgen. In manchen Verhaltenstherapien werden Checklisten eingesetzt. Bestimmte Details müssen geklärt, bestimmte Fragen beantwortet werden. Mit Hilfe von gezieltem Spracheinsatz sollen jedoch auch Vorstellungen geweckt werden, angsterregende (in unterschwelliger Dosis) oder beruhigende, die von der Angst ablenken.

In der tiefenpsychologischen Technik hat das Gespräch einen freieren Charakter. Es kann einer Entdeckungsreise ins Unbekannte gleichkommen. Das geduldige Zuhören hat einen hohen Rang auf Seiten des Therapeuten. Das ältere Kind, oder in der Erziehungsberatung die Eltern, werden eingeladen, ihre Gedanken fließen zu lassen („freies Assoziieren"). Es darf geschwiegen werden, jeder darf seinen Gedanken nachhängen, wenn es nicht unangenehm ist. Durch das Gespräch soll eine Bindung und Gefühlsübertragung zustandekommen. Das Gespräch kann, vor allem in Beratungssituationen, aber auch sehr alltäglich sein, mit Fragen und Antworten, Erklärungen und Rückfragen. Die „Bedürfnisse" der ratsuchenden Eltern spielen für die Richtung des Gesprächs eine wichtige Rolle.

Typische Vorkommnisse in einem klassischen tiefenpsychologischen Gespräch wären, daß der Therapeut seine Gefühle oder seinen Eindruck von der Gesamtsituation oder vom Verhalten des Patienten „kommentiert", daß er „konfrontiert", also ausprobiert, was passiert, wenn er etwas vermutlich Unangenehmes sagt, oder daß er „deutet", das heißt eine Vermutung über den Zusammenhang des Verhaltens mit etwas Unbewußtem ausspricht. In der Familientherapie ist die Gesprächsführung – ähnlich wie in der Verhaltenstherapie – stärker reglementiert. Eine Person, die das Gespräch ohne aktive Teilnahme verfolgt, kann von außen hinzutreten und in die „Regie" eingreifen.

Ratschläge:

In der Tiefenpsychologie sind Ratschläge eigentlich verpönt. Die Behandlung von Kindern und Jugendlichen und deren Eltern ist aber schon immer andere Wege gegangen. Kein Kindertherapeut kann sich im Umgang mit Eltern leisten, auf Ratschläge zu verzichten. Therapie und Erziehung sind kaum zu trennen. Natürlich ist es tückisch, erzieherische Diskussionen zu führen, solange die Eltern noch resigniert sind und guten Rat für teuer halten. Ratschläge können besserwisserisch klingen und die Eltern mit unerfüllbaren Forderungen verärgern.

Die Verhaltenstherapie wagt sich mit Ratschlägen weiter vor, freilich erst dann, wenn die genaue Beschaffenheit der Probleme ausreichend geklärt ist. Diese Klärung wird Punkt für Punkt vorangebracht. Am Ende wirbt die Verhaltenstherapie mit Entschiedenheit für eine bestimmte Vorgehensweise.

In Erziehungsberatungsstellen, die nach tiefenpsychologischen Grundsätzen arbeiten, setzen sich die Berater lange mit den Eltern auseinander, bevor sie ihnen Ratschläge erteilen. Die Lösungen werden immer wieder in Frage gestellt, zurückgenommen, angepaßt und möglichst allgemein gehalten.

Die Familientherapie hat bekanntlich eine besonders durchdachte Methode des Erteilens von Ratschlägen, die von ihr „Verschreibungen" genannt werden. Mit der Befolgung der Verschreibungen ist es nicht getan. Hierdurch soll ein Prozeß des Nachdenkens angestoßen werden. Im Idealfall soll die Familie erkennen, wo die eigene Lösung des Problems liegt. Die Verschreibung muß schließlich wieder verworfen werden. Sie soll nur als Auslöser des Veränderungsprozesses dienen.

Elternarbeit:

Auf der einen Seite des Spektrums steht eine stark abgetrennte Arbeit mit dem Kind, wobei die Eltern abseits stehen und sich nur gelegentlich mit dem Therapeuten außerhalb der Kindertherapie treffen. Auf der anderen Seite stehen Behandlungen, an denen zum Beispiel eine Mutter mit ihrem Kind grundsätzlich gemeinsam teilnimmt, vor allem bei der Behandlung von Säuglingen. Es gibt sogar Formen der Beratung, die nur von den Eltern wahrgenommen werden, zum Beispiel Selbsthilfegruppen von Eltern, oder einzelne Beratungsgespräche bei einem Experten, wenn das Kind die Teilnahme verweigert. In manchen Therapieformen erhalten Mutter und Kind je einen eigenen Therapeuten. Die Verhaltenstherapie sieht oft vor, daß die Eltern zuhause selbständig Übungen mit ihrem Kind durchführen. Eine besonders konsequente Form der Integration von Eltern und Kind im Rahmen einer Therapie wird, wie oben beschrieben, von der Familientherapie vertreten.

Spiel:

Elemente eines spielerischen Umganges mit der Angst sind in den Therapieangeboten weit verbreitet. Nur Kinder bis etwa 10–11 Jahren können sich in das Spiel als eine aus dem übrigen Erleben herausgelöste Nebenrealität versenken. Aber auch die Eltern können, wenn sie in die Behandlung einbezogen werden, zu ihren Schwierigkeiten mit dem Kind über Stegreiftheater und Rollenspiel (zum Beispiel im „Psychodrama"), oder über „Skulpturen" (eingefrorene Körperbewegungen) neuen Zugang gewinnen und neue Lösungen entdecken. Diese darstellerischen Möglichkeiten sind für alle Therapieverfahren nutzbar, für die Familientherapie ebenso wie für die Verhaltenstherapie oder Tiefenpsychologie.

Die Befähigung und die natürliche Neigung des Kindes zum Phantasiespiel öffnet große therapeutische Chancen. Es gibt verhaltenstherapeutische und tiefenpsychologische Spieltherapie. Die letztere hat eine besonders lange, eigenständige Tradition. Das „Spiel" wird hier ähnlich wie das Träumen bei den Erwachsenen als „Königsweg" zum Unbewußten des Kindes angesehen. Das Spiel soll heilende Kräfte entfalten. Die Kinder können im Spiel ein Bedürfnis ausleben oder nachholen, das ihnen sonst versagt wird. Dies geht tatsächlich im Rahmen einer Therapiestunde wesentlich besser als im häuslichen Kinderzimmer. Die Kinder fühlen sich in der Therapie nach einiger Zeit der Gewöhnung sicherer. Sie haben weniger Angst, daß durch ihr Spiel etwas Schlimmes passieren könnte. Der Therapeut wird es zu verhindern wissen. Er wird zum Hüter der Phantasie des Kindes. Während der Spielzeit versetzen sich viele Kinder in eine kleinkindliche Verfassung, die sie sich bewußt gar nicht mehr zugestehen. Der Rahmen des Spiels kann ein speziell eingerichtetes Spielzimmer oder ein gewöhnliches Sprechzimmer des Therapeuten sein. Ein Kasperltheater-Spiel kann den Rahmen darstellen. Manche Spieltherapeuten verwenden bestimmte Materialien und fordern das Kind auf, seine Phantasie in bestimmte Richtungen zu lenken, so beim Spiel mit dem Szeno Kasten, beim Sandkastenspiel und beim Spielen mit anderen Materialsammlungen. Andere Therapeuten bevorzugen das freie Spiel. Es gibt auch Kinder, die aus freien Stücken bestimmte Spielmaterialien in die Sitzungen mitbringen.

Typisch für das therapeutische Spiel ist die Wiederholung bestimmter Spielzüge. Das Kind kann im Spiel seine Konflikte darstellen und wagt es schließlich, die Darstellung abzuwandeln, so daß neue Lösungsmöglichkeiten erkennbar werden. Das Kind gelangt zu neuen Einsichten über sich und lernt darauf zu vertrauen, daß auch die Umwelt anders reagieren könnte als bisher. Das kindliche Spiel hat aber auch einen Bezug zur Welt der Märchen und urtümlichen Menschheitsbilder (Mythen). Dieser Gesichtspunkt wird von einigen Kindertherapeuten herausgestellt. Sie stellen sich vor, daß bestimmte Spieleinfälle die alten Menschheitsbilder immer wieder sichtbar werden lassen und daß diese Bilder von Generation zu Generation weitergegeben werden („Archetypen“). Kinder, die unbewußt gefährliche Wünsche haben und infolgedessen Angst erleben, können beides, die Gefahr und die Angst, auf die mythischen Vorstellungen übertragen, und sich darin aufgehoben fühlen. Andere Therapeuten lassen Kinder ihre gefährlichen Wünsche auf mitspielende Personen oder Puppen übertragen. Später erfindet das Kind rettende Szenen: die Gefahr wird gebannt. Nun kann sich das Kind klar darüber werden, daß es selbst Urheber dieser Gefahren und Urheber böser Gedanken und verbotener Wünsche ist. Es kann sich innerhalb des Spieles nun mit seiner eigenen Bosheit versöhnen und sich vergewissern, daß alles ein gutes Ende nehmen wird.

Ein Teil der Spieltherapeuten „deutet“ das Spiel, das heißt, der/die Therapeut/in sagt dem Kind während oder nach dem Spiel, welche Gefühle es zum Ausdruck gebracht haben könnte und welchen Bezug diese zu seinem Leben haben könnten. Der andere Teil der Therapeuten meint, daß in den Bildern des Spiels bereits Deutungen, also Verständnismuster, enthalten sind, und daß ein Kind mit den Mitteln des Spiels selbst seine Konflikte verstehen und lösen kann. Selbstverständlich kann auch ein nicht-deutender Therapeut in das Spiel eingreifen und durch seine Handlungen zeigen, was er denkt, ohne die Ebene des Spiels zu verlassen.

Körper-Erleben, sinnliches Erleben und Gestalten:

In immer mehr Therapieangeboten spielt das Körper-Erleben eine wichtige Rolle. Gerade bei der Behandlung der Angst ist unverkennbar, daß diese ein körperliches Ereignis, eine vegetative Krise, darstellt. Die Angst verstärkt sich dadurch, daß der veränderte Zustand des Körpers wahrgenommen wird. Die „Körper-Therapien" versuchen das Erleben des Körpers, das Erleben seiner räumlichen Ausdehnung, seiner Anspannung oder Entspannung und das Erleben weiterer Funktionszustände des Körpers zu steigern. Erreicht wird dies durch das Einnehmen bestimmter Körperhaltungen, durch Berührungen und Bewegungsabläufe, allein oder in Gruppen, mit oder ohne Musik. Es gibt auch meditative Übungen bei körperlicher Entspannung. Aus dem körperlichen Erleben soll Aufschluß über das seelische Erleben gewonnen werden. Eine körperliche Entspannung soll umfassend erfahren werden können. Mit dem „autogenen Training", das für jedermann leicht erlernbar ist, existiert eine solche Methode, mit der schon Kinder im Grundschulalter erstaunlich gut umgehen können. Bei der Reittherapie wirkt neben der Bewegungserfahrung auch die intensive Berührung mit dem großen Körper des Pferdes und der Umgang mit ihm, was gerade auf Kinder einen tiefen Eindruck hinterläßt.

Andere Therapieformen, zum Beispiel die „Konzentrative Bewegungstherapie", erfordern eine gezieltere inhaltliche Auseinandersetzung mit dem eigenen Erleben und eine Bereitschaft, dieses in der Körper-Sprache wiederzuentdecken. Hierbei werden auch tiefenpsychologische Konzepte einbezogen. Allen Körper-Therapien ist gemeinsam, daß sie schon vorsprachlich, also auf der Ebene der Wahrnehmungen, am Körper ein vertieftes Verständnis seelischer Prozesse möglich machen. Auf dem Markt der Psychotherapien werden zahlreiche Körper-Therapien angeboten, die sich nicht ohne weiteres den Grundmodellen Familientherapie, Tiefenpsychologie oder Verhaltenstherapie zuordnen lassen. Sie stammen zum Teil aus den Überlieferungen der asiatischen Weltreligionen. Tanz, aus unterschiedlichen Überlieferungen stammend, ist ein weiteres Medium, das dem körperlichen Erleben einen bedeutenden Rahmen verleiht und Zugang zu sinnlichen Erfahrungen und zugleich Halt und Orientierung bietet. In allen künstlerischen Therapieformen soll die Reichhaltigkeit des psychischen Erlebens sinnlich ausgelebt und zugleich gestaltet werden Der Eigenart von Kindern kommen die künstlerischen Verfahren entgegen. Kinder finden auf diesem Wege eine wirksame Entlastung von ihren Angstvorstellungen und Erregungen. Sie können beim Musizieren, Malen und Plastizieren ihrem Erleben Ausdruck verleihen, ohne sich sprachlich äußern zu müssen.

Anbieter von Hilfen bei Kinderängsten

Berufsbezeichnung:

1. Ärzte

	Legitimation	Angebot	Abrechnung
Kinder- und Jugendpsychiater	Hochschulstudium Facharztausbildung incl. psychotherapeutische Weiterbildung –	Für alle Formen der Angst Erstberatung beratende Gespräche kürzere und längere Th.: Tiefenpsychologie oder Verhaltenstherapie oder Familientherapie (selten). Überweisung zu anderen Therapeuten	über Krankenschein. Keine Kostenbeteiligung

	Legitimation	Angebot	Abrechnung
Kinderärzte/ Pädiater:	Hochschulstudium Facharztausbildung, gelegentlich mit psychotherapeutischer Weiterbildung	Nicht für alle Formen der Angst (nur Säuglinge und Kleinkinder). Erstberatung. Oft: berat. Gespräche. Überweisung zu anderen Therapeuten (ggf. Psychologe in der eigenen Praxis). Überweisung zu Kinderpsychiatern	über Krankenschein. Keine Kostenbeteiligung

2. Nicht Ärzte

	Legitimation	Angebot	Abrechnung
Psychologen	Hochschulstudium – in der Regel mit psychotherapeutischer Weiterbildung	oft: Verhaltenstherapie, oder Familientherapie seltener: Tiefenpsychologie	Privat bei Familientherapie, sonst Teilerstattung, je nach Krankenkasse oder Berechtigung des Therapeuten. „Ergotherapie" erstattungsfähig bei Technikerkrankenkasse. Ärztliche Überweisung bei Erstattungswunsch notwendig. Volle Kassenleistung nur bei analyt. Kinderpsychotherapeuten = „Psychagogen"

	Legitimation	Angebot	Abrechnung
Lehrer	Nicht aufgrund des Hochschulstudiums, sondern aufgrund einer psychotherapeutischen Weiterbildung	Tiefenpsychologie oder Familientherapie	siehe oben
Sozialpädagogen	Nicht aufgrund des Hochschulstudiums oder Fachhochschulstudiums sondern aufgrund einer psychotherapeutischen Weiterbildung	Tiefenpsychologie oder Familientherapie oder künstlerische Therapien oder Bewegungstherapien	Kassenleistung nur bei analyt. Kinderpsychotherap., sonst siehe oben
Krankengymnasten	Nicht aufgrund ihrer Fachschulausbildung, sondern aufgrund einer psychotherapeutischen Weiterbildung	Bewegungstherapie z.B. KBT = Konzentrative Bewegungstherapie	Erstattung oder Teilerstattung für begrenzte Zeit je nach Kasse und Region, sonst Privat. Ärztliches Rezept bei Erstattungswunsch erforderlich
Krankenschwestern/pfleger/Erzieher/innen	Nicht aufgrund ihrer Fachschulausbildung, sondern aufgrund einer psychotherapeutischen Weiterbildung	KBT Kunsttherapie Musiktherapie Reittherapie u. a.	siehe oben
Logopäden	Teilweise aufgrund ihrer Fachschulausbildung, sonst aufgrund einer psychotherapeutischen Weiterbildung	Spez. Therapien und Übungsprogramme für Stotterer	siehe oben

	Legitimation	Angebot	Abrechnung
Sozialpädiatrische Zentren	Verschiedene dort kooperierende Berufsgruppen, Pädiater, (Kinderpsychiater) Psychologen Krankengymnasten Logopäden	Meist nicht für alle Formen der Angst, Erstberatung, Folgeberatungen Therapien für junge Kinder, spez. Kinder mit Entwicklungsstörungen	Über Krankenschein
Beratungsstellen für Familie, Jugend, Erziehung o. ä.	Verschiedene dort kooperierende Berufsgruppen, Psychologen Kinderpsychiater (Sozialpädagogen) Lehrer	Erstberatung, Folgeberatungen, Therapien je nach der Ausbildung der Mitarbeiter	Auf Kosten der Kommune, Selbstbeteiligung
Gesundheitsämter	Kinder- und Jugendpsychiater, wenn vorhanden	Erstberatung Spezialsprechstunden je nach örtlichen Gegebenheiten	Auf Kosten der Kommune
Selbsthilfeorganisationen	Psychologen, Sozialpädagogen, Ärzte	Erstberatung, Gruppentreffen, Psychotherapie je nach Ausbildung der Mitarbeiter	Auf Kosten der Kommune, Selbstbeteiligung möglich, andere Formen der Kostenübernahme bei Therapie je nach Ausbildung der Mitarbeiter

	Legitimation	Angebot	Abrechnung
Kinderklinik-Ambulanzen	Pädiater, Psychologen	Notversorgung bei Angstzuständen im Säuglings- und Kleinkindesalter, evtl. Therapievereinbarung bei im Haus tätigen Psychologen	mit Krankenschein, bei Psychotherapie durch im Haus tätige Psychologen, siehe unter „Psychologen“
Kinderpsychiatrische Klinikambulanz	Kinderpsychiater, Psychologen, andere Psychotherapeuten	Notversorgung bei allen Formen der Angst, Erstberatung, Folgeberatungen, Therapieverfahren je nach Ausbildung der Mitarbeiter und Orientierung des Hauses, und je nach Kapazität. Weiter-Überweisung an frei praktizierende Therapeuten	mit Krankenschein
Heilpädagogische Heime	Erzieher Sozialpädagogen	Bewegungstherapien und künstlerische Therapien in der Regel nur für Kinder, die im Heim wohnen	im Rahmen des Pflegesatzes, manchmal auf Krankenschein, je nach Berechtigung des Therapeuten und örtlichen Gegenbenheiten

Die Pharmaindustrie schätzt sich glücklich, daß es Medikamente gibt, die gegen die Angst, auch schon bei Kindern, wirksam sind. Die Fortschritte, die in diesem Bereich erzielt werden konnten, sind enorm. Sie sind so groß, daß manche meiner Kollegen schon davon träumen, daß in nicht allzu ferner Zukunft viele komplizierte menschliche Probleme zu den Akten gelegt werden können, weil es dann noch gezieltere, bekömmlichere und wirksamere Substanzen gegen psychisches Leid geben wird. Vor diesem Fortschrittsglauben meinen andere warnen zu müssen: Jeder Fortschritt werde mit einem Verlust an Menschlichkeit erkauft. Wir müßten bedenken, daß menschliches Leid, wenn es an einer Ecke erleichtert wird, an einer anderen Ecke neu erzeugt wird. Bei einer Betrachtung, die das Wohl der gesamten Menschheit in den Blick nimmt, ist diese Warnung sicher berechtigt. Im Einzelfall wird es durch neue Medikamente tatsächlich neue Möglichkeiten geben, das Leiden einzelner Menschen zu erleichtern, in unserem Fall das Leiden von Kindern und Jugendlichen, die von akuten Angstzuständen gequält werden.

Aber wie schwer muß ein Kind unter Angst leiden, und wie sicher können wir dieses Leiden abschätzen, bevor sich Eltern und/oder ein Arzt dazu entschließen, ein Medikament einzusetzen? – Die Fronten, ob und wann ein Medikament gegen Angst bei Kindern sinnvoll oder erlaubt ist, verlaufen kreuz und quer. Es gehen immer wieder Meldungen ein, daß schon jungen Kindern in großem Umfang Psychopharmaka verabreicht werden. Kinderärzte und Kinderpsychiater lassen über ihre Berufsverbände beteuern, daß diese Zahlen durch ihre Verschreibungspraxis nicht erklärbar seien. Die Kinderpsychiater versichern, daß sie Kindern nur in Ausnahmen und mit größter Zurückhaltung Psychopharmaka verschreiben.

Als nächstes müssen wir uns den Konsumgewohnheiten der Bevölkerung zuwenden. Auch hier bleibt vieles im Ungewissen. Es heißt, daß Eltern von ihren Ärzten unnötigerweise

Medikamente einfordern, weil sie sich sonst von ihnen abgewiesen oder nicht ernstgenommen fühlen. Durch die Einnahme von Medikamenten sucht der Mensch eine Entlastung. In unseren modernen Industriegesellschaften scheint die Duldsamkeit für innere Spannungen und Ängste sehr gering geworden zu sein. Ein unangenehmes Gefühl, eine Angst oder Schlafstörung sollen rasch verschwinden. Jemand merkt, daß er mit seinem Kind am Ende ist. Jemand fühlt sich hoffnungslos und unfähig. Alle diese Mißgefühle sollen rasch aufhören. Ein Medikament soll dafür sorgen. Das Medikament kann, wenn es hilft, weitere Zweifel, Fragen oder Auseinandersetzungen ersparen. In der skizzierten Einstellung liegt die Gefahr der Sucht. Es geht zunächst nicht um die Sucht, die ein Medikament in körperlicher Hinsicht hervorruft, sondern um eine suchtartige Grundhaltung im Gebrauch der Medikamente. Nur wenige Medikamente rufen aufgrund ihrer chemischen Eigenschaften eine Sucht hervor. Das Problem der Sucht reicht jedoch sehr viel weiter, als die kleine Zahl dieser Medikamente vermuten läßt.

Ausgerechnet das beste Mittel gegen die Angst, das Diazepam (Valium®, Librium®, Tranxilium®, Tavor® und viele andere) zählt, wie sich herausgestellt hat, zu jenen, die die Entwicklung einer Sucht begünstigen: Die Erleichterung von Angst geschieht auf eine Weise, die dem Patienten angenehme und wohlige Gefühle bereitet. Negativ zu Buche schlägt, daß diese Medikamente etwas müde machen und die Tatkraft herabsetzen. Sie beeinträchtigen das Gleichgewicht und das Reaktionsvermögen. Alle diese Nebenwirkungen sind aber deutlich milder als die erwünschte Wirkung gegen die Angst. Dieser Umstand bringt den „kleinen Tranquilizern" aus medizinischer Sicht durchaus Pluspunkte ein. Die Wahrscheinlichkeit stärkerer Nebenwirkungen ist bei allen anderen Psychopharmaka höher.

Die kleinen Tranquilizer sind gegen nahezu alle Erscheinungen der Angst gut bis sehr gut wirksam. Sie dämpfen sowohl den körperlichen Erregungszustand, wie auch das seelische Angstgefühl. Sie wirken auch gegen psychosomatische Störungen, hinter denen sich eine Angst verbirgt, die den Patienten gar nicht mehr bewußt ist, in Form von Herzstichen, einem Kloßgefühl im Hals und einer zugeschnürten Kehle, in Form nervöser Bauchschmerzen oder nervöser Atembeschleunigung mit ihren Folgen auf die Zusammensetzung der Blutgase. Diese Medikamente helfen weiterhin gegen Prüfungsangst, Lampenfieber und Flugangst. Ja, sie sind auch wirksam gegen die Angst einer Mutter, die mit ihrem schreienden Kind die Geduld verliert oder keine Nerven für seine Trotzanfälle hat. Alles in allem sind die Anwendungsmöglichkeiten für diese Stoffgruppe so zahlreich, daß jedermann jeden Tag einen Anlaß finden könnte, um ein solches Medikament einzunehmen. Die Gründe für die Einnahme dieses Medikaments entsprechen schlimmstenfalls den Gründen, aus denen andere Menschen Alkohol konsumieren oder andere Drogen einnehmen. Die Diazepame sind also auf dem besten Wege, zu einer Zivilisationsdroge zu werden. Erst in jüngerer Zeit beginnt sich ihre Gefährlichkeit bei den verschreibenden Ärzten herumzusprechen, eine Gefährlichkeit, die sich ja nicht aus ihrer segensreichen Wirkung im Einzelfall ergibt, sondern erst aus ihrer breiten Anwendung und der allgemeinen Situation.

Die hohe Gefahr des Mißbrauchs und der Gewöhnung ergibt sich aus dem wohligen Gefühl, aber auch aus dem Nachlassen der Wirkung bei längerer Einnahme, was eine Steigerung der Dosis erforderlich macht, und schließlich aus den Entzugserscheinungen, die jemand erleidet, der das Medikament nach mehrmonatiger oder sogar mehrjähriger Einnahme abzusetzen versucht.

Aus dem Gesagten ergibt sich, welche Empfehlung man für die Anwendung dieser Substanz bei Kindern aussprechen würde. Ihre Anwendung ist stark eingeschränkt, am besten wird auf ihren Gebrauch vollkommen verzichtet. Natürlich bleiben die Diazepame ein hochwirksames Medikament bei psychischen Krisen, bei akuten Angstzuständen und Panikanfällen. Die Einnahme sollte sich auf wenige Tage beschränken. Wenn bei chronischen schweren Angstneurosen ein längerer medikamentöser Schutz erforderlich ist, sollte eine andere

Stoffklasse gewählt werden. Bei Kindern kommt dieser Fall ohnehin so gut wie nicht vor.

Dort wo Kinderpsychiater wegen schwerer zwangsneurotischer Erscheinungen oder einer Neigung zu unkontrollierbaren Erregungen ein angstlösendes und beruhigendes Medikament für einen etwas längeren Zeitraum verschreiben müssen, wählen sie in der Regel antidepressive Medikamente. Ihre Nebenwirkungen sind zwar höher, dafür entfällt das Problem der Gewöhnung. In manchen Fällen, zum Beispiel bei der Anbahnung eines Schulbesuchs nach langer Pause wegen einer schweren Phobie kann ein vollkommen anderes Medikament hilfreich sein, welches nur die körperlichen Erscheinungen der Angst blockiert, also zum Beispiel das Herzklopfen. Solche Stoffe, die einen Teil der vegetativen Erregungen hemmen können, wirken eigentlich überhaupt nicht auf seelische Funktionen ein, sie haben keine suchtbildenden Eigenschaften. Trotzdem können wir auch hier mit Problemen zu tun bekommen, die uns an „Abhängigkeit" erinnern, wenn sich ein Kind an die Einnahme krampfhaft zu klammern beginnt und erklärt, es könne ohne die Tabletten überhaupt nicht zur Schule gehen, jede Anforderung sei ihm zuviel.

Freilich kann – allen Einwänden zu Trotz – der Nutzen einer Behandlung mit Psychopharmaka nicht ganz bestritten werden. Es kommt auf die geeigneten Beispiele an, die in der Alltagserfahrung meist nicht vorkommen. Ein Kind braucht unter Umständen ein Psychopharmakon, weil es ohne dessen Hilfe sein normales Leben nicht führen kann und durch sein seelisches Leiden sehr viel stärker beeinträchtigt würde, als es das Medikament aufgrund seiner Nebenwirkungen täte. Diese Kinder können ohne medikamentöse Hilfe weder schlafen, noch essen, noch das Haus verlassen. Manchmal ist offensichtlich, daß ohne die rasche Dämpfung einer Erregbarkeit beim Kind das rettende Band des Vertrauens und der Zuwendung der Eltern zum Kind zerreißen würden, weil die Verhaltensstörung des Kindes die Eltern an die Grenzen ihrer Kraft führt. Hier kommen kurzfristige medikamentöse Eingriffe in Betracht. Solche Entscheidungen und Abwägung von Nutzen und Schaden einer bestimmten Medikation können nur in einer kinderpsychiatrischen Praxis kompetent getroffen werden. Sie sind abhängig vom Vertrauen im Dreieck zwischen Kind, Eltern und Arzt. In keinem Fall ist es gerechtfertigt, vom Medikament Heilwirkungen zu erwarten. Psychopharmaka sind stets nur begrenzte Hilfsmittel bei der Überwindung von Schwierigkeiten.

Bei der Verschreibung von Medikamenten muß der Kinderpsychiater noch weitere Umstände bedenken, die nichts mit der chemischen Wirkung zu tun haben: Überhöhte Erwartungen der Eltern müssen gedämpft, Ängste vor dem Medikament durchgesprochen werden. Alle äußeren Umstände, die zur Angst des Kindes und zur Angst der Eltern beitragen, müssen genau erfaßt werden. Bekanntlich schwanken die Stimmungen der Kinder stark in Abhängigkeit von dem, was sie zur Zeit erleben und wie sich die Bezugspersonen verhalten. Diese Bedingungen haben sich durch die Medikation nicht erledigt! Das Medikament kann die Beziehung der Eltern zum Kind verändern. Erhofft wird eine positive Veränderung. Eine erregte, aggressive, ansteckend angstvolle Stimmung zwischen Eltern und Kind kann sich beruhigen. Das Medikament wirkt als Puffer. Es ist der „neutrale Boden", auf dem sich Eltern und Kind wieder begegnen und neues Vertrauen schöpfen können. Im negativen Fall kann ein verschriebenes Medikament aber zum Instrument einer versteckten erzieherischen Gewalt werden: Wenn das Kind unerträglich wird, dann bekommt es ein Medikament. Oder die Eltern ersparen sich mit Hilfe des Medikaments die dringend notwendigen Fragen nach ihrer Mitverantwortung am Leid des Kindes.

Zu jeder Verschreibung von Medikamenten für ein Kind gehören Vereinbarungen darüber, zu welcher Zeit und unter welchen Bedingungen es eingenommen werden sollte, und Vereinbarungen über den Grund und die Notwendigkeit der Einnahme. Ältere Kinder sollten für die Einnahme mitverantwortlich werden. Ihnen kann in symbolischer Weise schon in der Arztpraxis am Ende der Unterredung das Rezept ausgehändigt werden.

Angst vor Psychopharmaka

Die Frage des Mißbrauchs von Medikamenten bei Kindern kann nicht unabhängig von der Frage des Mißbrauchs in der Gesamtbevölkerung behandelt werden. Wenn die Eltern dieser Gefahr erliegen, wird es nicht lange dauern, bis sie auch an die Frage des Arzneibedarfs für ihre Kinder mit ähnlichen Maßstäben herangehen. Es geht natürlich nicht an, daß sich die Ärzte für die Entstehung dieses Suchtverhaltens für unzuständig erklären. Schließlich werden die Medikamente von ihnen verschrieben. Es ist zu fragen, wie es dazu kommt. Die Ärzteschaft einerseits und die Pharmaindustrie andererseit tragen für die entstandene Situation eine Mitverantwortung.

Viele Eltern, die ich berate, würden es weit von sich weisen, daß sie eine suchtartige Sehnsucht nach Medikamenten hätten oder gar ihre Kinder in dieser Richtung beeinflussen würden. Zugleich begegne ich Einstellungen zu Medikamenten, die unmerklich das gleiche Thema aufnehmen. Die Einstellungen reichen von bedingungsloser Unterwerfung bis zu mißtrauischer Ablehnung. So gibt es Eltern, die stets erwarten, daß es eine perfekte medizinische Lösung für ihr Problem gibt und die über die Unzulänglichkeit der Medizin enttäuscht sind. Und es gibt andere Eltern, die in allen Medikamenten etwas Unwägbares und Bedrohliches erblicken. Sie fürchten die Nebenwirkungen und Risiken. Sie sind spätestens nach der Lektüre des Beipackzettels nicht mehr zur Einnahme bereit. Sie neigen zu der Vorstellung, daß ein Medikament wie ein feindliches Gift in ihren Körper oder ihre Seele eindringen und diese in seine Gewalt bringen wird. Die Einnahme von Medikamenten erscheint ihnen wie der Verlust der Selbstbestimmung, der Übergang zur Fremdbestimmung und eine Selbstaufgabe. Der Körper gehört dann nicht mehr ihnen oder dem Kind, sondern er wird an den Arzt verkauft. Hinter einer solchen Dämonisierung der Medikamente verbirgt sich natürlich insgeheim eine Überschätzung der Wirkung und eine Faszination. Der Begriff der „chemischen Keule" spiegelt diese Überschätzung wieder. Die Medikamente sind in der Vorstellung dieser Eltern ganz „fürchterlich stark".

Wegen solcher Ängste werden dann homöopathische Medikamente bevorzugt. Die Eltern gehen von der Vorstellung aus, daß homöopathische Medikamente dem Körper des Kindes nicht seine Selbstbestimmung rauben, sondern seine Selbstheilungskräfte anregen. Aber auch diese Meinung verrät eine magische Überbewertung: Die verwendeten Stoffe sind extrem verdünnt oder ihnen wird eine milde regulierende Wirkung zugeschrieben. Sie gelten als vollkommen unschädlich, zugleich als „wirksam". Jedermann sucht ein Medikament, das überzeugende Wirkung, aber keine Nebenwirkung hat. Dies ist eine bestechende Vorstellung. Doch solche Medikamente gibt es nicht. Gegenstandslos ist auch die Annahme, daß starke chemische Medikamente einem Menschen seine Widerstandskraft und seinen Selbstheilungswillen rauben. Hinter dieser Annahme verbergen sich Ängste vor einer Selbstaufgabe und einer Abhängigkeit. Tiefenpsychologisch liegen hinter diesen Ängsten Wünsche in der gleichen Richtung. Eben diese Wünsche nach Abhängigkeit führen zurück zum Thema der Sucht. Die Gefahr der Sucht geht, wie hier nochmals erkennbar wird, vom seelischen Zustand des Einnehmers aus, erst in zweiter Linie von bestimmten eingenommenen Medikamenten. Daß wir hier in jeder stofflich wie nicht stofflich begründeten Hinsicht vor einer ernsten Gefahr stehen, habe ich schon ausgeführt. Leider ist diese Gefahr durch magisch begründete Medikamentenangst noch nicht gebannt. Im Gegenteil: was uns im einen Augenblick ängstigt, zieht uns im nächsten wieder an. Wir müssen diesen Zusammenhang durchschauen. Angst allein ist ein schlechter Ratgeber.

Therapie der Angst in aller Kürze

Auf der Suche nach Hilfe – wie sehen die ersten Schritte aus?

- Die Angst überwinden, daß man unnormal ist, wenn man einen Psychiater aufsucht oder sich sonst zu psychischen Problemen bekennt.
- Die erste Anlaufstelle kann ein Kinderarzt oder Kinderpsychiater sein. Auch eine Erziehungsberatungsstelle oder die Sprechstunde einer Selbsthilfeeinrichtung kommen in Frage.
- Kinderärzte sind vor allem erfahren mit Ängsten im Säuglings- und Kleinkindesalter. Bei den Kinderpsychiatern gibt es keine Einschränkungen.
- Der erste Besuch dient der Beratung und Klärung, welche Hilfe notwendig ist und wo diese Hilfe zu erhalten ist. Dieser führt nicht zur Abhängigkeit vom Therapeuten.

Wo liegen die Möglichkeiten und Grenzen der Verhaltenstherapie?

- Sie erfordert Bereitschaft zur eigenen Mitarbeit und Übernahme einer Co-therapeutenrolle aufgrund konkreter Anweisungen.
- Die Leidenssituation muß überwiegend im Erleben einer bestimmten Angst begründet sein.
- Das Kind darf durch die Therapie nicht unter Leistungsdruck geraten.
- Je drängender sich Eltern oder Kind mit Ursache oder Hintergründen der Angst beschäftigen wollen, desto weniger geeignet ist die Verhaltenstherapie.
- Je drängender ein Kind mit seiner Angst auf greifbare Belastungen und Traumen reagiert, desto weniger geeignet ist die Verhaltenstherapie.
- Je unschärfer und ausgebreiteter die Ängste und sonstigen Probleme des Kindes sind und je weniger sie sich in eine Rangordnung bringen lassen, desto weniger geeignet ist die Verhaltenstherapie.

Wo liegen die Möglichkeiten und Grenzen der Tiefenpsychologie?

- Probleme mit einer langen Vorgeschichte können bearbeitet werden.
- Unsichtbare Motive des Verhaltens bei Kind und Eltern können aufgezeigt werden.
- Die Methode erfordert eine vertrauensvolle, langfristige und geduldige Zusammenarbeit.
- Die Methode erfordert die Bereitschaft und Fähigkeit des Kindes, eine längere, intensive Beziehung zum Therapeuten einzugehen.
- Das Kind muß zumindest phantasie- und spielbegabt, möglichst auch sprachbegabt sein.
- Die Eltern müssen akzeptieren, daß ein intimer Bereich der Arbeit zwischen Therapeut und Patient nicht voll einsichtig wird.
- Die Therapie verträgt keinen Erfolgsdruck oder begrenzte ungeduldige Zielsetzungen (z.B. Bestehen einer Prüfung)

Wo liegen die Möglichkeiten und Grenzen der Familientherapie?

- Die Familientherapie bietet Chancen, wenn die anderen Therapieverfahren versagt haben.
- Die Familientherapie kann helfen, wenn viele beteiligte Parteien mehr verwirrt als geklärt haben.
- Die Familientherapie kann helfen, wenn Abstand aus einer zu starken Verwicklung oder Bindung gesucht wird.
- Sie scheitert, wenn die Eltern sich nicht von dem Verdacht befreien können, daß ihnen innerhalb der Therapie ein Vorwurf gemacht wird.
- Für Kinder oder Eltern, die sich mit der Therapie den Wunsch nach Halt und Orientierung in einer menschlichen Bindung erfüllen wollen, ist die Familientherapie weniger gut geeignet.
- Die wichtigsten Familienmitglieder müssen sich auf die Therapie einigen.

- Die Familientherapie hat für Familien mit eher lockeren Strukturen und schwachem Zusammengehörigkeitsgefühl wenig Reiz.
- Es darf dem Kind nicht so schlecht gehen und der Leidensdruck der Familie darf nicht so akut und unabweisbar sein, daß die Familie in den Pausen zwischen den Sitzungen anderweitige Hilfe suchen muß oder suchen will.

Welche Methoden sind allen Therapieformen gemeinsam?

- Gespräche, Ratschläge, Vereinbarungen
- Ausnützung der Körpersprache in Form der Konzentrativen Bewegungstherapie oder der meditativen Techniken
- Künstlerische Methoden, zum Teil auch nahe am Körper-Erleben (Tanz, Musik, Reiten, Malen)
- Ausnützung der Fähigkeit des Kindes zum Spiel. Die Spieltherapie ist neben den Verhaltenstherapie-Formen die wichtigste Technik bei Kindern. Sie zählt zu den tiefenpsychologischen Behandlungen und hat die längste Tradition.
- Zusammenarbeit mit den Eltern (in unterschiedlicher Form) Bisweilen steht diese Arbeit ganz im Vordergrund, bei anderen Therapien steht sie im Hintergrund.

Welche Bedeutung hat die Behandlung ängstlicher Kinder mit Medikamenten?

- Bei der Behandlung von Kindern mit Ängsten kommt den Psychopharmaka aufs Ganze gesehen kaum eine Bedeutung zu, auch wenn sie in einzelnen schweren Fällen verschrieben werden.
- Statistiken besagen, daß Kinder dennoch eine Vielzahl von Medikamenten verabreicht bekommen. Diese Verabreichung entzieht sich der fachärztlichen Kontrolle.
- Die Ärzteschaft und die Pharmaindustrie müssen dennoch für diese Situation eine Mitverantwortung übernehmen.
- Kinder werden durch ein weit verbreitetes suchtähnliches Konsumverhalten in Mitleidenschaft gezogen, das sich ne-

ben verschiedenen Genußmitteln auch auf Psychopharmaka erstreckt.

- Die Wirkung der Psychopharmaka wird von vielen irrational gefürchtet und überschätzt. Dieses Verhalten verrät eine magische Einstellung zu Medikamenten.
- Die wirksamste Stoffgruppe gegen Angst, Diazepam und dessen Abkömmlinge, wird in breiten Schichten der Bevölkerung mißbraucht. Die entsprechenden Substanzen erzeugen Gewöhnung, psychische und körperliche Abhängigkeit.
- Fachärztlich werden diese Medikamente nur zur Behandlung akuter Ängste eingesetzt und nur für kurze Zeit verschrieben.
- Nur Psychiater sollten im gegebenen Fall Psychopharmaka für ängstliche Kinder verschreiben. Sie werden es kaum jemals tun, auch dann nicht, wenn es von den Eltern erwartet wird.
- Bei mittel- und langfristiger Verschreibung werden gegen Angst heute vorwiegend Antidepressiva, gelegentlich sog. Beta-Blocker eingesetzt. Letztere sind nur gegen die körperlichen Erscheinungen der Angst, nicht gegen das seelische Angstgefühl wirksam.
- Bei Kindern kommt eine Verschreibung nur dann in Frage, wenn ein Kind sein normales Leben wegen seelisch verkrüppelnder Ängste und Erregungen nicht mehr aufrechterhalten kann, weder essen noch schlafen kann oder wenn aufgrund der Symptome das grundsätzliche Band der Fürsorge zwischen Eltern und Kind wegen Überforderung zu zerreißen droht.
- Eltern müssen darauf achten, daß sich während einer Verabreichung von Medikamenten die Beziehung zum Kind nicht verschlechtert, sondern wirklich verbessert.
- Psychopharmaka sind nur Hilfsmittel einer seelischen Behandlung und können die Psychotherapie nicht ersetzen.
- Heilmittel für psychische Krankheiten auf chemischer Grundlage gibt es nicht.

Schlußbemerkung

Alles, was in diesem Buch geschrieben wurde, soll nebeneinander und miteinander Gültigkeit besitzen. Die Angst ist wie alles menschliche Erleben vieldeutig. Dennoch ergeben sich auch grundlegende und wiederkehrende Merkmale. Ob sich die vielen Gedanken, Fallgeschichten und Ratschläge zu einem ganzen Bild zusammenfügen, kann nur der Betrachter beurteilen. Am Anfang war davon die Rede, daß Säuglinge und kleine Kinder Angst haben, weil diese ein Teil ihrer Natur ist. Es hieß, daß sie ihren Körper in seiner Schutzlosigkeit und Erregbarkeit erleben und begreifen, wie bedürftig und abhängig sie sind. Angst ist aber, wie ich dann zeigen wollte, weitaus mehr als nur Ausdruck der schutzlosen Kreatur oder primitiver Selbstschutz. Sie wirkt mit an der seelischen Entwicklung des Einzelnen und der sozialen Entwicklung der Gemeinschaft. Angst ermöglicht Mitgefühl und eine Kontrolle der Aggression. Angst hilft beim Ausgleich von Nähe und Distanz in menschlichen Beziehungen. Angst verrät sich in vielen Verhaltensweisen und körperlichen Ausdrucksformen des Kindes.

Die Kinder müssen sich ständig mit ihren Ängsten abmühen, sich diese bewußt machen oder sie verdrängen. Die Eltern müssen sich mit ihren eigenen Ängsten und jenen der Kinder auseinandersetzen. Das hört nie auf. Zu starke Angst kann die Kinder außer Gefecht setzen und ihre Entwicklung hemmen. Hier ist gelegentlich auch Psychotherapie gefragt. Die Möglichkeiten der Eltern selbst, ihren Kindern die Angst zu nehmen, sind durchaus begrenzt. Auch die Mittel der Psychotherapie sind bescheiden. Es kann sogar passieren, daß Psychotherapeuten oder Eltern die Angst verschlimmern, ohne daß sie irgendeine bewußte Schuld trifft.

Letztlich ist die Beherrschung der Angst eine Aufgabe, die nur von mehreren gelöst werden kann. Die Eltern sind zwar die ersten wichtigsten Partner des Kindes bei dieser Aufgabe, müssen aber schon bald durch weitere Personen aus dem näheren und weiteren Umfeld der Familie und Nachbarschaft ergänzt werden. Dieses Umfeld muß vertrauenerweckend und durchschaubar sein, Orientierungs- und Bindungsmöglichkeiten eröffnen, kurzum eine Heimat zu bieten haben. Ich wage sogar die Behauptung, daß die Angst nur im Rahmen einer funktionierenden menschlichen Gemeinschaft zu ertragen ist.

Die Eltern stehen vor der schwierigen Aufgabe, ihre Kinder in dieser Gesellschaft, der sie selbst kaum vertrauen können, zu beheimaten und nicht Einzelkämpfer zu bleiben als Beschützer ihrer Kinder vor Angst. So kommt es, daß mein Buch den Eltern und deren berechtigter Angst vor dieser Aufgabe genauso gewidmet ist wie den Ängsten der Kinder.

Literaturhinweise

Elisabeth Badinter: Die Mutterliebe. München/Zürich 1980

John Bowlby: Mutterliebe und kindliche Entwicklung. München/Basel 1972

M. Brauneiser (Hrsg.): Was Hänschen nicht lernt . . . München 1978

Annemarie Dührssen: Psychotherapie bei Kindern und Jugendlichen. Göttingen 1960

Martin Dornes: Der kompetente Säugling. Die präverbale Entwicklung des Menschen. 1993

H. Figdor: Kinder aus geschiedenen Ehen. Zwischen Trauma und Hoffnung. Mainz 1991

Anna Freud: Einführung in die Technik der Kinderanalyse. München 1979

Gudrun Gauda: Therapie für Kinder. Wann ist sie sinnvoll, wie läuft sie ab, welche Kosten entstehen. Ein Ratgeber für Eltern. München 1994

Deutsches Jugendinstitut (Hrsg.): Wie geht es der Familie? München 1988

Michael Kunczik: Gewalt und Medien. Köln/Weimar/Dresden 1994

Isaac Marks: Ängste. Verstehen und bewältigen. Berlin/Heidelberg/New York 1993

Hans-Jürgen Schulz (Hrsg.): Angst. Facetten eines Urgefühls. München 1995

Landeszentrale für Politische Bildung: Aggression und Gewalt. Stuttgart/Berlin/Köln/Mainz 1993

Reinhart Lempp: Familie im Umbruch. München 1986

Konrad Lorenz: Das sogenannte Böse. Zur Naturgeschichte der Aggression. Wien 1963

Paus/Haase/Höltershinken/Tietze: Alte und neue Medien im Alltag von jungen Kindern. Freiburg 1990

Franz Renggli: Angst und Geborgenheit. Soziokulturelle Folgen der Mutter-Kind-Beziehung im ersten Lebensjahr. Ergebnisse aus Verhaltensforschung, Psychoanalyse und Ethnologie. Reinbeck 1976

Horst-Eberhard Richter: Umgang mit Angst. Hamburg 1992

Horst-Eberhard Richter: Eltern, Kind und Neurose. Die Rolle des Kindes in der Familie. Reinbeck 1969

Fritz Riemann: Grundformen der Angst. Eine tiefenpsychologische Studie. München 1975

Stefan Schmidtchen/Frank Baumgärtel (Hrsg.): Methoden der Kinderpsychotherapie. Stuttgart/Berlin/Köln/Mainz 1980

Aletha Solter: Warum Babys weinen. Die Gefühle von Kleinkindern. München 1987

Jürgen v. Troschke: Das Kind als Patient im Krankenhaus. München/Basel 1974
Donald W. Winnicott: Piggle. Eine Kinderanalyse. Stuttgart 1980
Donald W. Winnicott: Vom Spiel zur Kreativität. Stuttgart 1979

Buchanzeigen